神经损伤物理治疗

（第2分册）：

神经肌肉功能障碍

主 编／[日] 铃木俊明　[日] 中山恭秀

主 译／马玉宝　李德盛

主 审／方伯言　常冬梅　刘 畅

Nervous System

北京科学技术出版社

CROSSLINK RIGAKURYOHO TEXT SHINKEI SHOGAI RIGAKURYOHOII
SHINKEIKIN SHOGAI
© NAKAYAMA Yasuhide, SUZUKI Toshiaki 2019
Originally published in Japan in 2019 by MEDICAL VIEW CO.,LTD
Chinese (Simplified Character only) translation rights arranged
with MEDICAL VIEW CO.,LTD through TOHAN CORPORATION, TOKYO.

著作权合同登记号　图字：01-2021-5444

图书在版编目（CIP）数据

神经损伤物理治疗. 第2分册, 神经肌肉功能障碍 /（日）铃木俊明,（日）中山恭秀主编；马玉宝, 李德盛
主译. — 北京: 北京科学技术出版社, 2024.3
　　ISBN 978-7-5714-3179-2

　　Ⅰ. ①神… Ⅱ. ①铃… ②中… ③马… ④李… Ⅲ. ①神经肌肉疾病 – 物理疗法 Ⅳ. ①R74

中国国家版本馆CIP数据核字（2023）第150582号

责任编辑：张真真
责任校对：张　洁
图文制作：北京永诚天地艺术设计有限公司
责任印制：吕　越
出 版 人：曾庆宇
出版发行：北京科学技术出版社
社　　址：北京西直门南大街16号
邮政编码：100035
电　　话：0086-10-66135495（总编室）
　　　　　0086-10-66113227（发行部）
网　　址：www.bkydw.cn
印　　刷：北京宝隆世纪印刷有限公司
开　　本：787 mm × 1092 mm　1/16
字　　数：265千字
印　　张：13.25
版　　次：2024年3月第1版
印　　次：2024年3月第1次印刷
ISBN 978-7-5714-3179-2

定　　价：180.00元

编者名单

主　编

铃 木 俊 明　关西医疗大学大学院保健医疗学
　　　　　　研究科　教授

中 山 恭 秀　东京慈惠会医科大学附属医院
　　　　　　康复治疗科　技师长

编　者

中 马 孝 容　滋贺县立综合医院
　　　　　　康复治疗科　科长

中 山 恭 秀　东京慈惠会医科大学附属医院
　　　　　　康复治疗科　技师长

菊 本 东 阳　埼玉县立大学保健医疗福祉学部
　　　　　　物理治疗学科　准教授

五十岚祐介　东京慈惠会医科大学附属医院
　　　　　　康复治疗科

西条富美代　帝京科学大学医疗科学部
　　　　　　物理治疗学科　准教授

广 濑 升　帝京科学大学大学院医疗科学
　　　　　　研究科　准教授

松 尾 洋　东京女子医科大学八千代医疗
　　　　　　中心康复治疗部

望 月 久　文京学院大学保健医疗技术学部
　　　　　　物理治疗学科　教授

保木本崇弘　东京慈惠会医科大学附属医院
　　　　　　康复治疗科

大 森 圭 贡　湘南医疗大学保健医疗学部
　　　　　　康复治疗学科　教授

绳 井 清 志　筑波国际大学医疗保健学部
　　　　　　物理治疗学科　教授

桐 山 希 一　筑波国际大学医疗保健学部
　　　　　　物理治疗学科　教授

铃 木 俊 明　关西医疗大学大学院保健医疗学
　　　　　　研究科　教授

新 　 田 　 收　首都大学东京健康福祉学部
　　　　　　物理治疗学科　教授

来住野健二　东京慈惠会医科大学附属医院
　　　　　　康复治疗科

高 桥 慧 朗　东京慈惠会医科大学附属医院
　　　　　　康复治疗科

冈 　 道 　 绫　东京慈惠会医科大学附属医院
　　　　　　康复治疗科

多 田 实 加　圣玛丽安娜医科大学横浜市
　　　　　　西部医院康复治疗部

小 林 圣 美　筑波国际大学医疗保健学部
　　　　　　物理治疗学科　准教授

中 道 哲 朗　光医疗集团康复治疗统括部长

前 田 祐 作　神户水手厚生会医院康复治疗科

前　言

　　截至 2018 年，厚生劳动省在医疗费用补助制度中指定的疑难杂症已经多达 330 种。疑难杂症是指病因不明、治疗方法尚未确立的疾病，但随着基因检测等技术的进步，有些疑难杂症的病因已被查明，并提出了几种治疗方法。但是疑难杂症一旦发病，并发的基本都是伴随终生的疾病，以及导致死亡的疾病。在指定的 330 种疑难杂症中，经过医学高度评估后设定康复治疗收费并进行物理治疗的疾病约有 30 种，刊登在卷头附录中。

　　仅靠手术和药物治疗难以改变患者的生活。本书列举了 6 种与物理治疗关系密切的疾病，这些疾病是诊疗科强烈要求进行康复治疗的疾病。另外加入了在学习神经障碍物理治疗学时，不能忽略的末梢神经障碍和脑性麻痹等疾病。无论哪种疾病，从急性期治疗到回归社会阶段在面对患者时都需要具备充分的基础知识。

　　本书以"从基础到临床，再从学生到物理治疗师"为理念。除了基础的内容之外，本书还通过临床物理治疗师的视角，加入了临床实践的内容。通过本书，希望读者从学生时代起就能对患者的形象有所了解，同时希望本书的内容在读者成为物理治疗师后也能有所帮助。最后，在此向执笔的各位老师表示深深的谢意，同时也向为编辑工作尽心尽力的医学阅读公司的北条智美女士表示深深的谢意。

铃木俊明　中山恭秀

2018 年 12 月

缩略语一览

E、F

EADL	extended ADL	扩展日常生活活动
EGOS	Erasmus GBS outcome score	Erasmus GBS 预后评分
FAB	frontal assessment battery	额叶功能评定量表
FALS	familial ALS	家族性 ALS
FBS	functional balance scale	功能平衡量表
FES	function electrical stimulation	功能性电刺激疗法
FIM	functional independence measure	功能独立性评定量表
FRDA	Friedreich's ataxia	Friedreich 共济失调
FRS	face rating scale	面部表情分级评分
FRT	functional reach test	功能性伸展试验
FS	Fisher syndrome	Fisher 综合征
FSS	fatigue severity scale	疲劳严重程度量表
FSST	four square step test	四方台阶试验
FVC	forced vital capacity	用力肺活量

G

GBS	Guillain-Barré syndrome	吉兰 – 巴雷综合征
GMFCS	gross motor function classification system	粗大运动功能分类系统
GMFM	gross motor function measure	粗大运动功能测量

H

HD	Huntington's disease	亨廷顿病
HDS-R	Hasegawa dementia scale-revised	改良版长谷川式认知功能评价表
HHD	hand held dynamometer	手持式测力计
HUGO	Human Genome Organization	国际人类基因组织

I

IADL	instrumental ADL	工具性日常生活活动
ICARS	international cooperative ataxia rating scale	国际共济失调评估量表
ICF	international classification of functioning, disability and health	国际功能、残疾和健康分类
ICIDH	international classification of impairments, disability and handicaps	国际残损、残疾与残障分类
Ig	immunoglobulin	免疫球蛋白
IPPV	intermittent positive pressure ventilation	间歇正压通气
ITB	internal baclofen	鞘内巴氯芬注射
IVIg	intravenous immunoglobulin	静脉注射免疫球蛋白

K、L

KAFO	knee-ankle-foot orthosis	膝踝足矫形器
LIC	lung insufflation capacity	肺通气量
LMN	lower motor neuron	下运动神经元

M

MAS	modified Ashworth scale	改良 Ashworth 量表
MCV	motor conduction velocity	运动神经传导速度
MD	myotonic dystrophy	强直性肌营养不良
MEP	maximal expiratory pressure	最大呼气压
MIC	maximum insufflation capacity	最大深吸气量
MIP	maximal inspiratory pressure	最大吸气压
MJD	Machado-Joseph disease	马查多 - 约瑟夫病（脊髓小脑共济失调 3 型）
MMSE	mini-mental state examination	简易精神状态检查
MMT	manual muscle testing	徒手肌力评定
MS	multiple sclerosis	多发性硬化
MSA	multiple system atrophy	多系统萎缩

N

NIV	non-invasive ventilation	无创机械通气
NMO	neuromyelitis optica	视神经脊髓炎
NPPV	noninvasive positive pressure ventilation	无创正压通气

O、P

OPCA	olivopontocerebellar atrophy	橄榄体脑桥小脑萎缩
PBP	progressive bulbar palsy	进行性延髓麻痹
PCF	peak cough flow	咳嗽峰流速
PD	Parkinson's disease	帕金森病
PLS	primary lateral sclerosis	原发性侧索硬化
PSMA	progressive spinal muscular atrophy	进行性脊髓性肌萎缩
PVL	periventricular leukomalacia	脑室周围白质软化

Q、R

QOL	quality of life	生活质量
ROM	range of motion	关节活动度
rTMS	repetitive transcranial magnetic stimulation	重复经颅磁刺激

S

SALS	sporadic ALS	散发性 ALS
SCA	spinocerebellar ataxia	脊髓小脑共济失调
SCD	spinocerebellar degeneration	脊髓小脑变性
SCV	sensory conduction velocity	感觉神经传导速度
SDS	Shy-Drager syndrome	特发性直立性低血压
SMA	supplementary motor area	补充运动区
SMC	supplementary motor cortex	辅助运动皮质
SND	striatonigral degeneration	纹状体黑质变性
STEF	simple test for evaluating hand function	简易上肢功能检查

T

tDCS	transcranial direct current stimulation	经颅直流电刺激
TENS	transcutaneous electrical nerve stimulation	经皮神经电刺激疗法
TES	therapeutic electric stimulation	治疗性电刺激
TMS	transcranial magnetic stimulation	经颅磁刺激
TPPV	tracheostomy positive pressure ventilation	气管切开正压通气
TUG	timed up & go test	起立－行走计时测试

U、V

UMN	upper motor neuren	上运动神经元
UMSARS	unified multiple system atrophy rating scale	统一多系统萎缩评估量表
UPDRS	unlfied Parkinson's disease rating scale	统一帕金森病评估量表
VAS	visual analogue scale	视觉模拟评分法

数字

6 MD	6 minutes distance	6分钟步行距离
6 MWT	6 minutes walking test	6分钟步行试验

目 录

第三章 病例集 ·· 167

第一章

总 论

第一节　中枢神经系统的基础知识

1　结构和功能

POINT

- 大脑可分为额叶、顶叶、枕叶、颞叶。与随意运动控制有关的结构位于额叶的初级运动区、补充运动区和运动前区。
- 初级运动区经由皮质脊髓束，通过脑干部神经核及脊髓与肌肉相连。
- 大脑基底核、小脑、丘脑也参与随意运动的控制，如果这些部位受到损害，则会导致特征各异的运动障碍。

引言

人在进行步行等随意运动时，大脑皮质发出运动指令，指令通过皮质脊髓束，经由神经肌肉接头传达到骨骼肌，使肌肉收缩，完成步行等随意运动。多个部位参与大脑皮质运动指令的下达过程。在此，笔者将介绍与中枢神经相关的各部位的功能。

大脑皮质

大脑由大脑皮质、白质、基底核构成。

另外，如图 1.1.1 所示，大脑半球分为额叶、顶叶、枕叶、颞叶 4 个部分。

与随意运动控制有关的部位为初级运动区，以及其前方的运动前区（premotor cortex）和补充运动区（supplementary motor area）等。初级运动区为 Brodmann 4 区，运动前区和补充运动区为 Brodmann 6 区（图 1.1.2）。

运动前区位于初级运动区前方的外侧面。补充运动区在初级运动区的外侧、大脑的内侧面。这些部位除了向初级运动区输入

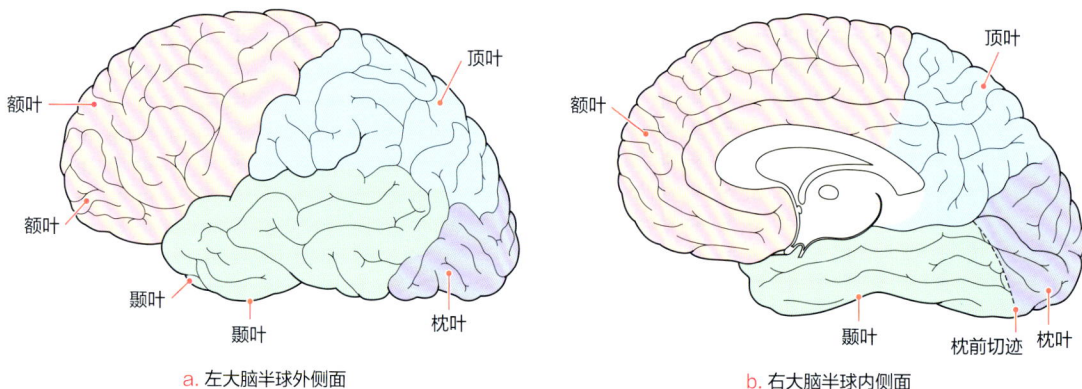

a. 左大脑半球外侧面　　　　b. 右大脑半球内侧面

图 1.1.1　大脑的分区

信息外，还向中央沟后方连接的初级感觉区（Brodmann 3、2、1区）输入信息（图1.1.2）。在初级运动区和初级感觉区，身体各部分的代表位置大致如图1.1.3所示。在图1.1.3中，令人印象深刻的是，与脚相比，手与手指所占的部位较大，这也说明手指的精细动作已经发展到足以完成复杂运动。

运动前区和补充运动区参与运动计划，并通过将信息输入初级运动区来实施计划。运动前区处理来自顶叶的感觉信息，参与感觉信息和动作的整合。此外，它还有将输入的动作方案转换为实际可行的动作方案，并向初级运动区输出的作用。并且，有研究显示在腹侧运动区存在镜像神经元。这种神经元被认为是在我们看到其他人做各种各样的

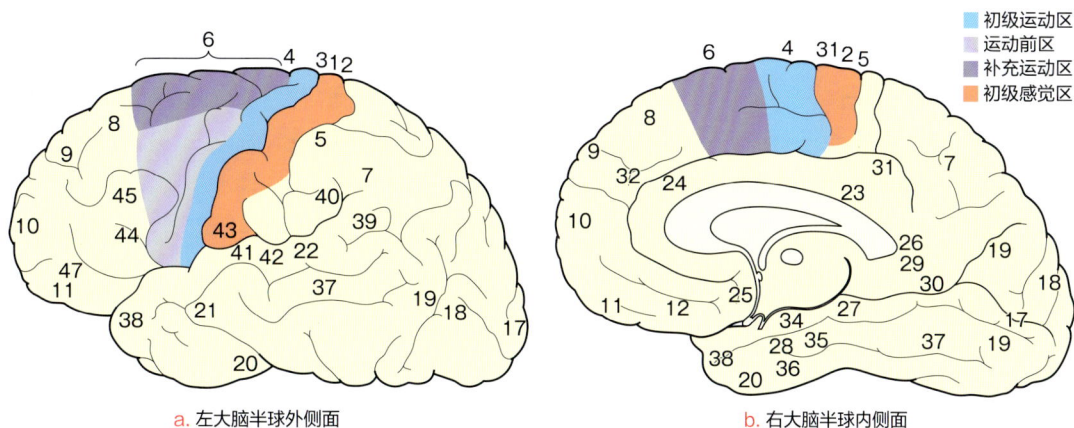

a. 左大脑半球外侧面

b. 右大脑半球内侧面

初级运动区
运动前区
补充运动区
初级感觉区

数字为 Brodmann 分区

图 1.1.2 初级运动区、运动前区、补充运动区、初级感觉区模式图

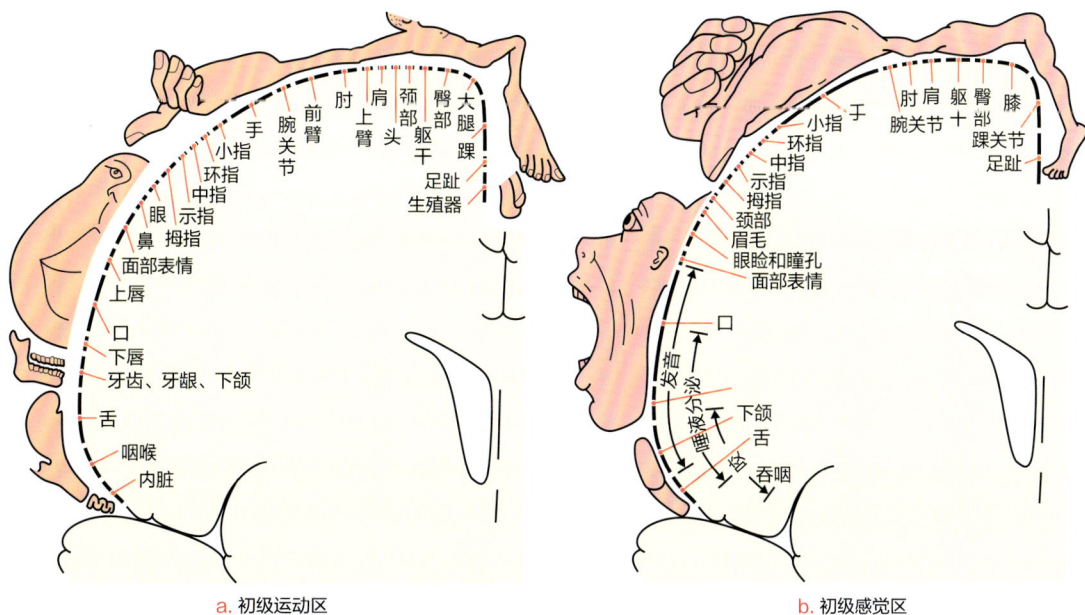

a. 初级运动区

b. 初级感觉区

图 1.1.3 大脑皮质初级运动区（a）和初级感觉区（b）与躯体各部分的关系示意图

动作后，自己实施那些动作时活动的神经元，该神经元还可以将他人的动作转换为我们自身可以灵活运用的动作。

对于补充运动区，笔者将把后补充运动区和外侧补充运动区（前补充运动区）合并作为补充运动区进行探讨。

补充运动区在需要长时间完成的复杂动作中更为活跃，与视觉诱导性动作相比，记忆依赖性动作会让补充运动区更活跃。前补充运动区一般在重新学习动作的顺序时或动作发生变化时更为活跃，另外其也在自发性的运动中产生活动。如果补充运动区及其相连的额前区出现障碍，就有可能出现无动症（自发性运动丧失）、强制抓握（手强制抓握所触及物品的现象）等。

运动前区和补充运动区接受来自顶叶联合区和颞叶联合区的信息（图 1.1.4）。从视觉联合区到下颞叶联合区的腹侧通路涉及对物体的认识（辨物的视知觉），在顶叶联合区结束的背侧通路涉及对空间的认知（位置的视知觉）。顶叶联合区从本体感觉、前庭和听觉系统接收空间位置信息，并将接收到的信息与视觉信息整合。与运动计划相关的额叶接收这些信息的输入，进行随意运动的控制。

前额叶区域的其他部位如下。位于扣带沟的扣带回运动区接收来自边缘系统的信息，并与基于情绪、疼痛等的动作控制有关。额前区比运动前区更靠前，分为额上回、额中回、额下回，这些部位承担着行动的转换、计划、推论、工作记忆等功能。

皮质脊髓束（锥体束）

在初级运动区，皮质第 5 层有大型 Betz 锥体细胞，从这里开始出现传导速度最快的髓鞘包围的纤维。但是，多数锥体束纤维来自第 4、6 区的小型锥体细胞和纺锤型细胞，大部分锥体束纤维由皮质下行，在延髓

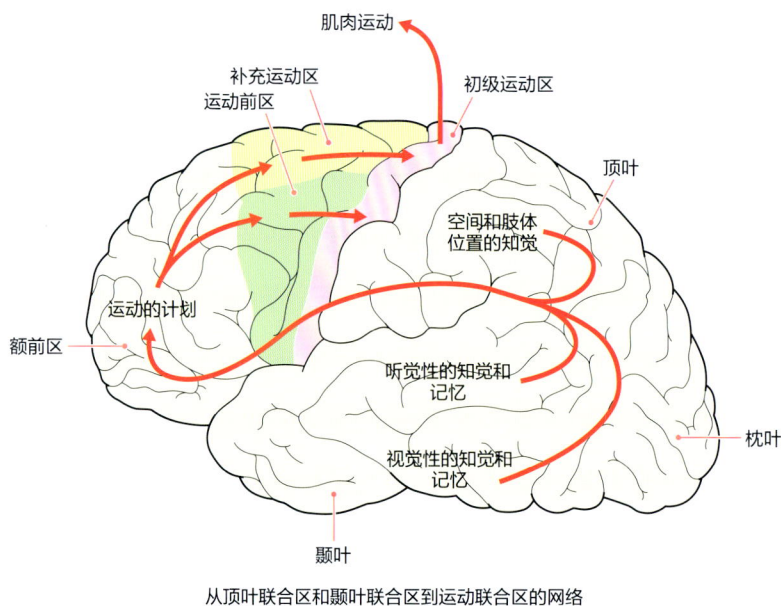

从顶叶联合区和颞叶联合区到运动联合区的网络

图 1.1.4　运动的大脑皮质控制

交叉，80%~85%交叉至对侧下行，为皮质脊髓侧束，其余不交叉在同侧下行，为皮质脊髓前束（图1.1.5）。颈部和躯干的肌肉受双侧性支配。皮质脊髓束分为外侧通路和内侧通路。前者由皮质脊髓束和红核脊髓束构成（图1.1.5），与四肢的控制有关。后者由网状脊髓束、前庭脊髓束、顶盖脊髓束构成，与躯干和姿势的控制有关（图1.1.6）。

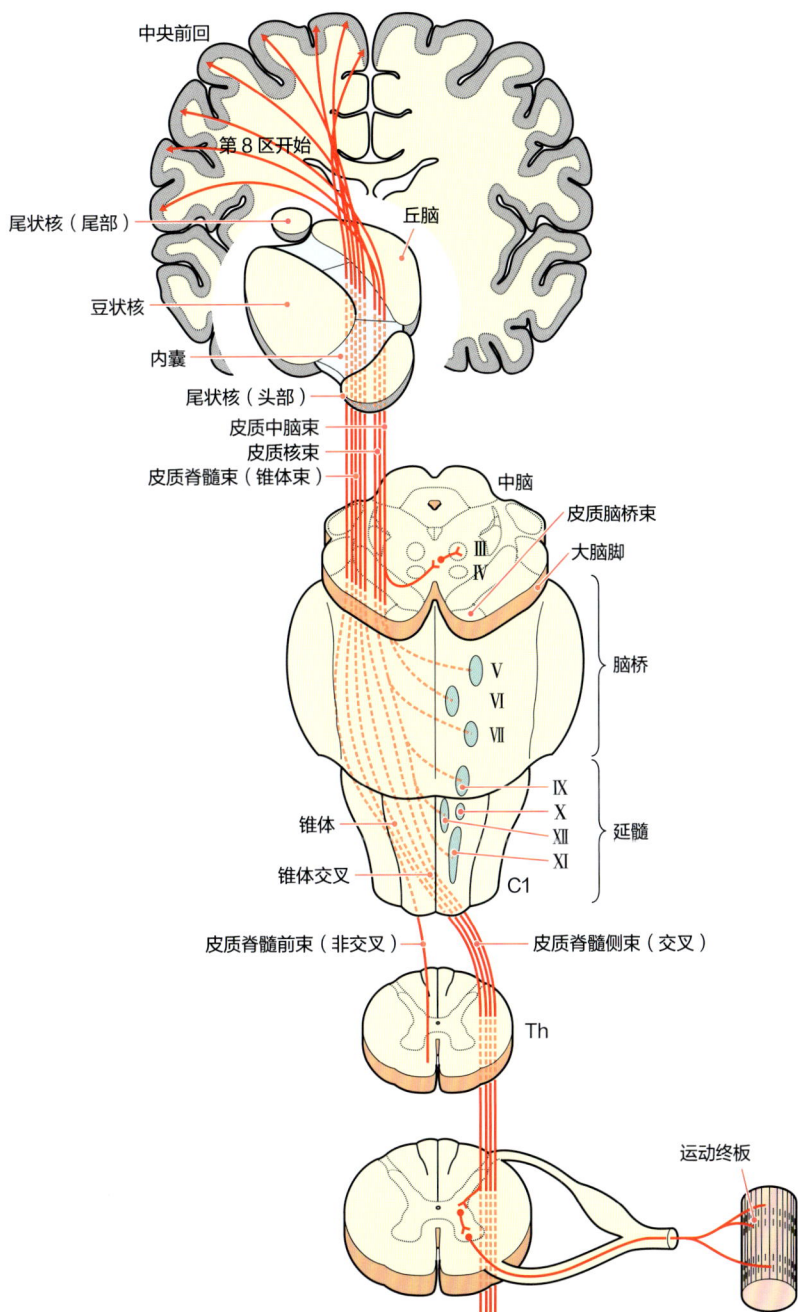

图 1.1.5 锥体束

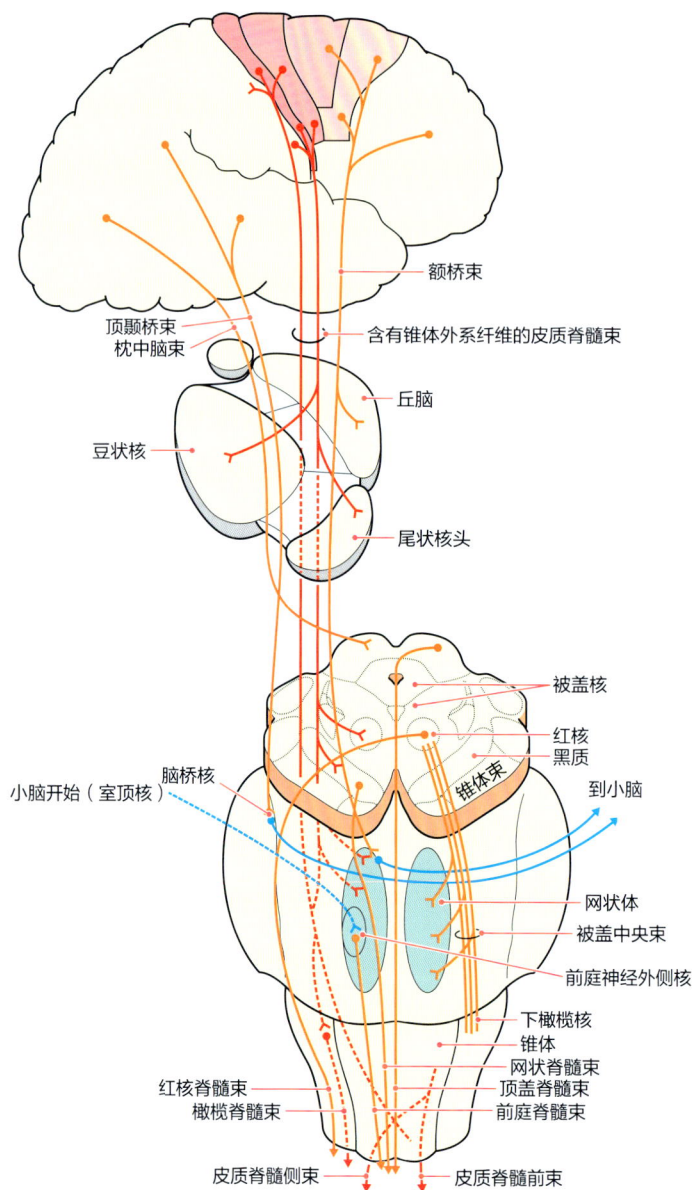

图 1.1.6　与运动系统相关的脊髓束

图中标注：
额桥束
顶颞桥束
枕中脑束
含有锥体外系纤维的皮质脊髓束
丘脑
豆状核
尾状核头
被盖核
红核
黑质
锥体束
小脑开始（室顶核）
脑桥核
到小脑
网状体
被盖中央束
前庭神经外侧核
下橄榄核
锥体
网状脊髓束
红核脊髓束
顶盖脊髓束
橄榄脊髓束
前庭脊髓束
皮质脊髓侧束
皮质脊髓前束

大脑基底核

　　大脑基底核由纹状体、苍白球、黑质、丘脑下核这 4 部分构成。纹状体又分为尾状核及豆状核。大脑基底核的纤维脉络如图 1.1.7 所示。直接通路是通过 γ- 氨基丁酸（GABA）的活动性，由纹状体向苍白球内侧段传导。间接通路是通过 GABA 和脑啡肽，从纹状体向苍白球外侧段，再经由丘脑下核向苍白球内侧段传导。直接通路的刺激对大脑皮质有兴奋作用，间接通路的刺激则对大脑皮质有抑制作用。

　　大脑基底核被认为与行动的选择、行动的准备、运动的实施、运动顺序的决定、自发运动、以记忆为基础的运动、强化学习、眼球的运动有关。当大脑基底核受损时，会出现各种不随意运动，如帕金森病、亨廷顿病、偏侧舞蹈症等。

小脑

小脑在功能上分为**大脑小脑**（新小脑）、**脊髓小脑**（旧小脑）、**前庭小脑** 3 个部分（图1.1.8）。小脑皮质的传入纤维为苔藓纤维和攀缘纤维，传出纤维为浦肯野纤维。大脑小脑接收运动前区、补充运动区、扣带沟、视觉区等输入的信息，通过齿状核，向运动区、运动前区、额前区、顶叶输出。脊髓小脑接收躯体感觉感受器、听觉感受器、运动区输入的信息，由室顶核向前庭神经核传输，或由栓状核、球状核向红核传输。前庭小脑接收前庭核、视觉感受器、躯体感觉感受器（颈部）输入的信息，向前庭神经核输出。大脑小脑调整运动计划和运动程序，被认为与认知性课题相关。脊髓小脑调节并自动再现躯干和四肢的运动，参与内部模型的学习。前庭小脑与平衡调节及眼球运动的调节相关。

小脑与运动学习有关，攀缘纤维的输入引起平行纤维 – 浦肯野细胞间突触的长期抑制，使神经传导具有可塑性。

皮质的输入部：纹状体
大脑基底核的输出部：苍白球内侧段和黑质网状部
直接通路：纹状体→输出部
间接通路：纹状体→苍白球外侧段→丘脑下核→输出部

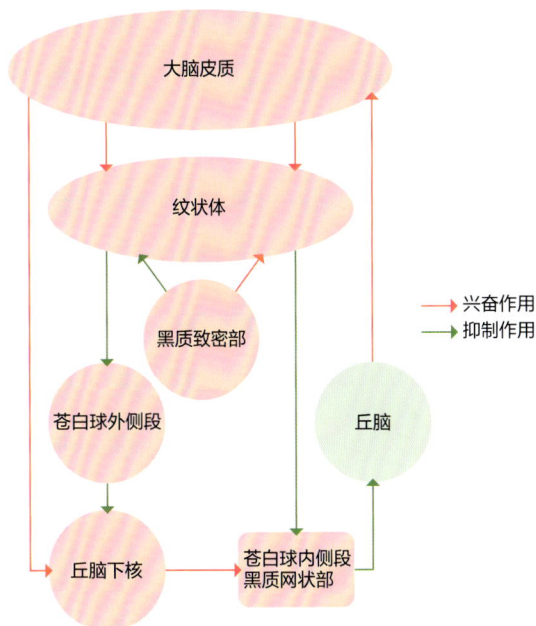

图 1.1.7 **大脑基底核的神经结构**

基础知识

突触传递的可塑性
根据神经活动的频率和模式，使突触的传递效率发生变化的性质。

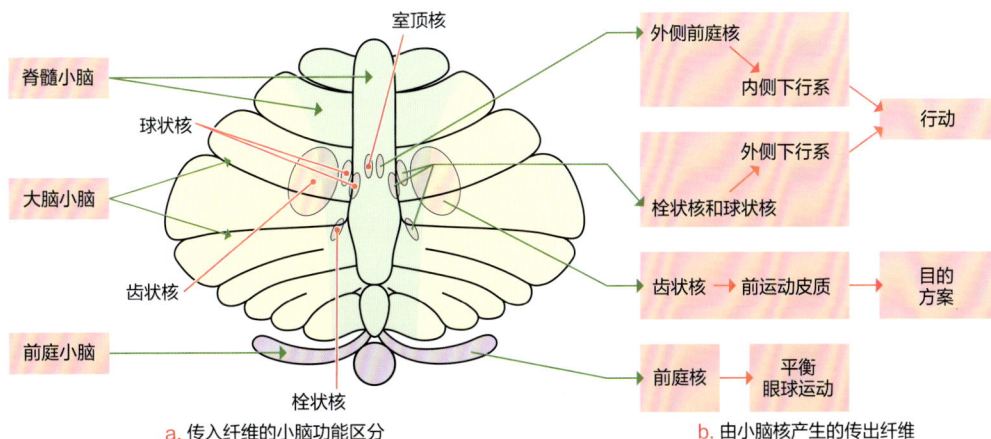

a. 传入纤维的小脑功能区分　　b. 由小脑核产生的传出纤维

图 1.1.8 **小脑功能**

丘脑

丘脑是由单独具有传入纤维和传出纤维的神经核集合而成。图1.1.9a 显示了丘脑的位置，图1.1.9b 显示了从丘脑腹外侧核群到大脑皮质的联络通路，图1.1.10 显示了从丘脑背侧核、内侧核、后核（丘脑枕）、内侧膝状体、外侧膝状体到大脑皮质的联络通路。

腹后外侧核将四肢、躯干的躯体感觉投射至感觉区。腹后内侧核是与面部和头部的躯体感觉有关的三叉神经通路的中继核。腹后核（由腹后外侧核和腹后内侧核组成）前方部分接收内侧丘系（本体感觉和触觉等）的输入，后方接收与痛觉和温度觉相关的外侧脊髓丘脑束的输入。这个部位的损害会导致感觉障碍。

腹中间核接收对侧前庭神经核的信息并投射到岛叶皮质周围。腹中间核与运动时的

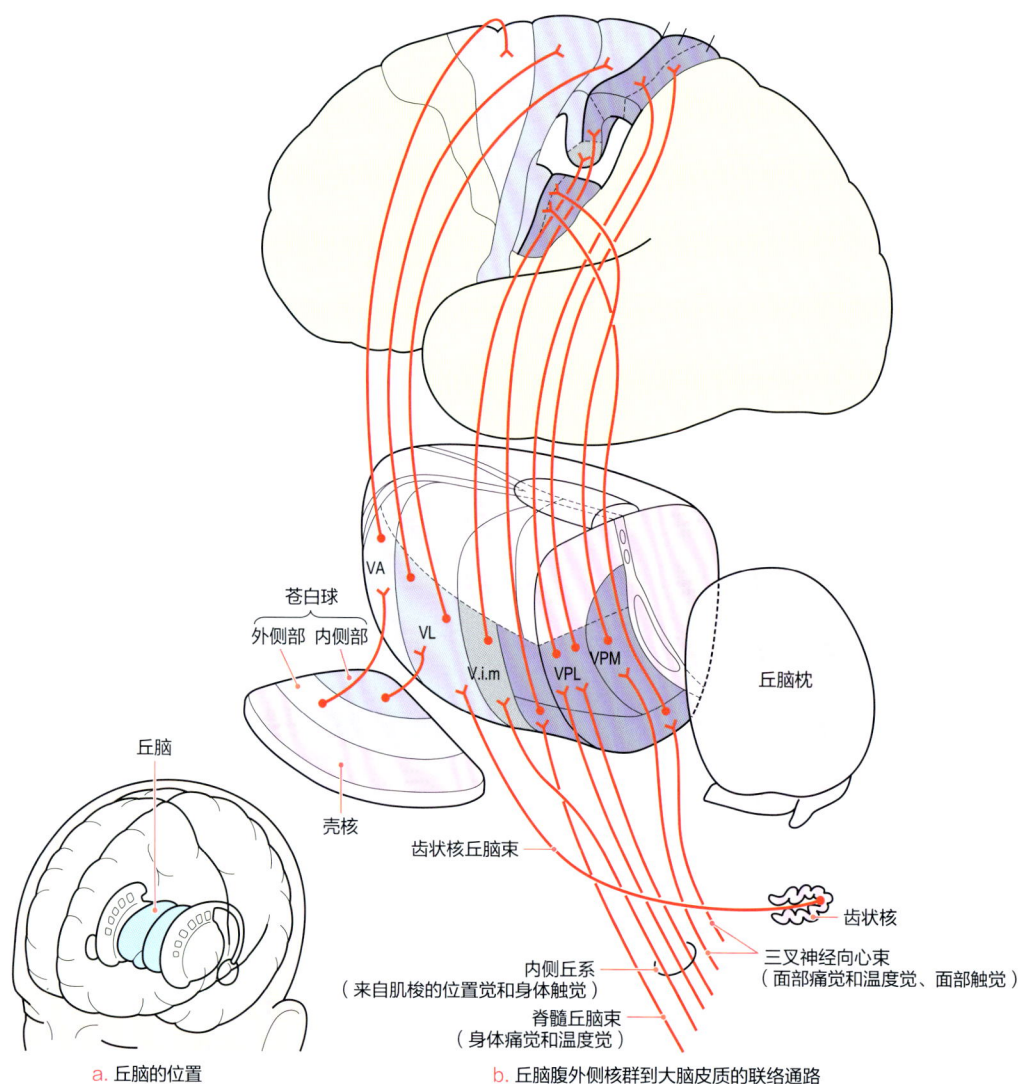

苍白球
外侧部 内侧部
VA
VL
V.i.m
VPL
VPM
丘脑枕
壳核
齿状核丘脑束
齿状核
内侧丘系
（来自肌梭的位置觉和身体触觉）
三叉神经向心束
（面部痛觉和温度觉、面部触觉）
脊髓丘脑束
（身体痛觉和温度觉）

丘脑

a. 丘脑的位置

b. 丘脑腹外侧核群到大脑皮质的联络通路

VA- 腹前核；VL- 腹外侧核；V.i.m- 腹中间核；VPL- 腹后外侧核；VPM- 腹后内侧核

图1.1.9 丘脑

姿势控制有关。

腹外侧核的前侧部分接收基底核（苍白球、黑质）输入的信息，向补充运动区传输，控制肌张力；后侧部分接收对侧小脑齿状核及同侧红核输入的信息，并传输至运动区，控制协调运动。

腹前核接收苍白球输入的信息，向运动前区及补充运动区输出，控制运动程序和姿势。

背内侧核接收来自其他的丘脑核、基底核、小脑核的其他纤维输入的信息，向额前区输出，控制认知功能、情绪、行为动机等。

丘脑枕接收视觉联合区、中脑上丘输入的信息，向顶枕联合区、视觉联合区输出。

后外侧核向顶上小叶投射，与扣带回后部及海马旁回之间也有神经通路。

前核接收丘脑下部和海马输入的信息，并投射至扣带回后部，与记忆有关（边缘环路的一部分）。

如上所述，丘脑不仅有通向感觉区的通路，还有由小脑输入，并向运动区、运动前区输出的各种各样的通路，因此，当丘脑受到损伤时，就会出现与丘脑前后通路相关的症状。

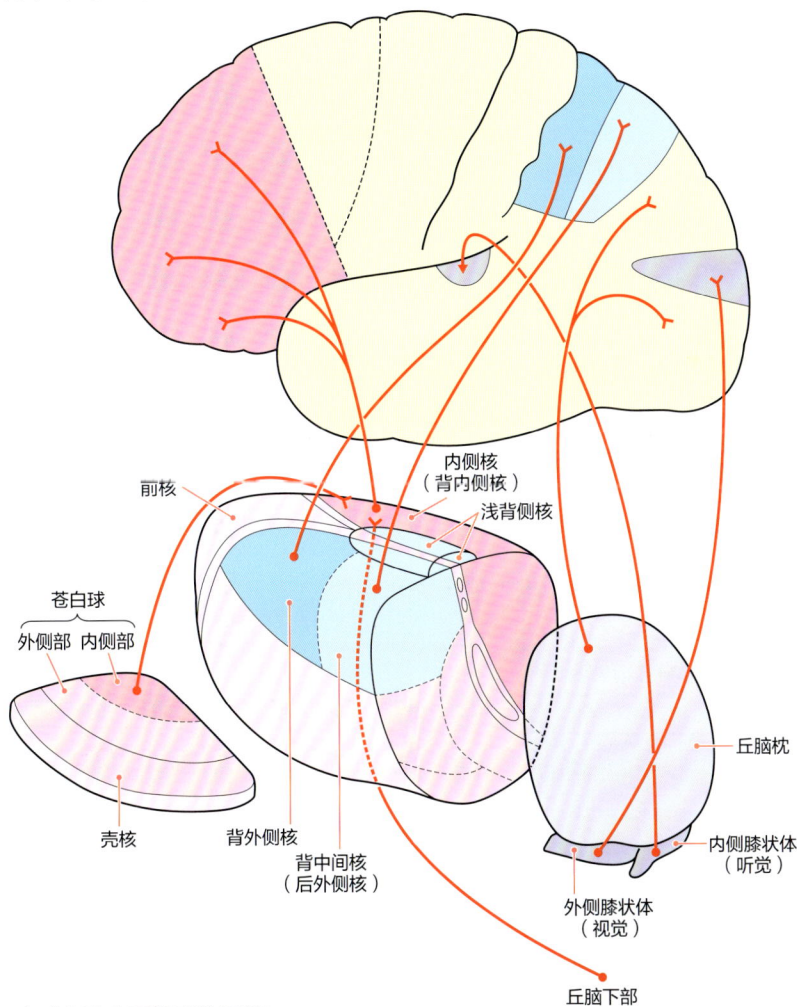

图 1.1.10　丘脑到大脑皮质的联络通路

2　中枢神经系统障碍概述

POINT

- 脑血管障碍分为出血性脑血管障碍和缺血性脑血管障碍，产生血管障碍的原因不同，症状也不同。
- 脱髓鞘性疾病包括多发性硬化（MS），根据受损部位不同表现出不同的症状。
- 中枢神经系统变性疾病包括帕金森病（PD）、脊髓小脑变性（SCD）、肌萎缩侧索硬化（ALS）等。

脑血管障碍

疾病分型和一般表现

脑血管障碍分为出血性脑血管障碍和缺血性脑血管障碍。出血性脑血管障碍包括蛛网膜下腔出血、脑出血，缺血性脑血管障碍包括腔隙性脑梗死、动脉粥样硬化性血栓性脑梗死、心源性脑栓塞。

一般认为80%以上的蛛网膜下腔出血是由于脑动脉瘤破裂引起的，其治疗是通过血管夹闭术和血管填塞术对再次出血进行预防。蛛网膜下腔出血患者发病后2周有可能发生脑血管痉挛及脑梗死。最近，即使患者有意识障碍，大多也可以进行康复治疗，只是要留意症状的变化。此外，发病数月后，有时会发生正压性脑积水。步行障碍、认知障碍、失禁等症状的出现要与疾病恶化的表现进行鉴别。

脑出血多发生在壳核和丘脑的位置，这些部位旁边如有血肿增大，可出现锥体束征并引起肢体瘫痪。

另外，丘脑作为躯体感觉、视觉、听觉的中继，从小脑齿状核向运动区投射通路的中继，以及运动区等向额叶投射通路的中继，其受损时会产生各种各样的症状，康复治疗开始时需要进行诊疗、评价。

在脑梗死中，有由血栓和栓塞引起的脑梗死，也有因脑血流动力学引起的脑梗死。腔隙性脑梗死多为基底核的穿支动脉等梗死，梗死灶直径在15 mm以下。脑梗死有时也是多发性的。动脉粥样硬化性血栓性脑梗死是由主动脉粥样硬化性病变导致的动脉狭窄或闭塞引起的梗死，末梢动脉栓塞等引起附壁血栓，导致血栓的形成。心源性脑栓塞是由于心房颤动等产生的血栓导致脑血管突然闭塞，由于侧支循环不发达，梗死范围广。另外，分支动脉粥样硬化性疾病发病后数日由于出现症状恶化，在穿支动脉附近发生分支部位梗死，因此，即使入院后也要注意病情的变化。分水岭样梗死被认为是在大脑前动脉区域和大脑中动脉区域的边界、大脑中动脉区域和大脑后动脉区域的边界发生的脑血管缺血性疾病。图 1.1.11、1.1.12 显示了大脑动脉的走行和支配区域。

综上所述，脑血管障碍包含多种情况，因此，通过CT和MRI等头部影像学检查确认病灶的部位和扩散情况是很重要的。由这些检查可以推测出大致的临床表现，对评价

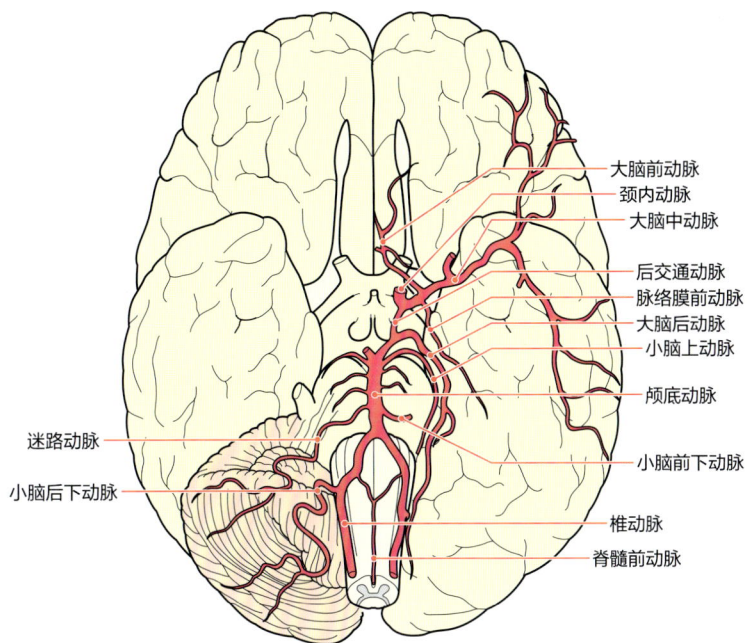

图 1.1.11　大脑底部的动脉走行

大脑前动脉
颈内动脉
大脑中动脉
后交通动脉
脉络膜前动脉
大脑后动脉
小脑上动脉
颅底动脉
迷路动脉
小脑后下动脉
小脑前下动脉
椎动脉
脊髓前动脉

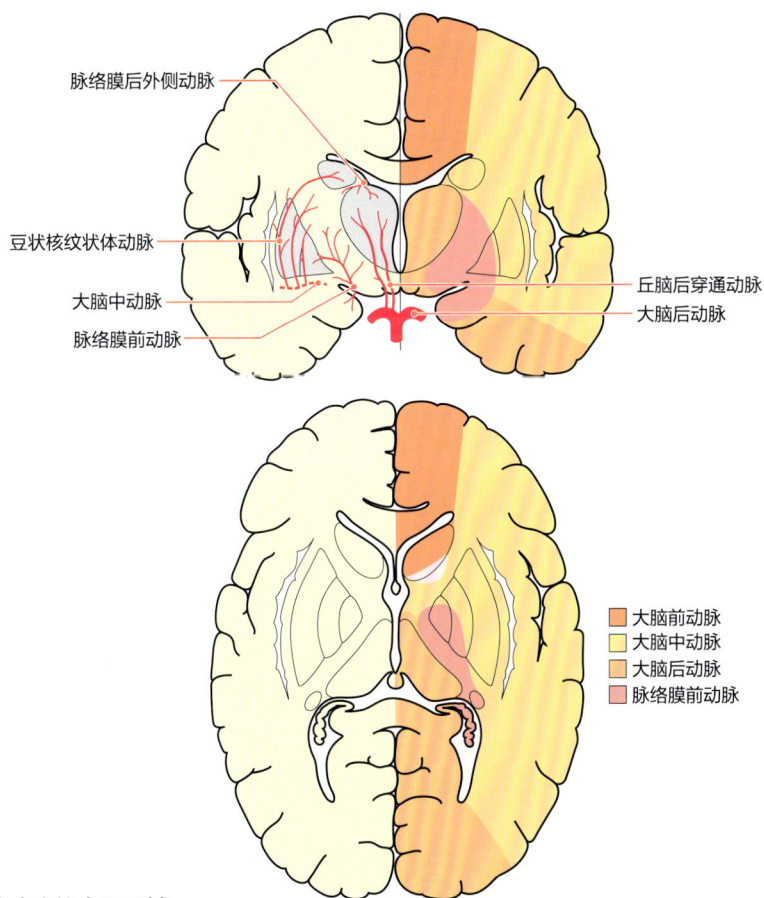

脉络膜后外侧动脉
豆状核纹状体动脉
大脑中动脉
脉络膜前动脉
丘脑后穿通动脉
大脑后动脉

大脑前动脉
大脑中动脉
大脑后动脉
脉络膜前动脉

图 1.1.12　大脑动脉的支配区域

实际的临床表现起很大作用。图 1.1.13 显示了头部 CT 和 MRI 的图像。如果从大脑皮质运动区到上运动神经元发生障碍会产生某种肢体瘫痪，通过对病灶在哪个部位，以及是否已发生 Waller 变性等进行影像学判读，就可以大致预测运动损失的水平。小脑和脑干部位有病变时，不仅出现肢体瘫痪，还会出现失调症和脑神经系统症状。图 1.1.14 显示脑干中的脑神经和脑动脉。

脑血管障碍患者除了有肢体瘫痪等症状以外，在疾病过程中还会出现疼痛（表现为肩手综合征、丘脑痛、异位骨化等）、深静脉血栓、挛缩（由不良体位、疼痛诱发）、吞咽障碍（可导致吸入性肺炎、脱水、营养

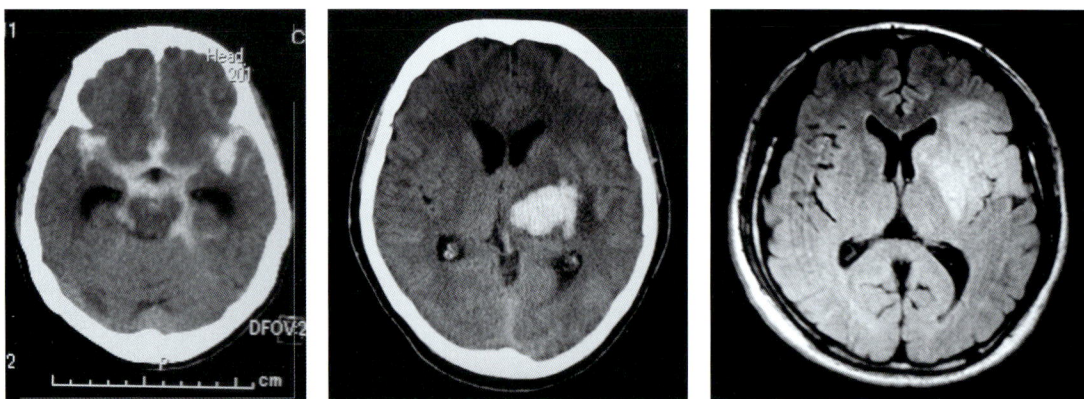

a. 蛛网膜下腔出血（头部 CT）　　b. 左丘脑出血（头部 CT）　　c. 左脑梗死（大脑中动脉区域的一部分）[头部 MRI 图像（FLAIR 图像）]

图 1.1.13　脑血管障碍的头部 CT 及 MRI 图像

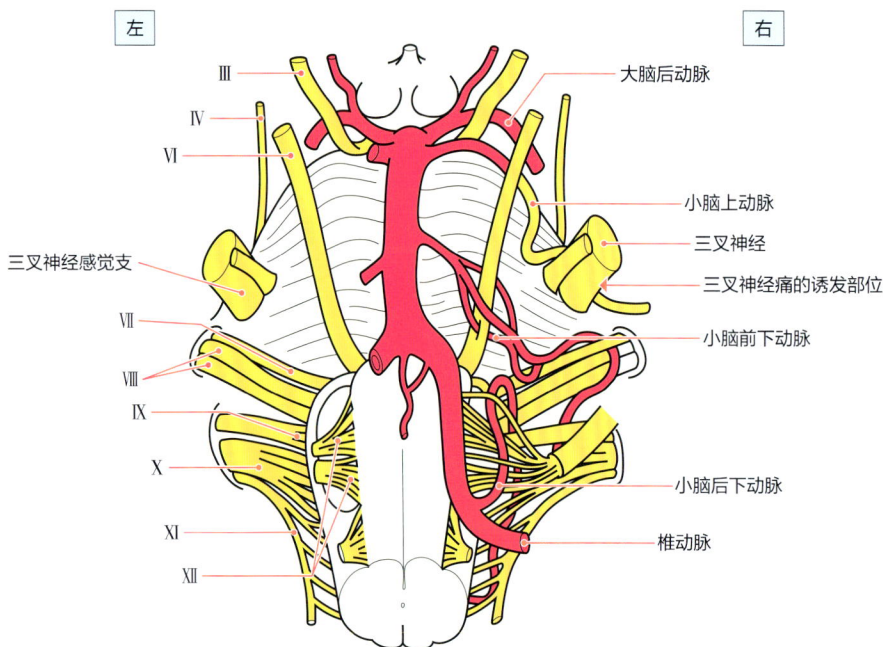

图 1.1.14　脑干部位的脑神经及脑动脉

状况恶化）、排泄障碍（表现为尿频、尿失禁、便秘等）、情绪不稳定及谵妄状态、抑郁状态、意志低下、废用综合征、症状性癫痫等并发症。有必要对这些症状进行治疗。

恢复的顺序及康复治疗

脑卒中发病后的急性期，脑水肿会随着脑血流的改善而得到改善，形成自然的功能恢复过程，并且康复也会促进大脑的可塑性的发展。首次发生的肢体瘫痪和其他障碍可以通过反复进行适当的运动来治疗，其机制可能为以下3点：通过神经侧芽使新的神经纤维发芽（sprouting）、使用平时不使用的神经回路（ummasking）、通过非交叉神经纤维促进同侧的支配。

对于**大脑可塑性**的促进方法，有各种研究报道。对于主动肌和拮抗肌同时收缩（co-contracture）导致的肌肉无法分离运动的状态，可通过肉毒毒素注射治疗挛缩，并进行适当的训练使运动功能提高，采用限制使用非偏瘫侧上肢并强制使用偏瘫侧上肢的**强制性诱导运动疗法**（**CI 疗法**，constraint-induced movement therapy），以及如果患侧手有自主伸展运动，将该运动作为触发器，施加**电刺激**引出运动等方法。除此之外，还有使用每日进行 100 次促通手法反复进行运动诱发、运动学习的**反复促通疗法**、**重复经颅磁刺激**（rTMS）、**经颅直流电刺激**（tDCS）等提高大脑皮质兴奋性，进行功能性练习的方法。另外，还有研究尝试使用称之为 BMI 的方法进行脑可塑性促进练习，即记录随意运动的运动想象时的脑电波，提取相关信号，通过控制外部仪器和装置进行脑可塑性促进练习。

脱髓鞘疾病

MS 是最具有代表性的脱髓鞘疾病。

MS 使中枢神经细胞在时间和空间上发生多发性脱髓鞘，临床表现为视力障碍、单侧肢体无力、对侧偏瘫、运动失调、感觉障碍、膀胱直肠障碍、高级脑功能障碍、疼痛性强直性痉挛等。病程表现为反复缓解和复发，包括急性恶化和缓解交替的复发 - 缓解型、原发进展型和继发进展型。在日本人中，复发 - 缓解型约占 85%。

继发进展型的初期表现为复发 - 缓解型，之后变为进展型，而原发进展型从发病开始即为持续进展的类型。其病因尚不明确，但推测与以抗原特异性的辅助性 T 细胞为中心的细胞免疫相关。感染、过劳、压力等是发病和复发的诱因。日本的发病率为（8~9）/10 万，以女性居多，发病年龄多在 25 岁左右。根据病灶部位不同，表现为视力障碍（中心暗点）、单侧感觉障碍或运动障碍、小脑失调、眼球震颤、姿势性震颤、记忆障碍等高级脑功能障碍、疲劳等。

在日本，表现为视神经炎和脊髓病变的视神经脊髓型 MS 多见，且其中大部分被认为包含**视神经脊髓炎**（neuromyelitis optica，**NMO**）。NMO 为自身免疫性疾病，多见于女性，发病年龄多在 35 岁左右。初发症状

实践

临床建议

MS 的头部 MRI 观察结果

MS 的头部 MRI 观察结果与脑血管障碍不同，其病灶的长轴多为垂直于脑室壁的卵圆形或线状病灶。病灶见于脑室周围、大脑皮质正下方、幕下区（小脑、脑干）、脊髓中的 2 个以上区域，呈空间多发性。

多数为视神经炎，此外还包括脊髓炎的横断性障碍及很强的麻、痛感，有时也会发生疼痛性痉挛。在急性期治疗中，无论是 MS 还是 NMO，糖皮质激素冲击疗法都是有效的，而血浆净化疗法是无效的。对于复发的预防，β 干扰素对 MS 是有效的，而 NMO 则是服用少量糖皮质激素和免疫抑制药。

无论哪种脱髓鞘疾病，都是发病年龄相对年轻，多数情况下以回归家庭和回归社会作为目标。基于此，有必要准确评估，设定康复目标。

变性疾病

PD

PD 在日本的发病率为 100~150/10 万。在公开罕见病中发病率居第二位，在神经系统罕见病中发病人数最多。病因为中脑黑质（图 1.1.15）的多巴胺能神经元变性，在病变细胞内发现了被称为"路易体"的蛋白质包涵体。

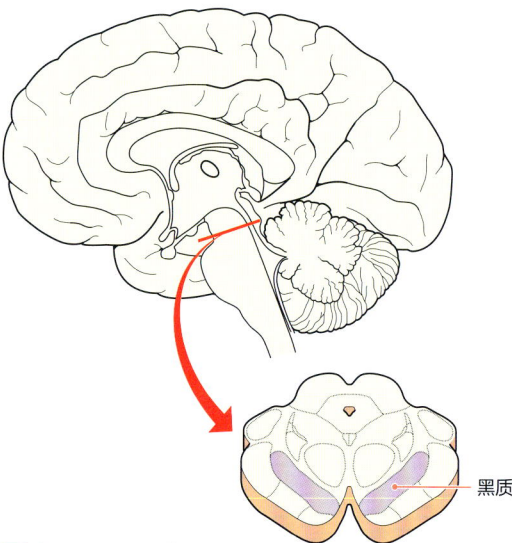

图 1.1.15 黑质

表 1.1.1 PD 的自主神经症状

消化系统症状	便秘、肠梗阻
膀胱症状	尿频、尿失禁
心血管系统症状	体位性低血压、进食性低血压
排汗障碍	油脂面、体温调节障碍

症状为震颤、肌强直、运动迟缓、姿势步态异常等运动症状，自主神经障碍（表 1.1.1）、精神症状、疼痛、疲劳等非运动症状。随着病情进展，出现前倾姿势及冻结步态。冻结步态即使在不能顺利行走的情况下也能跨过障碍物，因此被称为矛盾性运动（kinesie paradoxale）。利用作为视觉的外部提示信号（external cue）和听觉信号的音乐和韵律的步行训练有很好的效果。步行障碍的特征是姿势前倾、步幅小、手臂摆动小，步行开始的第一步为脚很难迈出的冻结步态，步行途中出现加速步行的突进现象，这些都使跌倒的风险增高。

自主神经症状有体位性低血压、进食性低血压、便秘、尿频等症状，其他还有快速眼动期睡眠行为障碍。另外，主诉疼痛的情况也很多，有肌张力障碍引发的疼痛、伴随运动限制的肌肉痛与关节痛、伴随颈椎和腰椎变形的神经根痛及末梢神经障碍引起的疼痛、中枢性疼痛等。

治疗以使用抗 PD 药物的药物治疗及康复治疗为主。伴随病程的进展，可以看到药效缩短的剂末现象，以及与口服时间无关的症状变好或变坏的开关现象。因此，从早期开始，不仅要进行药物治疗，还要配合进行康复治疗，以维持和提高日常生活活动（ADL）、生活质量（QOL）。表 1.1.2 列出了引起 PD 的疾病。

如表 1.1.2 所示，虽然有很多疾病的症状与 PD 十分相似，但抗 PD 药物治疗效果显著的只有 PD。

表 1.1.2 引起帕金森病的疾病

原发性帕金森病
PD
青年型 PD
继发性帕金森病（帕金森综合征）
1. 中枢神经系统变性疾病
• 进行性核上性麻痹
• 多系统萎缩
• 大脑皮质基底核变性
• 弥漫性路易体病
• 皮克病
• 帕金森认知障碍
2. 脑血管性帕金森综合征
3. 药源性帕金森综合征
• 抗精神病药、抗抑郁药、致吐药等
4. 中毒性帕金森病
• 一氧化碳中毒、锰中毒、汞中毒等
5. 脑炎后帕金森综合征
6. 其他中枢神经系统疾病引起的帕金森综合征
• 正压性脑积水、头部外伤、脑肿瘤等

在《帕金森病诊疗指南 2018》中，对于引起 PD 的疾病，使用抗 PD 药物的药物治疗结合康复治疗有效的文献报道不断增加。也有"从早期到进展期，无论在哪个阶段进行干预，有效性都很高"的记载。PD 被指出在早期就存在运动学习能力下降，病程早期的宣教指导非常重要。

SCD

SCD 以运动失调症状为主，此外还伴有锥体束征、锥体外束征、自主神经症状、末梢神经症状等。

据报道，日本约有 3 万名 SCD 患者。特发性 SCD 占 2/3，分为多系统萎缩（MSA）和皮质性小脑萎缩（CCA）。MSA 在特发性 SCD 中占 2/3。MSA 有以小脑性运动失调为主要表现的 MSA-C 和以帕金森病样症状为主要表现的 MSA-P，在日本 MSA-C 更多见。MSA 表现为失调症状、锥体外系征的帕金森病样症状、自主神经症状，此外还有不自主运动、认知功能下降等。

对于遗传性 SCD，其九成被认为是常染色体显性遗传。显性遗传性脊髓小脑共济失调（spinocerebellar ataxia，SCA）中，SCA1、SCA2、SCA3、SCA6、SCA7、SCA17、齿状核红核苍白球丘脑下核萎缩（dentato rubro pallido luysian atroply, DRPLA）是由于各自的遗传因子内的谷氨酸编码 CAG 序列异常伸长引起的。在日本的遗传性 SCD 中，SCA3（Machado-Joseph disease, MJD）、SCA6、DRPLA、SCA31 这 4 种类型较多。表 1.1.3 列出了在日本多见的 SCA 的特征。

SCD 的共同症状是运动失调。这是一种没有明显的肌力下降，但不能进行联合运

实践 | 临床建议

闭目难立征（Romberg 征）

在小脑性运动失调中，即使闭眼站立，身体摇摆也几乎没有变化；与此相对，在前庭感觉性和脊髓性运动失调中，闭眼会加剧身体摇摆，这种现象被称为闭目难立征阳性。

小脑失调的床边检查

小脑失调的床边检查分为指鼻试验、指指试验、跟－膝－胫试验，可以测定障碍及分解运动。另外，在前臂内外旋运动中，可发现节奏紊乱。

MSA 的排尿障碍

MSA 合并自主神经症状，多与表 1.1.1 的项目重叠。但是关于排尿障碍，有尿和无尿与典型的 PD 表现不同。

动的状态，包括构音障碍、精细动作障碍、站立或步行障碍等。表1.1.4 显示了其各自的特征。另外，除了失调症状以外，还伴有自主神经障碍，故在康复治疗开始时，必须确认是否存在自主神经障碍。SCD 没有根治的方法，仅有使用促甲状腺激素释放激素（thyrotropin releasing hormone, TRH）制剂（如他替瑞林）的药物治疗。此外，可进行康复治疗，以维持和提高躯干肌的柔韧性、肌力，以及提高身体的平衡能力，同时进行家庭指导和生活指导。

ALS

ALS 是运动神经元疾病。随着病程进展，出现上运动神经元症状、下运动神经元症状，以及由于球麻痹而导致的吞咽障碍和构音障碍，此外还有呼吸肌麻痹。发病率为（7~11）/10 万，多于 60~70 岁发病。根据自然病程，其被认为仅有 2~4 年的生存期，但也有生存 10 年以上的情况。随着病情进展会合并呼吸肌麻痹和吞咽困难，故在适当的时机进行人工辅助呼吸和经管营养等是很重要的。在诊断的同时，应向患者和家属告知可能出现的症状和治疗方法，然后再进行治疗方案的选择。表1.1.5 列出了 ALS 的症状。

表 1.1.3　遗传性 SCD 的主要特征

疾病名	临床症状
SCA1	小脑失调、锥体束症状、锥体外束症状、吞咽障碍
SCA2	小脑失调、眼球活动缓慢、末梢神经障碍、帕金森病
SCA3/ MJD	小脑失调、锥体束症状、肌张力障碍、末梢神经障碍、突眼症
SCA6	小脑失调、眼球震颤、头位变换时目眩
SCA17	小脑失调、认知功能下降、不随意运动、精神症状
DRPLA	小脑失调、肌阵挛、癫痫、认知功能下降
SCA31	小脑失调、高龄（50~70 岁）发病
SCA36	小脑失调、运动神经元症状、舌萎缩

表 1.1.4　运动失调症的特征

构音障碍	可见说话断断续续的间歇性言语（scanning speech）、没有流畅的音节连接的模糊性言语（slurred speech）、音节起始时发音突然的爆破性言语（explosive speech）
精细动作障碍	想要抓住物品时，手不能顺畅地移动到目的地，可见过度的辨距困难（dysmetria）及向左右上下摇晃的分解运动
站立、步行障碍	躯干摇晃，步行时左右摇摆。站立时通过增大足间距、重心下移来提高稳定性

实践　临床建议

ALS 中体重、体重指数的定期评估

关于 ALS，报道称营养障碍和体重过重会降低呼吸功能，故体重、体重指数等的定期评价是有必要的。

ALSFRS-R

作为 ALS 的日常生活功能的临床评价指标，ALS 功能评分量表修订版（ALSFRS-R）常被用于进行临床评价。其包括语言、唾液分泌、吞咽、书写、摄食动作（根据是否设置胃造瘘）、穿衣、日常生活动作、睡眠动作、步行、上台阶、呼吸困难、端坐呼吸、呼吸衰竭等项目，按照 0~4 分（正常）5 个等级进行评价。必须在熟悉掌握这些项目的基础上进行康复治疗。

实践　临床建议

针对小脑失调的康复治疗

在《脊髓小脑变性症、多系统萎缩症诊疗指南 2018》中有康复项目，"对以小脑失调为主体的脊髓小脑变性集中进行平衡和步行的康复以改善小脑失调和步行"作为推荐等级 1B 的治疗方法被介绍。

表 1.1.5　ALS 的症状

症状	特征
上运动神经元症状	四肢深反射亢进、病理反射（巴宾斯基征阳性等）、下颌反射亢进、阵挛、挛缩、痉挛性麻痹
下运动神经元症状	肌张力下降、深反射减弱、肌束震颤、肌萎缩、弛缓性麻痹、呼吸肌麻痹
球麻痹症状	第Ⅸ、Ⅹ、Ⅻ脑神经障碍，舌肌萎缩、肌束震颤、吞咽障碍、构音障碍
认知症状，有时合并额颞叶变性症	脱抑制、自发性下降、注意功能下降、执行功能障碍等

药物治疗包括口服利鲁唑和静脉滴注依达拉奉，这些药物虽然可以保护神经，推迟疾病的进程，但不能根治疾病。另外，康复治疗非常重要，应从早期开始进行干预，预防关节活动度（range of motion, ROM）受限，以及伴随的废用性肌力下降，以维持移动能力和 ADL。当颈部屈肌的肌力显著下降时，应考虑使用颈椎支具。当发现下肢远端肌无力引起足下垂时，应考虑使用塑料短下肢支具，并适当使用轮椅和调整环境。

在呼吸物理治疗中，有呼吸肌训练、维持胸廓和辅助呼吸肌可活动范围的训练、徒手呼吸辅助训练、维持肺弹性的训练、体位排痰法等。对于呼吸功能不全的患者，应在气管插管前考虑使用无创正压通气（NPPV）。

发生吞咽障碍时，经口服摄取营养变得困难，大多考虑经管营养，但胃造瘘在用力肺活量（FVC）为 50% 以下之前进行最为理想。

中枢神经系统基因突变的神经肌肉疾病

进行性假肥大性肌营养不良（DMD）

这是由于维持肌细胞细胞质膜稳定性的蛋白的遗传基因发生变异而引起的 X 染色体连锁遗传性疾病，男性每 500~5000 人中就有 1 人发病。

虽然患者在 1 岁 6 个月就可以步行，但在 2 岁时会出现小腿肌肉假性肥大及 Gowers 征。此后，患者逐渐出现动摇性步行（wadling gait），于 10 岁左右不能步行，10~20 岁时出现呼吸衰竭和心力衰竭。DMD 平均死亡年龄为（26.8±7.0）岁，但是随着人工呼吸疗法的开展，死亡年龄在上升。

康复治疗应注意以下 3 个时期。①在可以步行的时期，有必要预防小腿三头肌、腘绳肌、髂胫束的缩短，且必须注意负荷过量的情况。②在爬行 - 蹭行期，考虑安装下肢支具的步行练习和使用手动轮椅，相应的外科治疗（如治疗侧弯）及呼吸康复也很重要。另外，还可以考虑使用辅助排痰装置。③在能够保持坐位的时期，可通过电动轮椅等进行坐位保持，以及通过使用自助餐具，进行自主吃饭。如伴随呼吸衰竭，有必要考虑使用人工呼吸装置。

强直性肌营养不良（MD）

常染色体显性遗传病，发病率为（5~6）/10 万。

症状为四肢、躯干的肌萎缩和肌力下降。不仅是近端肌肉，远端肌肉也出现肌力下降，还会出现手指精细动作障碍和足下垂。颞肌、咬肌萎缩，呈"斧状脸"，合并咽肌障碍，出现吞咽障碍。其特征为出现肌强直，如握拳后迅速展开手指时出现紧握性肌强直，以及击打拇指或舌头时出现叩击性肌强直。并发症有白内障、糖尿病、高脂血症、动脉硬化、恶性肿瘤，还有认知障碍、自主性下降、冷漠等。

康复治疗包括 ROM 训练、自助工具的使用、代偿动作等的指导、短下肢支具（轻量）的使用指导、拐杖使用指导和轮椅转移指导、环境调整、吞咽障碍评价等。在出现呼吸障碍时，有必要维持胸廓可动性和考虑使用 NPPV。

脊髓灰质炎

患有麻痹性脊髓灰质炎的患者，尽管神经系统及其他系统功能稳定，但在几十年后，可能产生肌肉酸痛、麻痹侧或非麻痹侧出现新的肌力下降等症状。

过度疲劳、肌肉痛、关节痛、麻痹侧或非麻痹侧出现新的肌力下降、功能下降、对寒冷的耐受性下降、出现新的肌萎缩，且没有其他疾病诊断为确诊条件。作为治疗的一部分，控制体重非常重要，且有必要考虑装配适当的下肢支具。另外，据报道，出现肢体过度代偿的病例比较多，需要给予患者适当的生活指导。

吉兰－巴雷综合征（GBS）

发病 1~2 周前多数有病毒先行感染症状，表现为四肢弛缓性麻痹的多发神经炎。一般认为与冠状病毒、巨细胞病毒、EB 病毒、等离子体有关，发病后 4 周内达到发病高峰，20%~30% 的人会留下后遗症。

如果四肢的肌力下降导致呼吸肌麻痹，此时需要呼吸机辅助呼吸。脑神经也会受到损伤，可以看到眼球运动障碍、面部神经麻痹等症状。诊断需要神经传导检查，早期只能观察到 F 波的诱发降低。观察结果包括脱髓（电阻滞）和轴索变性（诱发肌电位的振幅下降）等。预后不良的因素有：①高龄；②先行感染症状出现腹泻；③发病时和高峰时高度麻痹，特别是存在需要人工辅助呼吸的呼吸肌麻痹；④电生理学检查有轴索障碍的表现。

治疗方面，急性期使用免疫球蛋白静脉注射疗法和康复治疗。急性期进行体位变换、定位、ROM 训练、伸展、呼吸康复训练等。恢复期在注意避免过量负荷的前提下，加强肌肉锻炼，进行基本动作练习、步行训练、使用支具（轻量）等。

总结

- 什么是大脑的分区（第 2 页）。
- 什么是补充运动区、运动前区（第 3~4 页）。
- 什么是皮质脊髓束（锥体束）（第 4~6 页）。
- 大脑基底核的作用是什么（第 6~7 页）。
- 小脑的功能区分是什么（第 7 页）。
- 丘脑到大脑皮质的联络通路是什么（第 7~8 页）。
- 脑血管障碍如何分型（第 9~12 页）。
- 帕金森病的病因是什么（第 15 页）。
- 运动失调症有哪些特征（第 16 页）。

【参考文献】

[1] 渡邊裕文：中枢神経系の機能解剖－運動出力系－, 関西理学 5：23-29, 2005.

[2] 吉尾雅春：視床と周辺の機能解剖, PT ジャーナル, 52(5), 389-396, 2018.

[3] 花北順哉 訳：第 6 版 神経局在診断, 文光堂, 2016.

[4] 金澤一郎, 宮下保司 監：カンデル神経科学, メディカル・サイエンス・インターナショナル, 2014.

[5] 泰羅雅登, 中村克樹 監訳：第 4 版カールソン神経科学テキスト 脳と行動, 丸善, 2007.

[6] 丹治　順：頭頂連合野と運動前野はなにをしているのか？－その機能的役割について－, 理学療法学 40(8)：641-648, 2013.

[7] 江藤文夫 ほか監：最新リハビリテーション医学第 3 版, 医歯薬出版, 2016.

[8] 内山　靖 ほか編：神経症候障害学 病態とエビデンスに基づく治療と理学療法, p.113-122, 文光堂, 2016.

[9] 真柄　彰 ほか編：メディカルスタッフ専門基礎科目シリーズ リハビリテーション医学, p.75-98, 理工図書, 2017.

[10] 日本神経学会 監：多発性硬化症治療ガイドライン 2010, 医学書院, 2010.

[11] 花山耕三 編：臨床につながる神経・筋疾患, p.2-11, 医歯薬出版, 2018.

[12] 中馬孝容：神経変性疾患の自律神経障害, 臨床リハ 27：1168-1174, 2018.

[13] 日本神経学会 監：パーキンソン病診療ガイドライン 2018, 医学書院, 2018.

[14] 日本神経学会 監：脊髄小脳変性症・多系統萎縮症診療ガイドライン 2018, 南江堂, 2018.

[15] 日本神経学会 監：筋萎縮性側索硬化症診療ガイドライン 2013, 南江堂, 2013.

[16] Desport JC et al.：Nutritional status is a prognostic factor for survival in ALS patients. Neurology 1999(53):1059-1063, 1999.

[17] 辻　省次 総編集：神経難病医療, p.219-225, 中山書店, 2015.

[18] 中馬孝容：受験者のためのリハビリテーション科専門医・認定臨床医試験対策, 11. 神経筋疾患, 臨床リハ 24(12), 1252-1260, 2015.

各 论

第二章 各论

第一节 帕金森病

1 病理特征

POINT

- 四大主征：静止性震颤、肌强直、运动迟缓、姿势反射障碍。
- 中年至老年逐渐加重的神经系统变性疾病。
- 病理生理变化：脑内多巴胺不足、乙酰胆碱相对增加。

概述

　　帕金森病（PD）是以**静止性震颤、肌强直、运动迟缓、姿势反射障碍**为四大主征的神经系统变性疾病。50~70岁多发，随着年龄增长发病率呈上升趋势。它是一种中年至老年多发且缓慢加重的多发性**神经系统变性疾病**。年轻人发病则称之为青年型帕金森病。PD的生存率与健康人无明显差异，但由于病情逐渐加重，如何预防**废用综合征**是非常重要的。

补充

　　在日本，65岁以上人群的患病率为1700/10万。

病理生理变化

　　多巴胺的传输路径为黑质→尾状核、壳核→苍白球外结节→丘脑下核→苍白球内结节→丘脑（**图2.1.1**）。由于中脑黑质致密层含有黑色素的神经细胞变性和脱落导致多巴胺传输路径出现障碍，从而引发**脑内多巴胺不足、乙酰胆碱相对增加**。PD多数为遗传性（单发性），初期症状为单侧手足震颤，逐渐出现双侧症状。

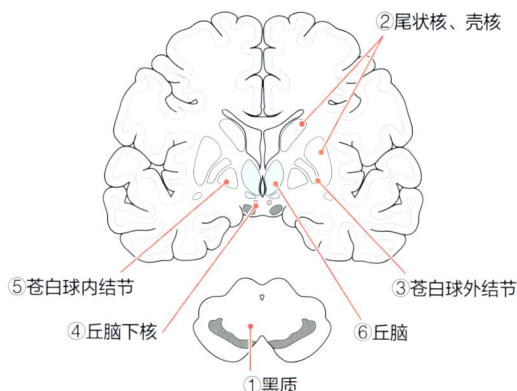

②尾状核、壳核
⑤苍白球内结节
④丘脑下核
③苍白球外结节
⑥丘脑
①黑质

图2.1.1　多巴胺的传输路径

实践

临床建议

处方制订要点

　　在运动疗法中，由于多数患者需要治疗师运用障碍模型整理相关问题后再制订运动处方，所以评价项目的制订需从问诊就开始进行组织构架。问诊应尽早进行，问诊要点是住院的目的。PD的治疗场景大体可分为初诊患者和服药调整患者两种。在初诊时，由于家属的担心而就医的情况较多。另外，服药调整患者也有定期住院的情况。两者的康复出院调整有很大的不同。

基础知识

神经递质

　　大脑中的多巴胺与乙酰胆碱相互拮抗。多巴胺是中枢神经系统的神经递质，乙酰胆碱是副交感神经末端、运动神经的神经－肌肉接头、神经节的节前纤维与节后纤维突触间的神经递质。

术语解说 **废用综合征**　长期卧床引发的继发性障碍的总称。代表性的症状包括关节挛缩、废用性肌萎缩、骨质疏松、心肺功能下降、消化系统功能下降、体位性低血压等。

2 症状、障碍

POINT
- 掌握四大主征的特征。
- 精神症状、药物的效果造成的影响（开关现象、剂末现象）。
- 代表性症状引起的运动功能障碍，涉及翻身、站起、步行等基本动作。

症状

PD 包含以下四大主征（图 2.1.2）。

- **静止性震颤**：身体的一部分或者全身出现不随意但规则的震颤。震颤频率为 4~5 次 / 秒。发病初期震颤在单侧的上肢或下肢出现，随着病情发展逐渐扩展到同侧上下肢和对侧肢体。进展呈现"N"字形或反"N"字形。

- **肌强直**：锥体外系症状之一，肌张力较高，出现"齿轮"现象、"铅管"现象。"铅管"现象是肌强直引发的一般性表现，活动肢体时有仿佛弯曲铅管一样的手感。"齿轮"现象是 PD 患者特有的肌强直表现，活动肢体时呈现间歇性的齿轮样阻力感。

- **运动迟缓**：运动迟缓和随意运动障碍，表现为动作速度减慢、动作幅度变小、动作起始延迟、面具脸、步行时躯干旋转及上肢摆动减少等。

- **姿势反射障碍**：维持平衡的姿势反射减弱，病情严重后呈现"原木倾倒"的样子。

其他：精神症状及药物效果造成的影响（"开关"现象、剂末现象）。

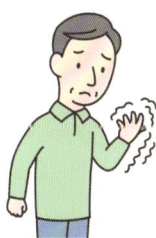

手足震颤（静止性震颤）　　手足的肌肉僵硬（肌强直）　　动作速度减慢（运动迟缓）　　容易跌倒（姿势反射障碍）

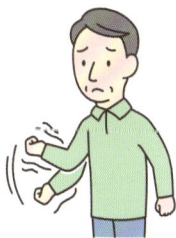

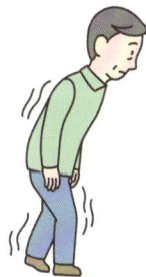

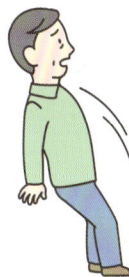

图 2.1.2　PD 的代表性症状

容易混淆的 PD 症状

　　容易与 PD 的代表性症状产生混淆的症状有很多。比如 PD 是静止性震颤而不是意向性震颤。运动迟缓大体分为两种形式，分别是失动症（akinesia）和迟动症（bradykinesia）。迟动症指的是动作缓慢的样子，失动症是指无运动的状态。迟动症进行性加重后成为失动症。肌强直指的是关节无运动的状态下被动运动时的抵抗。PD 特有的肌强直表现为齿轮样肌强直（cogwheel rigidity），指的是弯曲关节时呈现"咯噔咯噔"样的阻力感。PD 的肌张力高呈现铅管现象和 Gegenhalten 现象。Myerson 征和 Westphal 现象也是 PD 特有的症状，请牢记。另外，血管性帕金森综合征没有震颤和前冲现象。

学习要点

术语解说 Gegenhalten 现象　指快速被动活动四肢时可以感觉到阻力，而缓慢活动时无阻力的现象。

障碍

以上症状引起的运动功能障碍涉及翻身、起立、步行等基本动作。除上述主要症状以外，还有以前屈姿势为代表的姿势异常、冻结步态、眨眼不止的Myerson征、胫前肌肌腱上抬的Westphal现象等症状。身体活动逐渐变得困难，导致翻身起坐等日常生活中不可或缺的动作障碍，以及步行、上下台阶等社会生活相关的动作障碍，随着病情的加重而逐渐恶化。

3 临床诊断

POINT

- 日本厚生劳动省的诊断标准。
- 影像诊断：并非PD的鉴别诊断，而是排除其他脑组织变性或外伤等的影像诊断。
- 血液检查：无必需检查。
- 重症度判定：神经内科医生使用的代表性判定标准有Hoehn-Yahr重症度分类及统一帕金森病评估量表（UPDRS）。

日本厚生劳动省的诊断标准

日本厚生劳动省的诊断标准（2006版）中以下项目是帕金森病诊断的基础。诊断帕金森病基于3个核心运动症状，即必备运动迟缓和至少存在静止性震颤或肌强直2项症状中的1项，上述症状必须是显而易见的，且与其他干扰因素无关。对所有核心运动症状的检查必须按照UPDRS中所描述的方法进行。值得注意的是，MDS（国际运动障碍学会）-UPDRS仅能作为评估病情的手段，不能单纯地通过该量表中的各项分值来界定帕金森病。

重症度判定

重症度判定使用Hoehn-Yahr重症度分类（表2.1.1）以及修正版Yahr重症度分类（表2.1.2）。Yahr重症度分类是于1967年在杂志发表的PD重症度分类，从第一次国际化重症度分类中筛选出来后沿用至今，近些年追加了轻症阶段的分类后做成修正版。虽然使用哪种分类都可以，但是目前使用原版（表2.1.1）的临床专家更多。

表2.1.1 Hoehn-Yahr重症度分类

stage I	出现单侧症状，无功能障碍或者有轻度障碍
stage II	出现双侧功能障碍但无姿势平衡障碍。日常生活或工作有轻度障碍，但可以完成
stage III	出现翻正反应障碍，活动受限，但可独立生活
stage IV	出现重度功能障碍，无法独立生活。勉强可以独立步行
stage V	无法维持立位，没有辅助的话只能维持轮椅或床上生活状态

术语解说 UPDRS　UPDRS（表2.1.3）是PD的国际性统一疾病特异性评价指标。包含part 1~4等4个大项，考虑了开关期、心理及精神状态、副作用等内容的评价，满分为256分。近些年发表的修订版本MDS-UPDRS需要认证，所以依然是使用UPDRS的学者较多。

表 2.1.2　修正版 Yahr 重症度分类

stage 0	无 PD 症状
stage 1	单侧功能障碍
stage 1.5	单侧功能障碍和躯干功能障碍
stage 2	有双侧功能障碍，但无姿势保持障碍
stage 2.5	有双侧功能障碍和后拉试验阳性，但是可以自己调整姿势
stage 3	轻度至中重度。出现翻正反应障碍，但是不需要辅助
stage 4	有重度功能障碍，勉强可以独立步行
stage 5	轮椅上生活或卧床状态，无辅助下不能步行

表 2.1.3　UPDRS 的评价项目

part 1		part 2		part 3		part 4	
精神、行为及情绪		日常生活活动		运动功能检查		治疗的并发症	
与"开期""关期"无关的评价		"开期""关期"分开评价		"开期"的评价		通过问诊评价	
1	认知功能障碍	5	对话	18	言语	A. 运动障碍	
2	思维障碍	6	流涎	19	面部表情	32	运动障碍出现时间（起床后多久出现）
3	抑郁状态	7	吞咽	20	静止性震颤：面、手、足	33	运动障碍的起因障碍（根据病历及诊室中状态综合判断）
4	积极性、主动性	8	写字	21	手部动作的震颤或者姿势震颤：左、右	34	伴随疼痛的运动障碍（疼痛程度）
		9	饮食及餐具的使用	22	挛缩：颈部、左右上下肢（安静坐位检查，忽略"齿轮"现象）	35	早期的运动障碍（病历记载）
		10	穿衣	23	拇指和示指尽可能大幅度快速地对指。左右单独检查	B. 症状的日间变化	
		11	洗澡、上厕所	24	手的运动：尽可能大幅度快速地伸握手指。左右单独进行	36	服药期间可预见的"关期"
		12	翻身和整理被褥	25	前臂旋前旋后运动：双侧同时进行	37	服药期间不可预见的"关期"
		13	跌倒	26	下肢敏捷性：单足踏步，足跟抬离地面 7.5 cm。左右单独进行	38	数秒中突然出现的"关期"
		14	慌张步态	27	坐位站起（双手交叉抱在胸前进行）	39	"关期"占睡眠以外时间的百分比
		15	步行	28	姿势	C. 其他的并发症状	
		16	震颤	29	步行	a	食欲低下、恶心、呕吐
		17	帕金森病相关的感觉症状	30	姿势的稳定性（后拉试验，图 2.1.3）	b	失眠、困倦等睡眠障碍
				31	动作迟缓和运动减少（动作缓慢、踌躇、摆臂减少、运动幅度变小、运动量减少等的综合评价）	c	体位性低血压导致的无法站立、失神

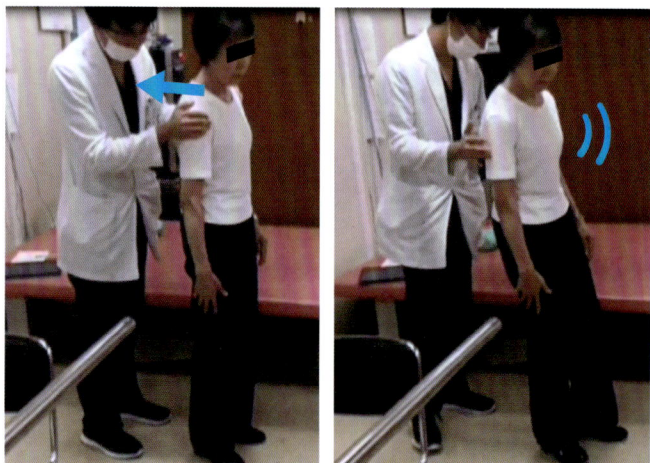

图 2.1.3　后拉试验

后拉试验是判断姿势反射障碍的一种方法，为 UPDRS 中的评价项目。评价时操作者站在患者后方，在患者充分放松的状态下向其施加使其重心偏离支撑面的外力。此时应考虑风险因素，在患者后方做好支撑其身体的准备

临床建议

UPDRS 的评分

　　part 1 和 part 4 直接评分。part 2 的 13 个项目分别评价"开期"和"关期"的得分，总共 26 分。part 3 的 14 个项目中，对面部、上肢（左右）、下肢（左右）的各个记载项目进行评分，总共 27 分（第 20 项、第 22 项各 5 分，第 21 项及第 23~26 项各 2 分）。

Hoehn-Yahr 重症度分类

　　"日常生活活动（activities of daily living, ADL）自理、可以完成家务，但是需要花费时间。下坡的时候收不住脚，向前方摔倒了"，这样的病例应该对应 Hoehn-Yahr 重症度分类的哪个级别呢？答案是 stage Ⅲ。因为 stage Ⅱ 不需要帮助，而相较于 stage Ⅳ 的 ADL 低下，其症状又较轻。

4　临床治疗

POINT

- 药物治疗：多巴胺（*L*-dopa）或者多巴胺受体激动药。
- 药物治疗的副作用包括运动障碍。
- 外科治疗：深部脑刺激（DBS）疗法、毁损术，不常使用。

药物治疗

　　药物治疗以补充多巴胺为目的。

- *L*-dopa（多巴胺补充疗法）。
- 多巴胺受体激动药（与补充多巴胺有同样的作用，可以与多巴胺受体结合）。
- 医生或医院间存在一定差异，但指南中推荐首先尝试使用多巴胺受体激动药。

- 药物治疗的副作用：运动障碍，是因多巴胺长期给药而出现的不随意运动的一种。
- 症状的日间变化：开关现象是与 *L*-dopa 的服用时间和药量无关的症状变化。剂末现象是 *L*-dopa 服用后药效缩短，患者可自知的现象。

外科治疗

外科治疗主要以减少基底节的输出、阻滞丘脑下核及苍白球的过度活动、恢复大脑皮质及脑干活动为目的。虽然有深部脑刺激（DBS）疗法及毁损术等方法，但很少使用。

- **DBS**：针对功能异常的中枢神经系统疾病，在患者脑内植入电极，通过靶向电刺激控制异常的神经活动。DBS 发挥效果的机制还不完全明确。通过 DBS 可抑制靶向神经活动，或是使异常的神经活动模式正常化。该方法具有一定的副作用。DBS 包括丘脑下核刺激术、苍白球刺激术、丘脑刺激术等。

- **毁损术**：破坏脑内神经回路的一部分，包括丘脑破坏和苍白球破坏术。但是左旋多巴问世后，已很少采用风险较高的手术，现阶段已基本不用了。

实践

临床建议

理疗师有意识地使用 UPDRS 很重要

药物对运动及活动产生很大影响。因此，理疗师应掌握在国际上被广泛使用的 UPDRS 重症度评价量表。UPDRS 是以考虑药物影响为前提的评价方法。PD 的治疗主要依赖药物。进行动作及自理程度判定时要考虑评价和观察的时间。

长期服用抗 PD 药物

应该掌握长期服用抗 PD 药后可能出现的症状。

- 开关现象
- 剂末现象
- 精神症状
- 不随意运动增强

学习要点

5 物理治疗评估

POINT

- 生命体征
- ROM
- 平衡性
- 基本动作
- ADL
- 生活质量（QOL）
- 肌力（握力、膝关节伸展肌力）
- 姿势
- 步行、实用性步行

概述

在物理治疗评估中，应先确认医生进行的重症度分类，将评估结果与医生的分类结果进行对照，确认患者整体情况。

生命体征

评估内容

- 伴随给药的调整及症状的加重，会出现自主神经症状，如体位性低血压。另外，血管性帕金森综合征多合并高血压、高脂血症、糖尿病等心血管系统功能障碍。因此，开展物理治疗时应进行以血压测定为核心的生命体征检查。运动开始前还需确认心率、呼吸频率。

评估方法

- **血压测定**：近些年采用测定动脉搏动的示波法电子血压计，与以往的方法相比，可以缩短测定时间，而且操作简便，还具有一定的客观性，医疗机构已广泛使用。其他的测定方法有听取肱动脉柯氏音的**柯氏音法**。

- **心率**：3根手指放置于手腕桡动脉处，用中指确认其搏动。可确认是否是窦性心律、心律失常、心动过速或心动过缓，以及搏动的强弱等。
- **呼吸频率**：观察胸廓活动1分钟，确认呼吸频率。一般情况下，僵硬和运动迟缓会导致胸廓活动度减少，呼吸变浅。

健康程度（QOL 等）

评估内容

- "QOL" 及 "**健康程度**" 反映患者的精神状态，即对生活的信念和满足度。健康程度是确定患者的心理与身体平衡的重要因素。理疗师可以通过第一印象进行判断，但是病史及家属的叙述、护士或其他医疗从业者的意见等也是非常重要的。
- 患者的精神状态受疾病严重程度的影响，也与功能障碍及生命等问题息息相关。要充分理解功能障碍及环境的影响，通过满足或不满足等的问答，判断患者对现实的接受程度。因为存在有重度功能障碍但QOL较高的患者，所以治疗前后的问诊非常重要。

评估方法

- 对初诊患者问诊是第一选择，通过问诊可粗略判断患者的精神状态是否稳定。根据情况可以使用健康调查简表（SF-36)或帕金森病患者生活质量问卷（PDQ-39）。如果确认是慢性疾病，也可以使用

疾病影响程度量表（SIP）。根据问诊的实际情况可以筛选需要的部分进行评价。UPDRS 的 part 1 也包含可以使用的项目。

- **SF-36**：包含身体功能、日常活动（体力）、身体疼痛、整体的健康状况、活力、社会功能、情感角色（精神）、心理健康，以及近一年健康状况的改变等项目。
- **PDQ-39**：包含身体不适、情感健康、社会支持、认知能力、日常生活活动、耻辱感、社交、运动能力等8个项目。
- **SIP**：包含身体、社会心理、独立评价功能状态3个方面，分为12个部分，共136个项目。SIP 使用"是"或"不是"的回答形式，回答"是"得分。二选一的回答形式让患者更容易接受。身体方面包含步行和移动、仪容仪表、动作等部分。步行包括12个项目，移动包括10个项目，仪容仪表、动作包括23个项目，可以选择性使用。

ROM 测定
（包括肌张力、肌强直状态）

评估内容

- 肌强直及运动迟缓、姿势反射障碍导致不活动性继发障碍中的 ROM 受限，容易发生在颈部至躯干、骨盆、肩胛带、髋关节等近端关节。
- 著名的帕金森体操就是有意识地增强躯干旋转运动的训练，具有一定效果。
- 除了近端关节，还应当对参与动作及步行的膝关节和踝关节进行**筛选性评价**。
- 评价时确认是否具备生活动作、步行所必

需的 ROM，筛选出可疑的点进行 ROM 测定，将之量化。

- 一般来说，很多诊断为初期的患者都不存在 ROM 受限。随着特异性症状的出现、疾病程度加重，活动性降低，需要考虑 ROM 减少，并制订相应的评估计划。

评估方法

- ROM 测定方法：PD 是全身性疾病，所有的关节均为测定对象，但早期不会出现很明显的功能低下，通过筛选寻找受限部位是很重要的。测量时，受 PD 异常姿势及重力影响较大的关节，包括躯干及肩胛带、肩关节、髋关节等，是测量的要点。

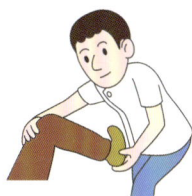

临床建议

被动运动
确认是否存在齿轮样运动感。有意识地区分 ROM 受限和被动活动时的肌紧张齿轮样强直（cogwheel rigidity）。

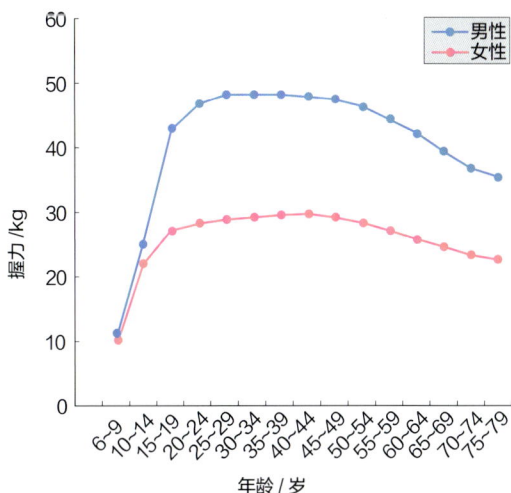

图 2.1.4　年龄与握力的关系

肌力（握力、膝关节伸展肌力等）

评估内容

- 肌力下降主要由疾病本身及不活动所导致。物理治疗主要对后者具有可期待的效果。肌力测定时上肢多为握力，下肢多为膝关节伸展肌力。

评估方法

- 握力：一般使用握力计进行测定。使用 Hooke 原理的 Smedley 式握力计被广泛应用，另外还有油压式握力计等。计数显示分为指针式和电子式两种。电子式有 Smedley 式和倾斜传感器握力显式。握力被认为是体现上肢整体肌力的指标，另外，握力受年龄的影响（图 2.1.4），是方便临床使用的常用指标。

- 膝关节伸展肌力：手持式测力计（HHD）的使用明显增加（图 2.1.5）。检查结果使用单位 "N·m" 表示，可更明确地表示肌力与活动性低下及动作困难之间的关系，因此被广泛使用。也可以使用徒手肌力评定（MMT）对代表性肌肉、肘关节屈曲肌力、膝关节伸展肌力等进行评价。

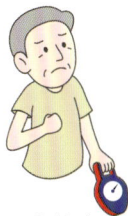

临床建议

握力测定
进行握力测定时，确认患者是否能够握住握力计。尽可能统一在坐位下进行。需要注意，握住握力计的上肢紧贴患者身体时握力上升。

肌力检查
使用 HHD 前，用手轻推患者，确认其是否能坐稳。以平衡检查的角度观察也很重要。

平衡性

评估内容

- PD 发展为重症后，平衡功能下降。UPDRS 的 part 2 中日常生活活动包含"跌倒"项目，part 3 的运动功能检查包含"姿势的稳定性"评价项目，但是平衡项目的整体比例较少。近些年有学者提出增加平衡性检查。PD 患者的特征是姿势反射障碍和冻结步态等导致的平衡性减退、跌倒等问题，考虑这些内容的评价很重要。

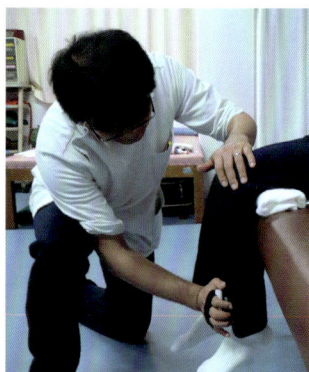

图 2.1.5　HHD 测定膝关节伸展肌力

评估方法

- 起立 – 行走计时测试（TUG）、功能性伸展试验（FRT）、四方台阶试验（FSST）广泛应用于临床，有很多证明上述测试和试验临床有效性的文章。UPDRS 不包含 FRT 检查，BBS 包含 FRT 检查。这些均是制造出不稳定的环境或测定患者反应和能力的检查，所以检查过程中要特别注意防止患者跌倒。

- TUG：从带椅背的椅子上站起，走向前方，绕过 3 m 处的目标物（锥桶等）后返回椅子前并坐下，测定臀部离开椅面到臀部再次接触椅面的时间。TUG 包含

BBS　　　　　　　　　　学习要点

　　Berg 平衡量表（Berg balance scale, BBC）由站起、360° 方向转换、地面拾取鞋子等 14 个项目构成的，包含类似于 FRT 的前方够取动作检查，伴随重症化，评估项目跌倒风险，需要注意。功能平衡量表（FBS）与之相同。

实践

临床建议

PD 患者代表性能力与平衡功能的临床评价

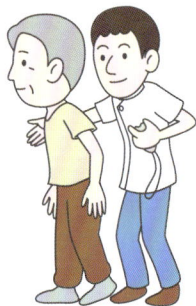

TUG

　　为了防止跌倒，理疗师站立的位置很重要。需要时刻关注患者，随时注意风险。

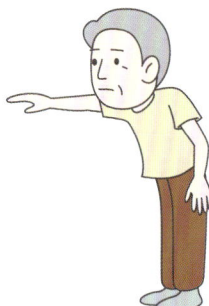

FRT

　　手伸向前方。可能向前、后、左、右任何方向倾倒，需要近处保护。

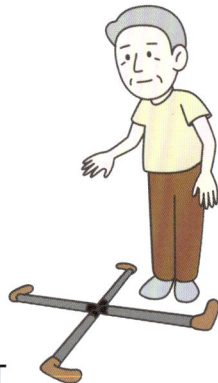

FSST

　　拐杖摆放成十字形。

3 m 距离的往返步行和方向转换、站起及坐下等基本动作的能力评价。

- FRT：在立位状态下，测定手伸向前方所能到达的最远距离。距离越长，说明在没有辅助的情况下重心向前方的控制范围越大，也就说明越稳定；距离短说明稳定性较差。通过距离的评价判断平衡的稳定程度。当然，患者的姿势稳定程度还取决于视觉系统和前庭系统的平衡功能。

- FSST：将 4 根木棒（拐杖）在地面摆放成十字形，测定跨越木棒并返回的时间，这是观察前后左右跨步的稳定性的指标。PD 病情发展到一定程度后，患者无法完成此项测定。

姿势

评估内容

- 可作为病情恶化的客观性指标之一的特征性前倾姿势和脊柱弯曲，应观察坐位姿势和立位姿势。

- 另外，还需评价左右对称性和支撑面大小等内容。有文章指出，随着病情进展，基本动作特别是站起动作不能够顺利完成。所以，这种情况下应在坐位进行评价，若为重症患者，则可观察到其向前方倾倒的样子。

评估方法

- 一般性姿势的观察可采取基于标志点（矢状面包括耳垂、肩峰、大转子、膝关节中央、外踝等）的静止画面的描点连线观察法（图 2.1.6）。可以观察前倾姿势和腰背部的弯曲程度。

基本动作

评估内容

- UPDRS part 2 中的翻身、part 3 中的坐位站起。有报道指出，重症化后翻身起坐、站起等基本动作变得困难，重症化越严重，完成基本动作的能力越低下。因此，通过基本动作的干预使活动性得以维持的同时提高活动水平是必要的。应对以下基本动作进行评价。

- 翻身：头颈部、上肢、下肢从仰卧位围绕身体垂直轴进行旋转的动作，结束体位为侧卧位或俯卧位。随着病情进展，会出现圆木状翻身（图 2.1.7），逐渐变成即使

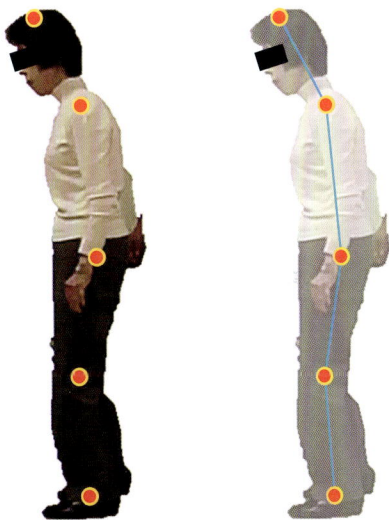

图 2.1.6　描点连线观察法

实践

临床建议

描点连线
　姿势观察和动作分析中的描点连线使用次数越多准确性越高。不要犹豫，画一画试试。将自己的视点与患者的重心相结合，有意识地尝试一下。

花费很多时间也无法翻身。

- **起坐**：翻身后坐起或一边翻身一边坐起的动作。PD患者逐渐不能完成肘支撑（on-elbow）和手支撑（on-hand）等抗重力运动，呈现单纯以<u>肌力低下无法解释</u>的状态。<u>中途停止</u>的情况较多见，因此有时需要测量时间。

- **站起**：缺乏躯干的运动，重心向前移动变得困难，臀部无法离开椅面。与起坐相同，<u>不能完成动作</u>的情况越来越多。

评估方法

- **观察法**：与观察姿势不同，捕捉全部动作比较困难，可以将一个动作分解为2~3个相（phase），以关节的运动、体位的变换为中心，观察每个相中的姿势

能步行就能翻身是过于片面的！
学习要点
PD患者随着症状加重而难以实现的动作是翻身。即使不需要勉强就能行走的患者很多都有翻身障碍。翻身困难也是导致睡眠障碍（特别是睡眠中断）症状加重的原因之一。

实践

临床建议

运动学分析

实习时通过"动作分析"对患者的运动进行解析时，很多同学会认为必须从捕捉关节角度变化进行运动学分析。当然，伴随关节功能障碍的疾病的运动学分析是必要的。但是，针对PD患者，确认异常症状以及经时变化因子的评价更为重要。在评价轻症患者与健康人是否具有差异性的同时，将评价结果反馈给患者也是非常重要的，这一点需注意。

变化。也可以使用录像机记录后观看视频进行观察。

- **基本运动能力量表2（ABMS2）（图2.1.8）**：是为评估脑卒中患者的基本动作而开发的评价方法，有报告指出，其评价项目与PD患者的功能也有很高的相关性。该量表主要用于评价患者的翻身、起坐、坐位保持、站起、立位保持等基本动作及上述动作的各姿势保持能力。对从制动到自理的6个阶段进行评分，满分为30分。

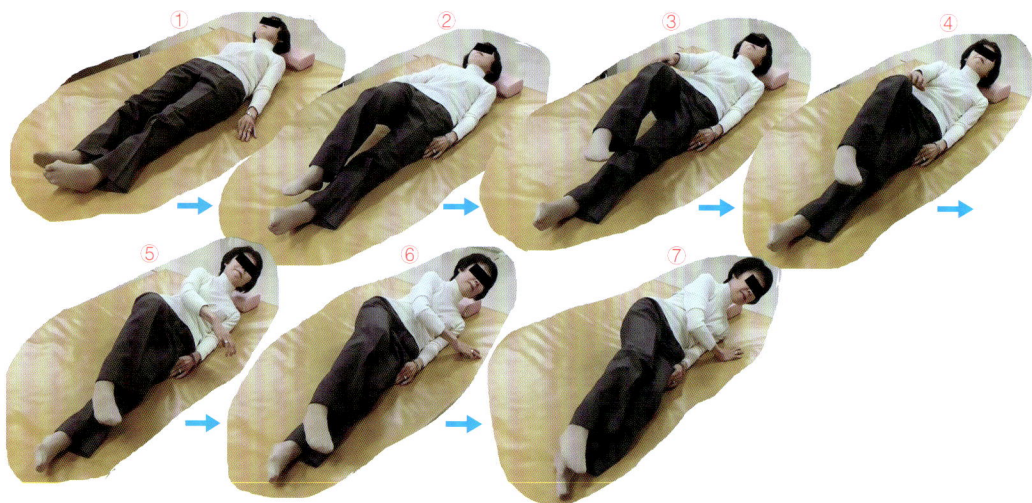

图2.1.7　圆木状翻身

步行、实用性步行

评估内容

- 以重症度为基本信息，考虑产生了什么程度的步行障碍。轻症患者很少出现问题，但重症化以后会影响独立步行的能力。步态分析的结果要应用于治疗方案的设计、掌握症状改善的情况及向患者解释说明。

- 症状包括冻结步态（freezing gait）、慌张（加速）步态、躯干回旋及上肢摆动减弱等（图2.1.9）。步态分析时在评价以上症状的同时还要评价步行速度、步数、步幅等时间性因素，包括平地步行、上下台阶、坡道、不平整地面的评价。

评估方法

- 步态观察：观察和评价冻结步态、慌张（加速）步态、躯干回旋和上肢摆动减弱。地面画线，指示患者跨过该线并观察

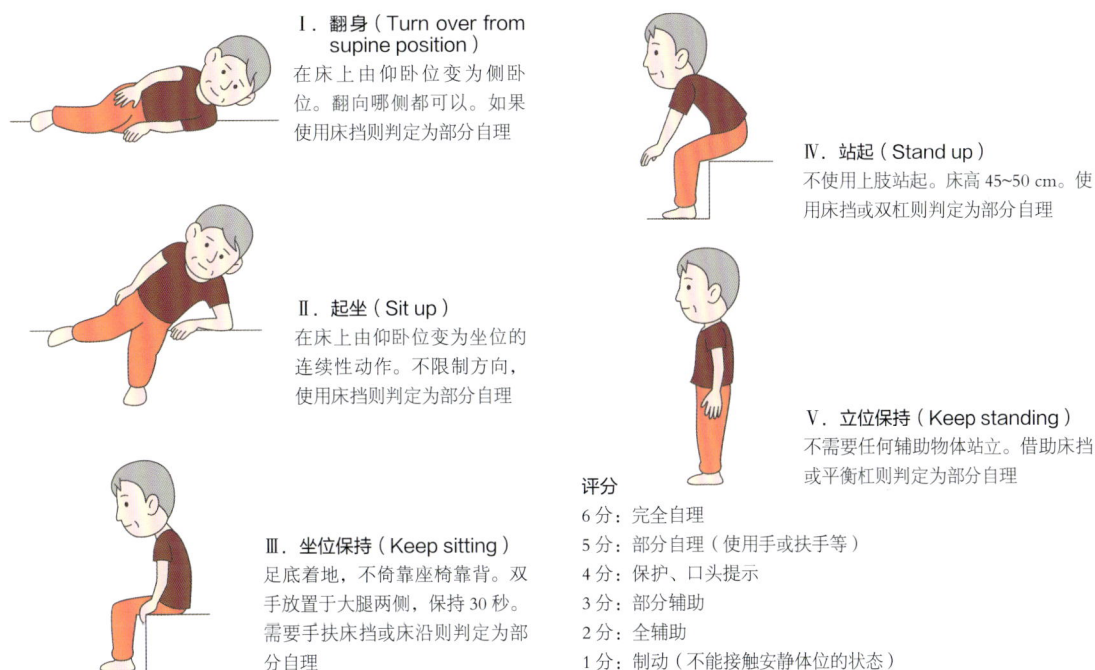

Ⅰ. 翻身（Turn over from supine position）
在床上由仰卧位变为侧卧位。翻向哪侧都可以。如果使用床挡则判定为部分自理

Ⅱ. 起坐（Sit up）
在床上由仰卧位变为坐位的连续性动作。不限制方向，使用床挡则判定为部分自理

Ⅲ. 坐位保持（Keep sitting）
足底着地，不倚靠座椅靠背。双手放置于大腿两侧，保持30秒。需要手扶床挡或床沿则判定为部分自理

Ⅳ. 站起（Stand up）
不使用上肢站起。床高45~50 cm。使用床挡或双杠则判定为部分自理

Ⅴ. 立位保持（Keep standing）
不需要任何辅助物体站立。借助床挡或平衡杠则判定为部分自理

评分
6分：完全自理
5分：部分自理（使用手或扶手等）
4分：保护、口头提示
3分：部分辅助
2分：全辅助
1分：制动（不能接触安静体位的状态）

图2.1.8 **ABMS2**

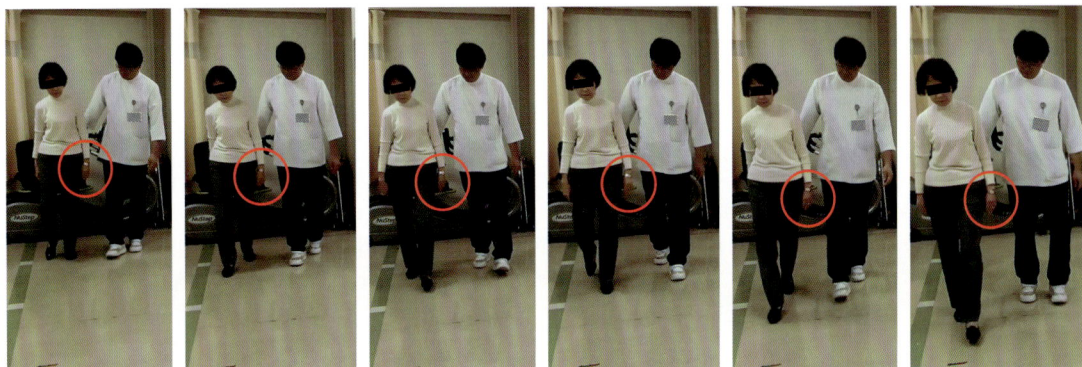

图2.1.9 **步行时上肢摆动减弱**

其反应，或者评价其走在不同平整度地面的反应。观察冻结步态是出现在动作开始时、动作途中，还是拐弯或方向转换时。针对 PD 患者，相较于详细的运动学分析，捕捉特征性症状的出现以及判断是否影响步行和自理能力更为重要。

- 时间因素的测算：轻症患者很少呈现异常值，因此，将测量的最大步行速度（maximum walking speed）、步幅等与同年龄段正常人的平均值做比较，只测定平地步行即可。

- 步行耐力：为了掌握患者的步行距离，使用 6 分钟步行距离试验（GMD）或生理成本指数（PCI）评估。

ADL

评估内容

- 与基本动作或步行不同，训练室练习的是假设的实际生活动作。其项目众多，需要以患者的基本情况为前提，想象其必要的动作，这一点是很重要的。因此，ADL 的评价已经经过整合并统一解释。

- 如职业和性别会产生影响。家庭主妇一般进行家务劳动和购物等户外活动，男性一般从事体力工作或办公室工作。想象其关联的日常动作并制订确认项目后，思考 PD 可能对其产生什么样的影响。例如，对洗澡时衣服的穿脱（图 2.1.10）或跨越浴缸的动作、低于普通椅子的沐浴椅的使用等动作进行确认。另外，还要从能完成、不能完成、以前能完成、今后能否完成等视角判断其日常生活中是否存在相关的动作问题。

评估方法

- UPDRS 的 part 2 中包含写字、餐具的使用、穿衣、上厕所、整理被褥等项目，可以筛选使用。但是针对日常实际生活的项目较少，需要想象实际生活的动作进行详细的确认。也可以使用 Barthel 指数（BI）、功能独立性评定量表（FIM）等其他疾病

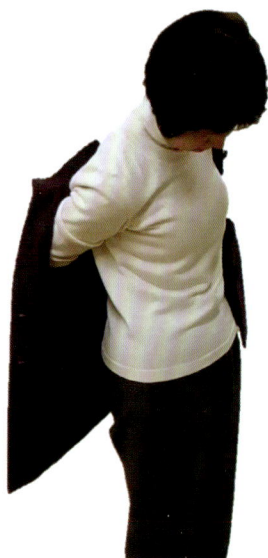

图 2.1.10　穿衣动作

动作的开始和变换！
　　随着疾病的加重，动作的开始和变换会变得困难。仰卧位起始的翻身、起坐和坐位起始的站起、向前跨步等会变得困难。如站起困难中，重心向前方移动的动作困难与姿势反射障碍有关。步行中方向转换是重点。

学习要点

实践

临床建议
评价时间不同，症状会出现改变。早期（early phase）到中期（middle phase）接受药物治疗的患者基本上均受影响。 　　因此，制订评价计划时，可考虑症状的日间变动来提高测定的精确度。

广泛使用的日常生活活动评价量表。

- BI：把能够完成的 ADL 数值化，进行 10 个项目的评价。满分 100 分。

- FIM：以 BI 为参考制作出的"实际使用的 ADL"中代表性的评价指标。对 19 个项目进行 7 个等级的评价。

6　物理治疗

POINT

- 治疗策略的制订（问题点的整理和目标的设定）。
- ROM 训练（针对肌强直的运动治疗）。
- 肌力训练。
- 针对姿势反射障碍导致的平衡障碍的平衡训练。
- 动作、步行障碍的运动疗法（认知运动策略和提示策略的使用）。
- 环境调整。

治疗策略的制订（问题点的整理和目标的设定）

问题点的整理

- 在运动疗法评价的基础上整理问题点（图 2.1.11）。一般使用国际功能、残疾和健

基础知识

障碍分类

　　障碍分类指的是 ICIDH 模型和 Nagi 模型。ICF 不是障碍分类，而是"国际功能、残疾和健康分类"。ICF 包含社会背景等问题点的整理，有其优势，但整理功能障碍和功能性受限或能力障碍时，使用障碍分类更容易理解。

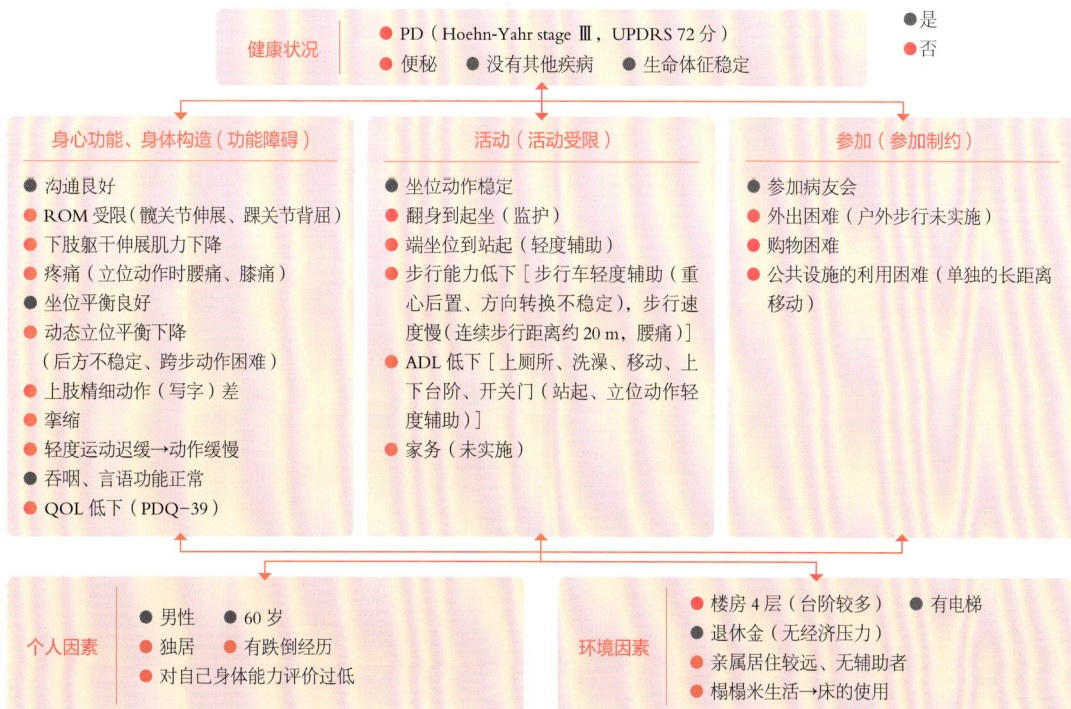

健康状况
- PD（Hoehn-Yahr stage Ⅲ，UPDRS 72 分）
- 便秘　- 没有其他疾病　- 生命体征稳定
- 是
- 否

身心功能、身体构造（功能障碍）
- 沟通良好
- ROM 受限（髋关节伸展、踝关节背屈）
- 下肢躯干伸展肌力下降
- 疼痛（立位动作时腰痛、膝痛）
- 坐位平衡良好
- 动态立位平衡下降（后方不稳定、跨步动作困难）
- 上肢精细动作（写字）差
- 挛缩
- 轻度运动迟缓→动作缓慢
- 吞咽、言语功能正常
- QOL 低下（PDQ-39）

活动（活动受限）
- 坐位动作稳定
- 翻身到起坐（监护）
- 端坐位到站起（轻度辅助）
- 步行能力低下［步行车轻度辅助（重心后置、方向转换不稳定），步行速度慢（连续步行距离约 20 m，腰痛）］
- ADL 低下［上厕所、洗澡、移动、上下台阶、开关门（站起、立位动作轻度辅助）］
- 家务（未实施）

参加（参加制约）
- 参加病友会
- 外出困难（户外步行未实施）
- 购物困难
- 公共设施的利用困难（单独的长距离移动）

个人因素
- 男性　- 60 岁
- 独居　- 有跌倒经历
- 对自己身体体力评价过低

环境因素
- 楼房 4 层（台阶较多）　- 有电梯
- 退休金（无经济压力）
- 亲属居住较远、无辅助者
- 榻榻米生活→床的使用

图 2.1.11　ICF 问题点整理范例

康分类（ICF）明确疾病与问题点的联系，并制订治疗计划。早期可以使用国际残损、残疾和障碍分类（ICIDH）或 Nagi 模型明确问题点。

目标设定

- PD 的目标设定可以通过重症度分类得到大体的印象。

- 重症度分类为早期（early phase）的，患者可以步行，并且生活基本没有障碍。应注意心理的不安感及社会参与的减少导致的活动减少。因此，目标应设定为维持并尽可能提高活动性。药物治疗会使症状得到改善，因此，应充分考虑其结果。另外，指导患者进行自我管理及定期确认目标设置也是必要的。

- 进入中期（middle phase）后，患者生活逐渐出现障碍，有必要考虑患者的生活圈、活动轨迹等进行目标设定。另外，还要考虑患者家属或同居者对患者跌倒的担心。动作训练中需要包括调整居住环境的具体解决方案，这也是这个阶段的目标。

- 处于终末期（late phase）的患者的自理活动变得困难。住院患者一般在病房进行康复训练，此时最大的目标是出院回归家庭。另外，包括呼吸功能的改善和摄食吞咽功能的治疗也是设定的目标。

ROM 训练
（针对肌强直的运动治疗）

目的

- 改变肌肉长度是防止肌强直导致 ROM 受限的最佳方法。有意识地维持患者的所有 ROM 最大角度是必要的，特别是颈部

至躯干、肩胛带等部位具有特异性姿势的患者容易出现 ROM 短缩。不仅是被动运动，患者的主动运动范围也会减小，因此，物理治疗以外的时间也要进行自我牵伸练习，需要相应的指导。

量和频率

- 在早期（early phase），基本上每天进行数次被动 ROM 训练（图 2.1.12）。在家中不方便进行被动运动的情况下，可以选择木棒体操进行训练。病情进展后，由于患者活动减少，故通过物理治疗进行被动运动来确保 ROM 的必要性也逐渐增多。考虑到患者的实际情况，必要时应对家属进行指导。

肌力训练

目的

- 有文章指出，PD 患者会出现肌力低下，不活动（废用综合征）会加重肌力低下，因此，增加肌肉活动是必不可少的。在终末期并不推荐其优先进行肌肉活动，但是为了提高其生活的质量或生存的价值感，也可

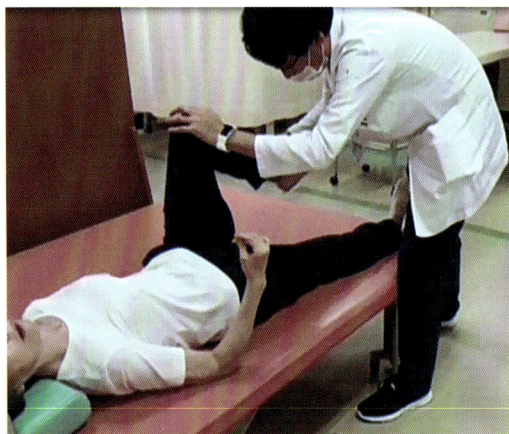

图 2.1.12　ROM 训练

以增加肌肉活动。

量和频率

- 在早期，指导患者进行一定量的运动并形成习惯。肌力强化和全身性运动可以提高患者精神方面的稳定性。制订运动处方时应注意避免负荷过大。在中期，有时反复进行关节运动是比较困难的，此时应通过反复的动作等维持肌肉的活动。

针对姿势反射障碍导致的平衡障碍的运动疗法（平衡训练）

目的

- PD 患者平衡功能减退与姿势反射障碍及冻结步态等相关，日常生活中容易跌倒。TUG 可广泛应用于 PD 患者平衡功能评价，原因是其包含了站起及方向转换等能力的评价。PD 特有的冻结步态和慌张步态，以及上肢摆臂和躯干旋转的减少等，这类动作及步行所需要的功能的丧失可影响评价结果，故可通过此测试的结果了解 PD 进展情况。

- 另外，由于患者易发生立位时后方及左右的重心移动困难，可以给予利用镜子在平衡板上进行坐位保持练习、立位左右移动物品促进左右重心移动范围扩大的平衡训练（图 2.1.13）、跨越动作等促进单脚立位练习、提踵动作促进重心向前脚掌移动等动作练习。

量和频率

- 在训练室可以 3~5 分钟为一个训练单元，通过反复练习逐渐提高稳定性，以得到最大治疗效果。口头指示尽可能简单明了，为了最大限度地提高效果，可以使用

成功奖励的声音或视觉反馈［确认动作正确与否的设备（如重心动摇仪）］等进行训练。因为此训练会出现重心脱离支撑面的情况，为了消除患者的不安全感，应尽可能近距离监护其进行训练，或者可以在提供双杠等可以迅速抓握的工具的环境下

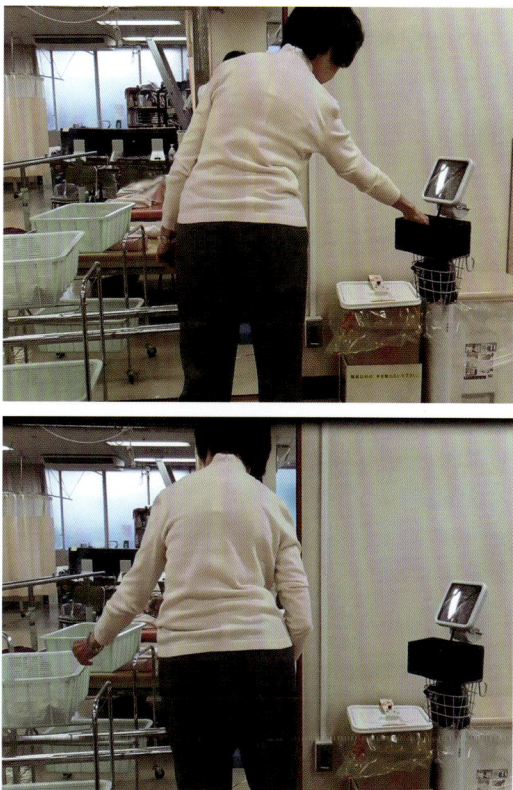

图 2.1.13　立位左右重心移动

实践　**临床建议**

根据病情改变运动疗法

制订运动疗法方案时，应考虑患者的"病期"。处于 stage 1 或 stage 2 时应确保 ROM 及柔软性，维持残存功能，针对病情加重进行预防性的躯干旋转练习及主动训练等。在 stage 3 或 stage 4 出现日常生活障碍时，与针对功能障碍的训练相比，更需要具有具体性的动作训练方案。

进行练习。

针对动作、步行障碍的运动疗法（认知运动策略和 cue 刺激）

目的

- **重症度**越高，患者的**动作能力**越低下。比起动作练习，维持动作的执行能力、促进必要的肌肉活动是更有效的维持、改善肌力和维持、提高动作能力的方法。

- 圆木状**翻身**是躯干旋转及上肢代偿不充分的表现，可以借助下肢蜷起用脚蹬踏床面的力来进行翻身，反复练习具有一定效果。

- **起坐动作**难度非常高，达到肘支撑前的抗重力动作至关重要。部分辅助可以促进动作的完成，但中期以后的患者，肘支撑或手支撑无法进行，动作在中途停止的情况较多，此时可以通过倾斜垫子降低难易度来进行部分辅助。

- **站起**时臀部离不开椅面的情况较多，可以抬高椅面或借助扶手进行辅助。建议进行尽可能多的活动指导。

- **步行练习**时，呈现冻结步态和慌张步态的情况较多见。Schaafsma 等将冻结步态分为转身时、步行起始、狭窄小路、目的场所到达时、宽阔场所等 5 种类型，并指出开关现象在转身时最多见（图 2.1.14）。另外，可以观察到使用画线等视觉反馈的形式下肢能更容易迈出的矛盾步行（paradoxical gait）现象。此时，患者可以扶握双杠反复进行跨线练习（图 2.1.15）。持续步行时呈现冻结步态的患者，可以暂时停下脚步，之后击掌并发出"嘿"的一声进行 cue 刺激，这可以使再次迈步变得容易。双重任务容易导致症状加重，应尽可能避免。另

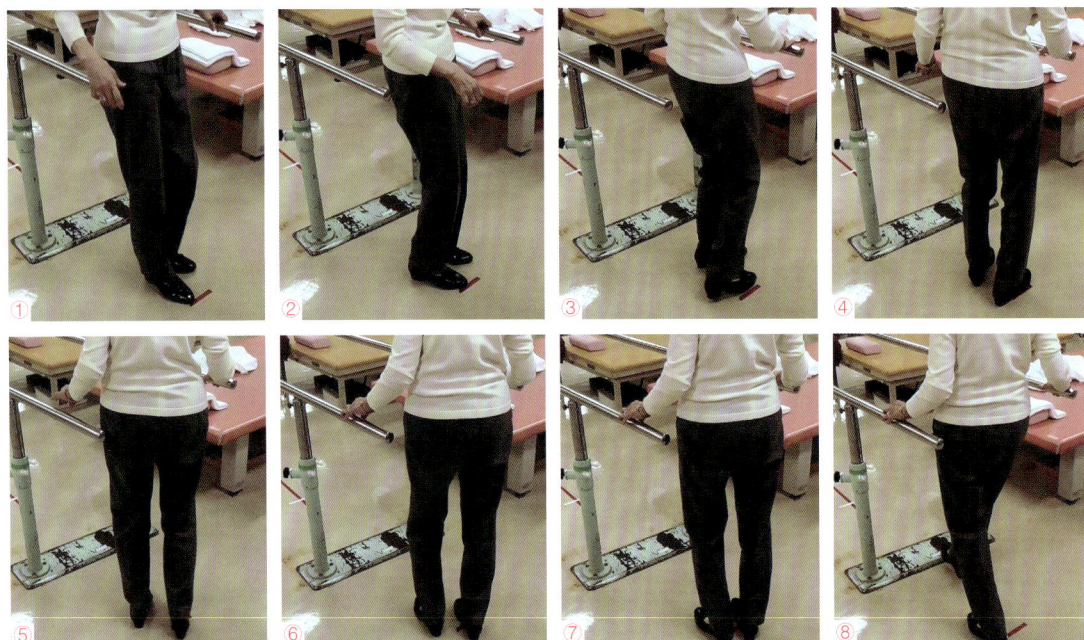

图 2.1.14　方向转换时出现的慌张步态

外，有些患者在使用不同的双杠时会出现不同的状态。与抓握式平衡杠（grip type）比较，使用平台式平衡杠（platform type）将手向前滑动的方法更有利于迈步[*]。步行练习走向椅子时，越接近目标物越容易出现冻结步态。针对这种状态，可以不进行准确目标点的说明，仅说明大致步行的距离。在患者该坐下时应在其身体后方放置椅子让患者坐下。像这样不设定目标物的步行训练可以减少其冻结步态的出现。

量和频率

- 通过反复练习让患者体验能够完成的动作是有益的。但不要设定极端的训练次数，应注意根据疲劳程度穿插休息。如果出现正确反应应告知患者。对患者来说成功的体验是非常重要的，所以不要急于求成，应逐渐增加运动幅度和次数。
- 进行不稳定训练后，患者可能会有"摇摇晃晃的"之类的感受或反馈，这主要是由于训练使用了平时不使用的重心控制和姿势控制。如果患者感觉害怕，不要强行增加运动量，可以使用镜子或录像机等可以传达正确信息的方法。

基础反馈

PD 患者的步行

2008 年 Delval 等的研究指出，PD 患者步行时支撑后期髋关节伸展角度减小，摆动期膝关节屈曲角度减小。这些可以作为治疗效果的参考点。

环境调整

目的

- 环境调整对于中期和终末期治疗方案尤为重要。终末期时褥疮的预防是非常重要的。运动迟缓、翻身减少、不活动导致肌肉量的减少等与褥疮的发生有关。进行出院后的治疗方案制订时，应尽可能地进行家庭访问，确认患者卧室至卫生间、至客

终末期（late phase）的运动疗法 学习要点

到达 stage 4 以后，姿势反射障碍变强，产生日常生活活动障碍。站起动作练习可以让患者做鞠躬动作促进躯干的充分前倾，上肢伸向前方，或者前方放置椅子，手扶椅子站起，适当抬高座椅高度，这些物理方面的方法也很重要。

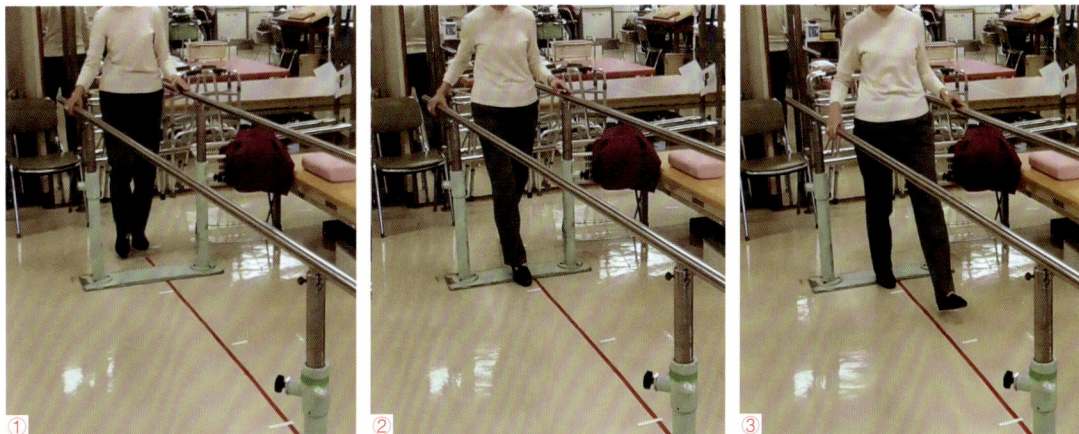

图 2.1.15 跨线练习

★译者注：抓握式平衡杠的扶手是圆柱状的，利于抓握；平台式平衡杠的扶手是平台式，利于偏瘫患者摆臂前行。

厅的移动路线，确认扶手的安装位置、高度及地面高低差等内容。可以步行的患者也要确认其户外步行场地等。近些年，针对 PD 的慌张步态和前倾步行开发出了向前按压力量过大就自动刹车的带轮子的助行器，可以推荐患者使用。另外，社会方面的障碍逐渐得以摆脱，接下来还需要扩大参与社会活动的路径。这些举措也可以减轻家属的负担。站起及起坐方面的问题可以使用工具解决。

冻结步态、慌张步态和环境调整

因为有冻结步态，对于家中频繁跌倒的患者，针对其住宅应进行怎样的对应调整呢？训练方法有使用外部 cue 刺激的步行、跨线步行、使用节拍器的节律性步行等。针对住宅的对应调整包括床的高度、居住环境确认后在适当的位置安装扶手等。

基础知识

运动疗法的效果

目前为止的很多文章指出，运动疗法对步行能力和运动功能具有直接效果，但对于跌倒等具体的生活的即时效果"不充分或没有"。跑台等的步行训练推荐指数是 A，对患者运动速度、运动距离等具有效果。肌力训练和有氧训练推荐指数为 B，太极拳等推荐指数为 C。太极拳和舞蹈等全身性运动较多的运动所具有的特征也是 PD 的运动疗法的特征。

量和频率（出院时的支持：对家属的指导和自我训练指导）

- 动作开始的延迟和冻结步态等日常移动动作的问题会妨碍日常生活活动。重症患者的精神状态也会受到影响，需要向家属提供疾病特征及障碍的知识，使其理解护理方法。因为患者有特异性的圆背姿势和运动迟缓症状、冻结步态及姿势调整障碍等，从前方牵着手帮助步行、设置扶手、使用手推车等具体的指导是要点。动作缓慢和冻结步态等是家庭生活中的问题，在早期应指导患者尽可能维持现有的生活水准。促进家属对疾病和障碍的理解，以及促进患者的社会参与是很重要的。因为家属担心而减少外出反而会增加患者的不活动，这一点需要注意。扶手不仅对于患者，对于其家属也是很重要的辅助。理疗师应准确掌握患者的生活轨迹，通过生活环境评价等进行准确的指导。

自我训练指导的注意要点

自我训练指导中最应注意的是跌倒。达到 stage 3 的患者会出现姿势反射障碍，因此需要充分考虑家属是否进行过相应的指导。对于跌倒较多的情况，需要进行调整的是屋中扶手的设置情况而不是步行辅助工具的利用。stage 5 的患者将以卧床或轮椅生活为主，此时呼吸运动及吞咽相关的指导变得重要。

总结

- 简述 PD 患者脑内变化的病理机制（第 22 页）。
- 简述 PD 的四大特征及代表性症状（第 23 页）。
- 简述 PD 的诊断标准（日本厚生劳动省制定）（第 24 页）。
- 简述用于判断症状严重程度的 Hoehn-Yahr 重症度分类和 UPDRS 评价的内容（第 24 页）。
- 列举 PD 的药物治疗方法的主要副作用（第 26 页）。
- 列举 PD 外科治疗的目的（第 27 页）。
- 列举 PD 的物理治疗评估项目和与之相关的检查方法、指标（第 27 页）。
- 简述 PD 的物理治疗方法（第 35 页）。

【参考文献】

[1] 厚生労働省ホームページ：難病センター (http://www.nanbyou.or.jp/entry/314)

[2] 日本神経学会 監：パーキンソン病治療ガイドライン マスターエディション，p281-300，医学書院，2003.

[3] http://www.mext.go.jp/component/b_menu/other/__icsFiles/afieldfile/2015/10/13/1362687_01.pdf

[4] Melamed E, Djaldetti R：Camptocormia in Parkinson's disease，J Neuro 253，2006.

[5] 来住野健二：パーキンソン病．3日間で行う理学療法プランニング (中山恭秀 編)，p82-89，南江堂，2013.

[6] Nakayama Y, Abo M：The Feasibility of the Adaptation of Ability for Basic Movement Scale II for Patients with Parkinson Disease.，Brain Neurorehabil. 11(2)e17, 2018.

[7] 中山恭秀，来住野健二 ほか：パーキンソン病患者に用いる疾患特異的評価指標と Ability for Basic Movement Scale の関係，リハビリテーション連携科学 16(1)，14 20，2015.

[8] Tanaka T, Abo M, et al.：Revised version of the ability for basic movement scale(ABMS II) as an early predictor of functioning related to activities of daily living in patients after stroke. Journal of rehabilitation medicine 42(2)，179-181，2010.

[9] Koller W, kase S：Muscle strength testing in Parkinson's disease，Eur Neurolo 25, 130-133, 1986.

[10] Schaafsma D, Balash Y, et al. Characterization of freezing of gait subtypes and the response of each to levodopa in Parkinson's disease. European Journal of Neurology 10(4)，391-398，2003.

[11] Delval V, Arnaud E, et al.：Kinematic angular parameters in PD：reliability of joint angle curves and comparison with healthy subjects，Gait&posture 28.3，495-501，2008.

[12] 中馬孝容：パーキンソン病のリハビリテーション (EBM に基づくガイドライン)，リハビリテーション医学 41(3)，162-167，2004.

第二节 脊髓小脑变性、多系统萎缩症

1 病理特征

- 脊髓小脑变性（SCD）是以小脑性运动失调或痉挛性截瘫为主要症状的一组神经变性疾病的总称。
- 多系统萎缩（MSA）是伴随自主神经症状，以帕金森综合征或小脑性运动失调为主的神经变性疾病。
- 不同疾病分型的病因、病理、预后都不相同。

概要

SCD 是以小脑为中心，累及脑干、脊髓或大脑的神经变性疾病，除运动失调外还表现为帕金森综合征、锥体系障碍、末梢神经障碍、认知障碍等多种症状，发病年龄广泛，随疾病分型不同而不同。MSA 是累及脑干、基底核、小脑、锥体系、自主神经等多个中枢神经系统的进行性神经变性疾病，并伴随自主神经症状、帕金森综合征或小脑性共济失调，发病年龄以 55~65 岁多发。在日本，MSA 与 SCD 均被认定为疑难病，MSA、SCD 的综合发病率约为 18.6/10 万。

SCD 与 MSA 的功能障碍的核心为小脑性运动失调或帕金森综合征引起的姿势控制能力低下，导致共济失调和平衡障碍。要讨

补充

纹状体黑质变性（SND）、Shy-Drager 综合征（SDS）、橄榄体脑桥小脑萎缩（OPCA）之前被归为不同种类疾病，只有 OPCA 被归类于 SCD 中。近年，此 3 种疾病被视为同一种疾病的不同分型，包括此 3 种疾病在内的被称为 MSA 的疾病，已从 SCD 分类中独立出去。

论 SCD、MSA 的物理疗法，最重要的就是首先要明确疾病所属分型，并理解其相应的特征。

病理

临床上，SCD 大致分为单纯小脑型（仅小脑症状明显）和多系统障碍型（小脑以外的病变、症状明显）。SCD 中约 1/3 为遗传性，其余 2/3 为非遗传性（散发性）。（表 2.2.1）

遗传性 SCD 中，常染色体显性遗传性脊髓小脑变性（AD-SCD）占 90% 以上。AD-SCD 以 SCA 编号命名登记在国际人类基因组组织（HUGO）公布的人类基因组地图上。2016 年 9 月已登记到 SCA43。在日本，SCA3/MJD、SCA6、DRPLA、SCA31 的发病率较高。

常染色体隐性遗传性脊髓小脑变性（AR-SCD）中，多数疾病被熟知，但发病率较低。AR-SCD 的代表疾病为 Friedreich 共济失调（FRDA），是在欧美发病率最高

表2.2.1 SCD、MSA 的分类（日本发病率较高的分型）

疾病分型			主要特征
遗传性	常染色体显性遗传性脊髓小脑变性（AD-SCD）	SCA3/MJD	平均发病年龄为 36 岁。核心症状为缓慢进行性小脑症状和锥体系症状，为锥体外系症状和周围神经障碍的组合
		SCA6	平均发病年龄为 48 岁。表现为缓慢进行性单纯小脑症状，特征为注视方向性眼震或旋转性眩晕
		齿状核红核苍白球丘脑下核萎缩（DRPLA）	发病年龄为 1~60 岁。表现为小脑性运动失调，以及不自主运动、肌阵挛癫痫、进行性智力低下
		SCA31	平均发病年龄为 55~60 岁。表现为单纯小脑症状，相比 SCA6 进展缓慢
	常染色体隐性遗传性脊髓小脑变性（AR-SCD）	早发性共济失调 / 眼部运动障碍共济失调1型（EAOH/AOA1）	平均发病年龄是 7 岁。发病伴随眼球运动障碍及白蛋白血症
偶发性	MSA	MSA-C	易发病年龄为 50~59 岁。运动症状的主体是小脑性运动失调
		MSA-P	易发病年龄为 55~60 岁。运动症状的主体是帕金森综合征
	皮质性小脑萎缩症（CCA）		于 30 岁以上成年期发病。缓慢进行性小脑性运动失调

的遗传性 SCD。FRDA 的典型症状是在 25 岁之前发生共济失调症状，表现为因脊髓后索变性而造成深部感觉障碍、锥体系症状、马蹄内翻足等症状。日本曾报道早发性共济失调 / 眼部运动障碍共济失调 1 型（EAOH/AOA1）、Charlevoix-Saguenay 型常染色体隐性遗传性痉挛性共济失调等，其中 EAOH/AOA1 发病频率最高。

另外，散发性 SCD 多数为 CCA 和 MSA。CCA 约占散发性 SCD 的 1/3，是在 30 岁以上的成年期缓慢发病，引起进行性小脑皮质选择性变性的小脑性运动失调。MSA 根据运动症状的主体是小脑性运动失调或帕金森综合征，被分为 MSA-C 与 MSA-P 两种临床亚型。MSA 可由自主神经症状、小脑性运动失调或帕金森综合征之一发病，但随病情进展这些症状也会同时出现，锥体系症状也会越发突显。MSA 的病

程从发病开始平均约 3 年后需要使用辅助用具行走，约 5 年后需要轮椅，约 8 年后多数会进展为卧床状态。吞咽障碍、呼吸障碍、自主神经障碍与预后密切相关。

MSA 的病理机制虽尚未清楚，但已明确作为 MSA 的病理标志物的胶质细胞包涵体等会聚积 α 突触核蛋白，这一现象也已被证明与发病机制相关。

遗传性 SCD 的不同分型的预后也存在较大差异。特别是三核苷酸序列重复扩增疾病已确定为遗传早发疾病，青少年发病病例多数为重症并进展迅速。

单纯小脑型的 SCA5、SCA31，进展相对缓慢，预后也相对良好。但表现为多系统障碍的遗传性 SCD 与单纯小脑型相比进展迅速。散发性 SCD 中，MSA 的平均预后寿命为 7~9 年，比其他型 SCD 的预后差。CCA 的进展一般比较缓慢。

术语解说 **三核苷酸序列重复扩增疾病** 因存在于基因组内的遗传因子的三核苷酸重复序列异常扩增而导致的一类遗传性神经疾病。
遗传早发现象 遗传疾病的症状向下一代传递，并且发病时间逐渐趋于低年龄化的现象。

2 症状、障碍

- 掌握 SCD、MSA 共同核心症状之一的小脑症状的特征。
- 列举出其他锥体外系症状、自主神经症状、锥体系症状、认知功能障碍等。
- 随疾病分型和疾病进展的不同会表现出多种症状。

症状

SCD、MSA 共同的核心症状之一为小脑症状。小脑症状的代表症状如下。

- **眼球运动障碍、眼震**：眼球运动障碍是小脑的随意运动调节和抑制的功能，作用在眼球运动上表现出的症状。小脑为了更好地控制眼球运动，提高凝视稳定性，将视觉信息与前庭信息统一，协调控制运动。SCD、MSA 的表现有冲动性眼球运动（saccade）检查异常、平稳性跟踪运动（smooth pursuit）障碍、可见眼震等眼球运动障碍。

- **构音障碍**：小脑性构音障碍的主要特征为前后音节粘连（slurred speech）、各音节不断中断［断续性语言（scanning speech）］、发音突然变大［爆发性语言（explosive speech）］。

- **肌张力低下**：四肢的肌张力低下，表现为

关节对被动运动的抵抗减弱，被动性关节过分伸展（摇肩试验表现为上肢晃动幅度增加等）等症状。

- **辨距不良**（图 2.2.1a）：辨距不良包括辨距过度（hypermetria）和辨距不足（hypometria）。前者为动作超过目标的现象，后者相反，为未达到目标的现象。小脑症状的特征性表现为辨距过度。

- **共济运动失调、运动分解**：健康人在日常行为中可以按顺序执行各种组合运动（共济运动），而这种共济性产生障碍的状态被称作共济运动失调。想控制手足运动以直线到达目标，却因共济运动失调而向左右或上下等不同方向偏移称为运动分解。

- **节奏异常、反复拮抗运动失调**：重复固定动作的节奏变慢、无规则，运动的振幅也极不规则、不稳定。

- **意向性震颤**：四肢运动时诱发，随着距离

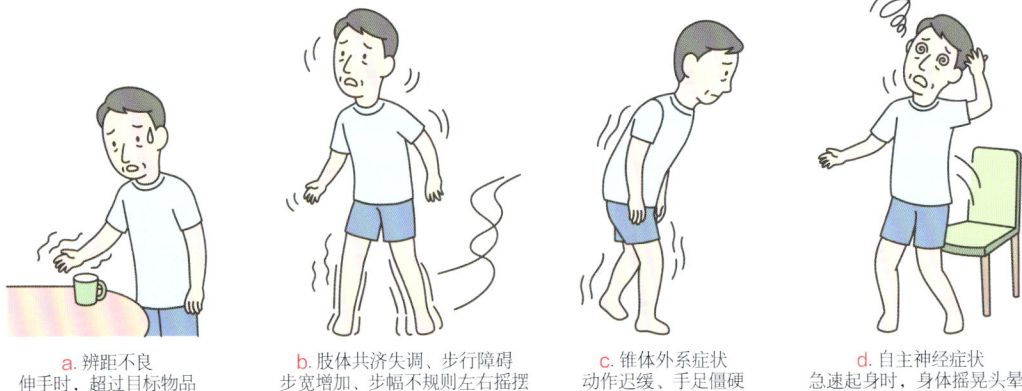

a. 辨距不良
伸手时，超过目标物品

b. 肢体共济失调、步行障碍
步宽增加、步幅不规则左右摇摆

c. 锥体外系症状
动作迟缓、手足僵硬

d. 自主神经症状
急速起身时，身体摇晃头晕

图 2.2.1 SCD、MSA 的代表症状

目标越近振幅不断变大产生震颤。

- **躯干性共济失调**（图 2.2.1b）：因躯干共济失调会导致很难保持坐位和站立位。当小脑性运动失调症的患者于坐位时多会双腿张开坐在椅子上，双手把握椅子的扶手等物。特别当足底不能接触地面坐位时，肢体会出现摇晃，失调症状较严重者还会很难保持坐位。于站立位时，为确保更大面积的支撑面，双下肢保持左右张开的分腿站立（wide base），并采取双侧肩关节外展站立位姿势以保持平衡，却依然会表现出全身不规则摇晃。

- **步行障碍**（图 2.2.1b）：早期出现的症状。随症状发展步宽会逐渐增加、步幅不规则左右摇摆（wide-based gait）。常表现为肢体大幅摇摆，上肢外展，转变方向时剧烈晃动。较轻的症状也会表现为踮趾步态或直线步行显著摇摆。

还会出现锥体外系症状、自主神经症状、锥体系症状、末梢神经障碍、吞咽障碍、呼吸障碍、认知障碍、精神症状等多种症状。

- **锥体外系症状**（图 2.2.1c）：MSA 患者中出现帕金森综合征的概率较高，表现为动作缓慢和肌强直。SCD 中 SCA2、MJD/SCA3 常有帕金森综合征的表现。其他表现有舞蹈样运动、肌张力障碍、震颤、肌阵挛等不自主运动。

- **自主神经症状**：MSA 一定会有自主神经症状，常成为其主要症状。MSA 引起的自主神经症状有体位性低血压（图 2.2.1d）、餐后低血压、排尿障碍、便秘、排汗障碍、性功能障碍等。

- **锥体系症状**：有 MSA、MJD/SCA3、痉挛性截瘫等引起的深部反射亢进、病理反射、痉挛等锥体系症状。

- **末梢神经障碍**：遗传性 SCD 可见末梢神经障碍引起的感觉障碍、下肢肌腱反射减弱甚至消失、肌力低下。

- **吞咽障碍**：SCD、MSA 出现吞咽障碍与患病期间或身体障碍均无关联，亦有患者在发病初期就表现出吞咽障碍。有报道显示 SCD、MSA 患者发病时，与吞咽相关的脑干核团出现变性，因此，吸入性肺炎成为该病患者的主要死亡原因。

SCD 的运动失调 学习要点

SCD 导致的运动失调，除小脑性运动失调以外，还有深感觉性运动失调及前庭性运动失调。

应记住其特征和鉴别方法。

深感觉性运动失调是末梢神经－后根神经节－后索－丘脑的后索、内侧丘系的任意部位障碍导致。四肢共济失调的检查和姿势、步行观察，多数结果呈阳性。但不同于小脑性运动失调，深感觉性运动失调的特征是运动偏移没有固定的方向，闭眼会显著恶化（Romberg 征扎指鼻试验异常）。

深感觉性运动失调原则上不产生眼球运动障碍和发音、语言障碍是与小脑性运动失调的鉴别点。前庭性运动失调由末梢性、中枢性前庭功能障碍引起。多数可见眼球运动和步行的阳性症状。眼球运动可见定向性眼震和方向变换性头位眼震，伴随旋转性眩晕、恶心。步行时单侧前庭障碍患者会向患侧偏移。双侧前庭障碍患者步行时表现为类似小脑性不稳定步行。Romberg 征阳性。与小脑性运动失调的鉴别可采取对姿势、步行施行闭眼踏脚试验。

前庭性运动失调患者的特征是无论躯体还是上肢都向有障碍侧旋转，且无发音障碍和四肢运动异常，深感觉亦正常也是鉴别的要点。

术语解说 **Romberg 征** Romberg 征阳性说明深感觉受损。当发生小脑性共济失调时，会在静眼时发生身体晃动，闭眼时晃动增强，这并不是 Romberg 征阳性的表现。

- **呼吸障碍**：MSA 是否出现呼吸障碍是决定预后的重要因素。MSA 可见由中枢性睡眠暂停综合征、阻塞型睡眠暂停综合征、声带打开障碍（声带外展肌麻痹）、会厌软骨软化症、杓间区软化症等引起的多种呼吸障碍。
- **认知功能障碍、精神症状**：SCD、MSA 出现的认知功能障碍主要以注意力障碍、执行功能障碍等额叶功能低下为主。特别是小脑病变引起的高级脑功能障碍被称作"小脑认知情感综合征"，主要表现为执行功能障碍、视觉空间认知障碍和语言功能障碍。精神症状表现为抑郁状态，有时也会合并焦虑症。

3　临床诊断

POINT

- SCD 的临床诊断应依据日本厚生劳动省的诊断标准。
- MSA 的临床诊断应依据第二届 Consensus Criteria（2008）的诊断标准。
- 重症度判定：SCD、MSA 共通的指标是改良 Rankin 量表（mRS），SCD 的单独评价指标为重症度分类，MSA 采用统一多系统萎缩评估量表（UMSARS）为其单独的评价标准。

SCD、MSA 的诊断标准

SCD 的临床诊断依据日本厚生劳动省的诊断标准，以下 5 项尤为重要。

- **家族史**：是否有家族史尤为重要，至少要收集 3 代家族信息。如有家族遗传或较高龄发病的情况应考虑 AD-SCD。
- **临床分型**：各临床分型（单纯小脑型、多系统变性型）应注意鉴别诊断。
- **影像学检查**：头部 MRI 可见小脑、脑干、脊髓萎缩对诊断有重要作用。SPECT 检查对确认运动失调症状是否来源于小脑有效。
- **基因检测**：遗传性脊髓小脑变性症的分型诊断须依靠基因检测。特别是 AD-SCD，多数高发疾病均可通过基因检测诊断。
- **排除继发性小脑失调**：排除继发性小脑失调对偶发性 SCD 的诊断非常重要。

MSA 的临床诊断依据第二届 Consensus Criteria（2008）的诊断标准。但此标准须对自主神经系统和运动系统（小脑性运动失调或帕金森综合征）进行诊断，因此确诊时病情已进展明显。

重症度判定

重症度的判定应用以下指标。SCD、MSA 的共通指标为日本厚生劳动省神经、肌肉疾病调查研究组（运动失调症）所推荐的 mRS（表 2.2.2）。此外，SCD 的单独评价指标为表 2.2.3 所示的重症度分类。而 MSA 的单独评价指标是 UMSARS。UMSARS 是由根据病历对日常生活动作的评价（part 1）、门诊检查对运动症状的评价（part 2）、自主神经功能评价（part 3）、全体功能障碍评价（part 4）这 4 部分所构成。

表 2.2.2　日本版 mRS 评分标准

mRS		参考要点
0	完全无症状	无主观症状及客观症状
1	有症状但无明显障碍：可进行日常工作与活动	有主观症状和客观症状，但进行发病前的工作或活动并无限制
2	轻度障碍：无法进行发病前的所有活动，但无需帮助即可独自进行日常生活	进行发病前的工作或活动有限制，但可以独自进行日常生活
3	中度障碍：需要某些帮助，但步行无需帮助	购物或外出乘坐公共交通等需要帮助，但日常行走、吃饭、保持仪表、如厕等无需帮助
4	中度至重度障碍：步行和身体需求方面需要帮助	日常行走、吃饭、保持仪表、如厕等需要帮助，但无需持续性看护
5	重度障碍：卧床不起，失禁，始终需要看护和照顾	始终需要看护
6	死亡	

表 2.2.3　SCD 的重症度分类

重症度	下肢功能障碍	上肢功能障碍	会话障碍
Ⅰ度（轻微）	独立行走：可独立行走。无需辅助工具及他人帮助	与发病前（健康时）相比有所不同，但仅有轻微障碍	与发病前（健康时）相比有所不同，仅为轻度障碍
Ⅱ（轻度）	随时需要辅助工具、依靠他人帮助行走：可独立行走，但站起、转身、上下楼梯等需要依靠墙壁、扶手等辅助工具，或需要依靠他人帮助	不擅长做精细动作，但吃饭时无需使用勺子等辅助工具。可以写字，但明显字迹不工整	轻度障碍，但完全可以听懂
Ⅲ（中度）	一直需要辅助工具、依靠他人帮助行走或需要扶墙行走：可行走，但基本需要步行辅助器等工具，或需要依靠他人帮助，如无以上条件则主要依靠扶墙行走	所有手部动作皆不流畅，需要使用勺子等辅助工具。可写字，但阅读困难	轻度障碍，但理解稍有困难
Ⅳ（重度）	无法行走、依靠轮椅移动：可以站起，但依靠他人帮助仍基本无法行走。移动时需使用轮椅，或爬或用膝盖移动	手部动作不流畅，需要他人帮助。无法写字	严重障碍，理解困难
Ⅴ（极重度）	卧床：有支撑帮助时仍无法站起，卧床，ADL 完全依靠他人帮助	不仅是手部，上肢动作也不流畅，需要他人帮助	高度障碍，基本无法听懂

4 临床治疗

POINT

- 目前为止尚无 SCD、MSA 的特异性治疗方案。
- 运动失调症状应用促甲状腺激素释放激素类似物进行药物治疗。
- 应用药物治疗伴随症状（帕金森综合征、挛缩、不自主运动、直立性低血压等）有一定效果。
- 小脑性运动失调和震颤可尝试使用神经调控疗法。

运动失调症状的治疗

运动失调症状的治疗主要有药物治疗和神经调控疗法。

- 药物治疗主要应用促甲状腺激素释放激素类似物。目前被批准应用的只有酒石酸普瑞瑞林注射液（Hirtonin®）和他替瑞林片（Ceredist®）。特别是表现为单纯小脑性运动失调症状的患者，应用后多数自觉眩晕感减轻。Hirtonin® 的副作用有发热、颜面潮红，Ceredist® 的副作用有恶心、食欲不振。

- 神经调控疗法主要有经颅磁刺激疗法和 DBS。有报道称对小脑行重复经颅磁刺激和经颅直流电刺激，可改善小脑运动失调，但截至目前尚无法证明其有效性。如被认定为 DBS 有效的震颤等症状合并运动失调症的情况，则不能简单沿用对症疗法。

伴随症状的治疗

针对伴随症状的治疗药物有一定的效果，应以减轻障碍为目的积极进行对症治疗。

- 帕金森综合征的治疗多参照帕金森病（PD）的治疗，应用 L-dopa 等抗 PD 药，但效果较 PD 治疗差，并会产生恶性综合征、幻觉、失眠等副作用。

- 痉挛应用丹曲林钠、巴氯芬、替扎尼定等抗痉挛药或肉毒毒素注射进行治疗，但尚无针对 SCD、MSA 引起的痉挛的特效药物。效果个体差异较大，如过量使用会产生无力感。

- 不自主运动中肌张力障碍可考虑使用 A 型肉毒毒素注射或 L-dopa 治疗，震颤可考虑丘脑 DBS 治疗。肌阵挛可采用吡拉西坦治疗。

- 体位性低血压采用药物治疗联合非药物治疗。药物治疗应用屈昔多巴、米多君等升压药。副作用有头痛、恶心、高血压等。非药物疗法有下肢缠弹力绷带和增加水分摄取，均能有效改善体位性低血压症状。

补充

恶性综合征

恶性综合征是由于精神类药物或 PD 治疗药急剧减药、停药而引起的严重副作用。以高热、显著强直、排汗亢进、血压波动、意识障碍等为主要特征，亦可致死。

5 物理治疗评估

概述

物理治疗评估应用国际功能、残疾和健康分类（ICF）的基本障碍构成包含反映身体、结构和功能、活动、参与、环境因素、个人因素项目，从中发现各障碍构成的关联性。通过发现障碍构成的关联性，将功能障碍分类为由 SCD、MSA 的病因、病理引起的一次功能障碍，由此派生的二次功能障碍，以及复合功能障碍是非常重要的。

对 SCD、MSA 进行评价要考虑：①运动失调引起的共济运动障碍的特征和程度；②是否有伴随症状引起的功能障碍及其程度；③功能障碍的进展情况；④诱发跌倒等风险因素等。

生命体征

观察内容

- 自主神经症状常表现为体位性低血压。体位性低血压易引起意识丢失或跌倒等危险情况。特别是 MSA，体位性低血压和神经源性膀胱被认为是诊断标准内的自主神经障碍，并发频率高。
- 常并发睡眠呼吸暂停综合征等呼吸障碍。如并发睡眠呼吸暂停综合征，白天出现嗜睡和注意力低下等症状易导致交通事故或跌倒造成外伤。

在实施物理疗法的前后都应检查以血压、脉搏、呼吸为主的生命体征，生命体征检查也可作为重要的风险管理手段。

观察方法

- **测量血压**：为判断是否有体位性低血压及其程度，临床广泛使用测定由卧位到起立前后血压的起立试验（Schellong 试验，图 2.2.2）进行评价。起立后 3 分钟以内如果收缩压降低 20 mmHg 以上或舒张压降低 10 mmHg 以上则可诊断为体位性低血压。但应注意 MSA 的诊断标准为收缩压降低 30 mmHg 以上或舒张压降低 15 mmHg 以上。

- **测量脉搏**：自主神经障碍引起的排汗异常

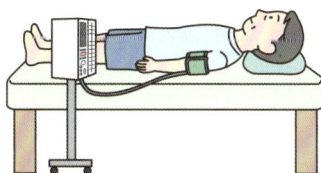

a. 卧位

站立位负荷前为稳定血压，先采取安静仰卧位 5~10 分钟，测定血压、脉搏。血压需测定数次，使用自动血压计较方便

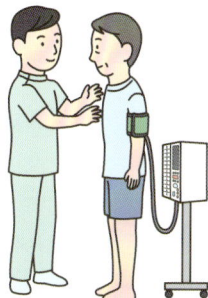

b. 站立位

5 秒以内靠自我力量快速起立，测量每分钟血压、脉搏，持续测定 3 分钟。采取不易跌倒的位置，操作者从旁观察患者表情与面色

图 2.2.2 Schellong 试验

会导致发热、抑郁和不安等精神症状、呼吸障碍等，以及静息时心率超过 100 次/分的心动过速。

- **呼吸功能检查**：观察呼吸次数、呼吸方式，测定胸廓扩张度。呼吸障碍明确时，利用脉搏血氧仪测定动脉血氧饱和度（SpO$_2$）亦为有效指标。

认知功能（高级脑功能）

观察内容

- 发生认知功能障碍时虽然感觉、知觉功能和神经肌肉结构没有问题，但依然会引起交流障碍和无法正确解决问题、适应环境的功能障碍。
- SCD、MSA 引起的认知功能障碍特征为以大脑病变引起额叶功能低下为主，同时也会出现小脑病变引起的执行功能障碍和视觉空间认知、语言功能的障碍。

观察方法

认知功能的评价手段有以下几点。

①根据病历所记载的分型、病变部位（影像结果）、既往史等信息预测症状。②在诊疗和交谈的过程中收集一般信息的同时确认意识水平和情感状态，语言理解和运动麻痹、感觉障碍，视觉、听觉等功能。③如果

可以安定维持坐位 20 分钟，**根据改良版长谷川式认知功能评价表（HDS-R）**，通过**简易精神状态检查（MMSE）**进行认知功能障碍筛查，掌握患者认知功能情况。④如疑似有特定认知领域障碍时，考虑患者承受能力和检查的必要性进行详细检查。

- HDS-R：由季节、时间认知、场所认知、语言的识记、计算、数字的倒背、语言的回忆、物品的识记、语言的流畅度这 9 项构成。评价的满分为 30 分，20 分以下可怀疑有认知障碍。
- MMSE：国际上普遍使用的简易认知功能检查。根据口头语言要求做出反应的部分与 HDS-R 相同，再加上口头命令、写字命令和图形临摹等动作问题共 11 项。评价满分为 30 分，23 分以下可怀疑有认知障碍。
- **额叶功能评定量表（FAB）（表 2.2.4）**：由比喻性（概念化）、语言流畅性（思维拓展性）、系列运动（运动编排）、矛盾指示（对鉴赏刺激的过敏性）、Go/No-Go（抑制控制）、持握动作（被环境影响）这 6 个项目所构成。满分为 18 分，65 岁以上测试者评分结果在 11 分以下可怀疑额叶功能低下。

表 2.2.4　FAB

类似性（概念化）	提出 3 个类似"香蕉和橘子哪处相似?"的问题，请对方口头回答
词汇流畅性（思维拓展性）	提出"尽可能多地列举以某个字开头的词语"的问题，请对方口头回答
运动序列（运动程序）	提示用右手摆出石头、剪刀、布的形状并叩击自己左手上的任务
不一致指令（对干扰的敏感性）	提示"我叩击 1 次后，请你叩击 2 次"的任务
Go/No-Go（抑制控制）	设置"邦"的叩击 1 次手指时，请被检查者同样叩击 1 次，"邦邦"叩击 2 次时被检查者不要叩击的规定，提示该任务
抓握行为（被环境影响）	说出"请不要握我的手"，然后检查员做出数个动作

肌张力、ROM

观察内容

- 小脑病变会引起肌张力低下，如伴随锥体外系障碍、锥体系障碍的情况会分别发生强直、痉挛等肌张力亢进表现。活动中如出现过度的肌张力低下或肌张力亢进，则会引发姿势异常或协调性下降的运动。
- 肌张力低下会造成关节的过度伸展，肌张力亢进会造成 ROM 受限。特别是帕金森综合征的代表病型，早期即易出现 ROM 受限。而且无论哪个分型，随病情进展活动减少，造成继发性 ROM 受限的可能性逐渐升高。

观察方法

- **肌张力检查**：检查静息时、保持姿势时、运动时的肌张力。肌张力低下不仅表现在被动运动，触诊和悬摆性运动亦可发现。痉挛会在突然对被动运动进行抵抗时出现。动作开始时抵抗较大，但会在某一点时抵抗突然变小。这被称为"**折刀现象**"（图 2.2.3）。痉挛评价表应用**改良 Ashworth 量表**（MAS）（**表 2.2.5**）。强直与痉挛不同，与被动运动速度无关，屈伸双向均可感觉到抵抗感。屈曲与伸展在 ROM 全过程中均可感受到同样的抵抗感。此现象根据抵抗感的差异被称为"铅管"现象或"齿轮"现象。

- **ROM 检查**：应用 1995 年由日本康复医学会与日本整形外科学会共同编订的《关节可动区域表示与测定法》，以小脑症状为主体的疾病分型表现为 ROM 扩大并发锥体外系障碍、锥体系障碍时 ROM 易受限。测定以运动所需的大关节 ROM 与姿势调节必要的足部关节为中心，通过对 ADL 和保持姿势进行观察或筛选，发现扩大或受限后对必要的关节进行 ROM 检查。

共济失调（包含感觉检查）

观察内容

- 共济的定义是针对动作能够协调相关肌群协同运动，从而圆滑并正确地执行运动的能力。
- 共济失调会造成运动的顺畅性、精巧性、姿势的稳定性降低，日常对物操作和起坐转移动作产生障碍。
- 共济失调的评价主要有：①共济失调的特征；②其特征与运动发现的哪个部位的功能障碍相对应；③共济失调对活动限制有

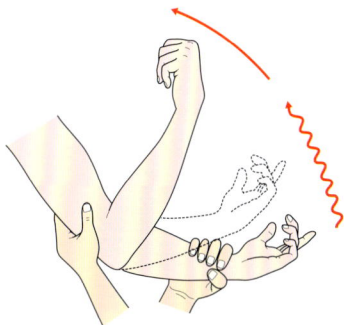

图 2.2.3　折刀现象

表 2.2.5　MAS

分级	内容
0	肌张力无增加
1	肌张力略微增加，受累部分被动屈伸时，在关节活动范围末端呈现最小的阻力或出现突然卡住和释放
1+	肌张力轻度增加，在关节活动范围后 50% 范围内出现突然卡住，并在关节活动范围的后 50% 均呈现最小的阻力（ROM）
2	肌张力明显增加，约在整个 ROM 内均有阻力，患处仍易于活动
3	肌张力高度增加，被动运动困难
4	患处僵直，无法屈曲与伸展

何影响这 3 方面。SCD、MSA 的共济失调主要表现为运动失调。

观察方法

- **平衡检查**：共济失调可出现在上肢、下肢、躯干等部位。下肢、躯干的共济失调主要表现为站立位、步行等安静或运动姿势控制的混乱。平衡能力的评价指标有 BBS，FRT，TUG 等。

- **运动失调的检查**：将确认运动失调的有无及程度的运动失调检查与感觉（深浅感觉）检查的结果相结合，可以推断出运动失调的病变部位。检查以从姿势、步行，观察 ADL，到指鼻试验、髂胫束试验等四肢的一般运动失调检查到协同收缩失调检查的顺序进行。运动失调的重症度评价指标有国际共济失调评估量表（ICARS），共济失调评分和评估量表（SARA）。

实践

临床建议

运动失调检查（图 2.2.4）

一般的四肢运动失调检查通过运动的流畅性、目标的完成度、节奏、动作开始有无延迟、有无震颤来判断。检查以睁眼、闭眼的顺序进行，闭眼时会出现明显的运动失调。

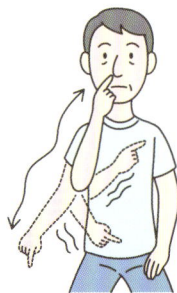

伸肘，上肢略呈外展位。指示患者屈曲肘部用示指触碰本人鼻尖。最初睁眼进行，随后闭眼进行。辨距不良可依据受检者示指是否能够正确到达鼻尖来判断。存在手指震颤随趋近鼻尖而显著增强的情况，可诊断为意向性震颤。存在肩肘无法同时屈曲、分别屈曲的情况可诊断为运动分解。

图 2.2.4　指鼻试验

肌力

观察内容

- SCD、MSA 所表现出的肌力低下，有小脑症状和末梢神经障碍引发的原发性肌力低下和废用引发的继发性肌力低下。

- 运动失调可见仅拮抗肌群力量减弱、易疲劳，而其他肌群的肌力增强的不均衡状态。

- 小脑性运动失调可见上肢肩关节内收肌肌力减弱、外展肌肌力增强，下肢足趾屈肌、足底屈肌减弱，足趾伸肌、足背伸肌肌力增强，拮抗肌群特有的肌力不平衡等。

观察方法

- **徒手肌力检查**（MMT）主要用于评价躯干、四肢的大关节。定量检查用**手持式测力计**（HHD）、握力计等进行评价。

- SCD、MSA 的肌力随重症度进展（移动能力变化）而降低。特别是下肢肌力降至步行时随时需要辅助工具之后，躯干、上肢肌力降至不能起立 – 轮椅转移以后，肌力会大幅下降。

- 下肢比上肢肌力下降较快主要是因为从使用下肢步行到使用上肢进行四肢协动、使用轮椅等，随移动手段的变化引起继发性肌力低下，可见 ADL 和肌力低下有紧密关联。

起坐移动动作

观察内容

起坐移动动作包括翻身、起床、床上的

术语解说　SARA　ICARS 作为运动失调重症度判定的国际标准沿用至今，评价项目有：包含步行的姿势障碍、四肢失调、言语障碍、眼球运动障碍等大项目，共 19 个小项，评价需要较长的时间。为了能更简便地进行评价，从而开发了 SARA。SARA 包含步行、立位、坐位、言语障碍、指试验、指鼻试验、旋前旋后运动、跟膝胫试验等 8 个项目，最重症为 40 分。评价所需时间约为 4 分钟，约是 ICARS 所需时间的 1/3。

移动、坐位、起立（于椅子、床）等。起坐移动动作行为本身并不具备目的性，是为执行 ADL 的手段而有意义的基本动作。根据年龄、病情、障碍程度不同，起坐方法和所需时间也不同。

- 在基本动作中，通过观察身体运动而获得的运动模式，会随年龄按照一定的规律发展。从发育角度对运动动作障碍进行评估，其目的是以运动方式随着年龄改变为基础，通过分析表现和动作、运动模式的水平以推测发育迟缓或退行性等问题。
- 中村等认为小脑病变导致的运动障碍在运动动作学上可分为：①类似小儿运动发育过程中起坐移动及姿势保持，并以此姿势执行任务时出现退行现象；②眼运动和姿势控制（平衡能力）异常；③肌肉、关节运动时发生的共济运动失调。

观察方法

- 动作分析（观察）：以发育学、运动学的视角分析翻身、起床、起立、步行等起坐移动动作。以发育学的视角进行动作分析应遵循以下 5 个原理：姿势和运动的控制、基底面和姿势平衡、肌肉收缩的形态、躯干的运动、四肢的运动模式。
- 翻身：例如，从仰卧位到俯卧位的动作是从仰卧位到侧卧位，再从侧卧位到俯卧位这一系列连续动作。对基本动作的运动模式以及连续动作的规则、过程的理解非常重要。
- 起床：起床的动作有以下 3 种模式，俯卧位→四肢支撑位→坐位、仰卧位→单肘立位→坐位、仰卧位→长坐位。
- 起立：基础的坐位到站立位的动作有以下 3 种模式，四肢支撑位→高支撑位→站立位、膝立位→单膝立位→站立位、仰卧位→蹲踞位→站立位。
- 起坐移动动作检查（仰卧位到站立位所需的动作，图 2.2.5）：仰卧位到站立位所需的动作要素组合中可见发育顺序。评价仰卧位到站立位时，应观察和记录经过了

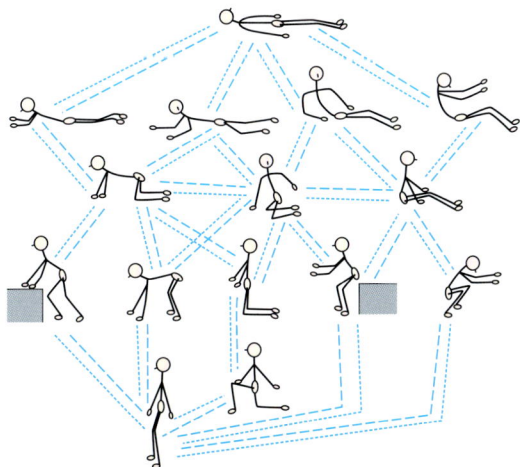

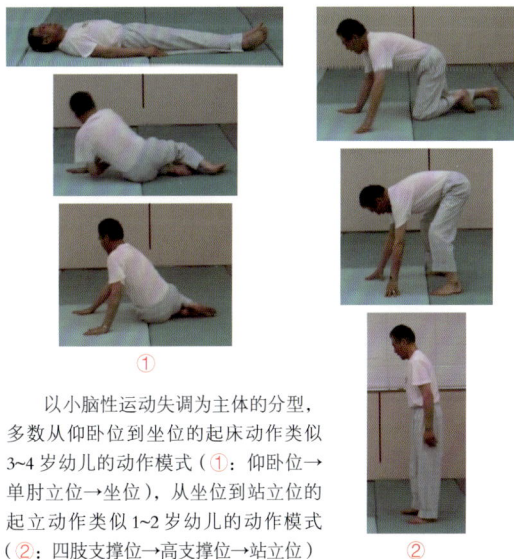

①

以小脑性运动失调为主体的分型，多数从仰卧位到坐位的起床动作类似 3~4 岁幼儿的动作模式（①：仰卧位→单肘立位→坐位），从坐位到站立位的起立动作类似 1~2 岁幼儿的动作模式（②：四肢支撑位→高支撑位→站立位）

②

图 2.2.5 从仰卧位到站立位所需的动作

哪些中间姿势，同时记录所需时间。

- **步行（观察）**：躯干和四肢在步行时保持同步，相位相差半个周期，完成周期性的运动。步行的运动学检查记录最基本的便是对周期性的记述。步行的基本是下肢运动，所以步行的周期性以下肢运动为基准进行记述。

- **步行（时间距离的因素测定）**：**10 m 步行测试**是测定用最快速度步行 10 m 距离时的最大步行速度和步频、步长。

- 步行持久性：用 **6 分钟步行距离**或**生理性运动成本**表示。

ADL、生活相关活动（APDL）

观察内容

- **ADL** 指为了维持日常生活所发生的行为、动作，分为基础 ADL 和日常生活相关活动。基础 ADL 指自我护理和起坐移动动作，有时也包括沟通交流。APDL 是指做家务劳动或金钱管理等与周围环境或社会生活相关联的活动。

- ADL 的评价中的重要内容是观察实际动作，如自己的力量可以到哪里、哪个部分需要什么程度的介入、详细记录自我护理和起坐移动动作的各项内容。ADL 与日常生活关联活动的评价指标基本可以共用。

观察方法

- ADL 的评价应用 **BI** 或 **FIM**。

- APDL 的评价应用 **Lawton 工具性 ADL 量 表（IADL）**。APDL 虽 包 含 IADL 与扩大的 ADL（EADL），但 EADL 并非一般概括，而是从广义上讲 APDL 与 IADL 并无不同。Lawton 的 IADL 项目由 8 个大项目（使用电话、购物、做饭、家务、洗衣服、移动方式、服药管理、财产管理）构成，每个大项目下面又有 3~5 个小项目。满分 8 分，最低 0 分。

- SCD 患者与 ADL 独立性的关系，因为如果可以利用四肢支撑或轮椅来移动，即可相对保证最低限度的 ADL 水平，所以移动动作的独立与 ADL 的独立是有直接关联的。另外，当神经障碍到达一定阈值时，就会出现 ADL 极速下降，因此建议 ADL 的评价应包括神经障碍（如 SARA）和 ADL 障碍 2 个指标。

6 物理治疗

POINT
- 制订治疗方案（问题整理与目标设定）
- 肌力锻炼
- 基本动作练习
- 步行练习
- 介入代偿手段
- 自主锻炼指导

制订治疗方案

问题整理

- 对症状的进展进行定期评价，必须对疾病

各期存在的问题进行整理。

- 多数由于发病初期主诉步行时发生摇摆或绊倒、写字难、发音难等症状，就诊时得

到确诊。

- 发病初期由于失调症状尚轻，尚保有部分ADL能力，因此问题主要集中在室外步行等应用动作。随病情进展可见动作能力和活动性降低，问题逐渐转移到室内动作和日常活动。

- 整理问题点时，最重要的是要区别是由疾病引发的功能障碍，还是继发性功能障碍。继发性功能障碍有失调症状引起的活动受限、运动量低下掩盖的肌力低下和耐力低下、ROM受限、无关动作模式增多等。

- 虽然经常容易因失调症状关注平衡能力，但由于为了保持姿势常会伴随肌肉过度收缩，因此，耐力方面问题点的把握也很重要。

设定目标

- 根据症状进展设定目标，但如果设定目标时可以将对预后的预测也考虑在内就能制订更有预见性的计划。

- MSA的预后平均生存期为9年，多数MSA-C病例从发病开始第4年需辅助步行，第5年需轮椅移动，第8年卧床。

- 据报道MSA-P发病3年后需辅助步行，4年后需轮椅移动，6年后基本卧床。虽然只是粗略估计，也希望不是根据症状变化，而是预测症状变化来设定目标。

如何用数值跟踪失调症状 〔学习要点〕

　　失调症状的动作并不统一，所以很难进行客观评价。尽量将症状数字化，可以选用能够快速评价静态平衡能力的重心动摇仪。可以将结果得出的外周面积（cm^2）作为失调症状的指标，来判断症状的变化和效果。

肌力锻炼

目的

- 肌力低下是由活动量减少引起的继发性结果，或是由共济性降低引起的肌肉发力不均衡造成的结果。因此，肌力锻炼不仅可以改善自身肌力，同时还可以锻炼原动肌和拮抗肌的协调运动。

- 在实施的过程中需注意由于近端肌肉的稳定性下降而引起的代偿动作。例如，锻炼髋关节周围肌肉时应以躯干肌肉可以固定的卧位姿势来进行；通过固定目标肌肉以外的关节运动防止发生代偿动作，可以提高锻炼效果。

量和频率

- 初期多数还保有一定活动量，因此要从预防的角度设定负荷量。特别是对躯干等近端肌肉为中心的肌力锻炼，可以提高动作的稳定性。

- 症状加重后较易出现代偿动作，因此负荷以能保证姿势稳定的大小为宜。

- 另外，伴随重心移动的肌力锻炼时为保持姿势也会消耗能量，因此须考虑疲劳因素来设定训练量。

基本动作练习

目的

- 基本动作练习以从翻身到起床、起立动作等为中心进行。这些动作与因各种症状的出现而改变的动作模式相关联，因此有必要不断重复进行。

- 关节运动的共济性降低后，运动模式混乱容易引发运动效率和稳定性降低的动作出现。

- 翻身时躯体无法随四肢动作进行旋转，多数情况下靠惯性翻身。此时应掌握徒手诱导躯体旋转的节奏，学习翻身新模式（图2.2.6a），或徒手对上肢施加抵抗的同时促进躯干旋转（图2.2.6b、c）。

- 起床是由侧卧位开始，以跟床面接触的肘关节为支撑点使上半身完成直立。肩关节或躯干出现失调症状时，重心会无法停留在某一位置（图2.2.7）。此时应以俯卧位将双肘置于床上，保持胸部抬离等同时运用肩关节和躯干的运动促进共济性（图2.2.8）。

- 起立主要是颈部、躯干、髋关节、膝关节的共济运动。活动时重心的移动距离和各关节的运动共济性下降时，抬臀往往无法同步，有时多试几次也可以靠惯性起立。从把持扶手、将座椅调高等难度降低的状态开始进行缓慢反复活动，促进学习动作模式。

- 症状已进展的病例，因对环境的适应性降低，通过练习模拟家中环境的动作模式，能够达到获得更加实用的动作的目标。

量和频率

- 疲劳会引起本该学习的运动模式解体。因此，负荷量应设定为可诱发目标运动模式的大小。

- 另外，起立动作会因疲劳而引起摔倒，因

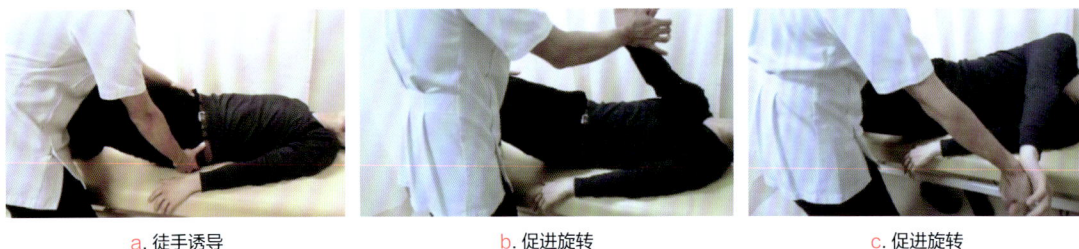

a. 徒手诱导　　　　　　　　b. 促进旋转　　　　　　　　c. 促进旋转

图 2.2.6　旋转躯干

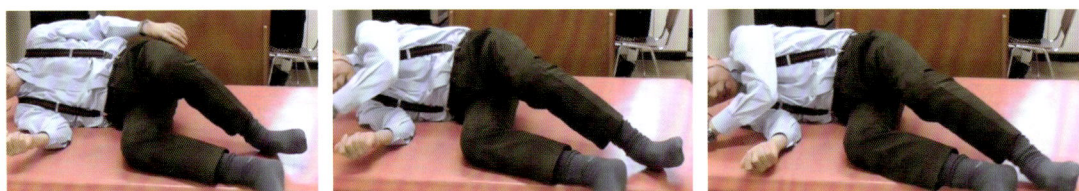

肩关节或躯干出现失调症状，无法将重心转移到靠近床面的肘部

图 2.2.7　翻身

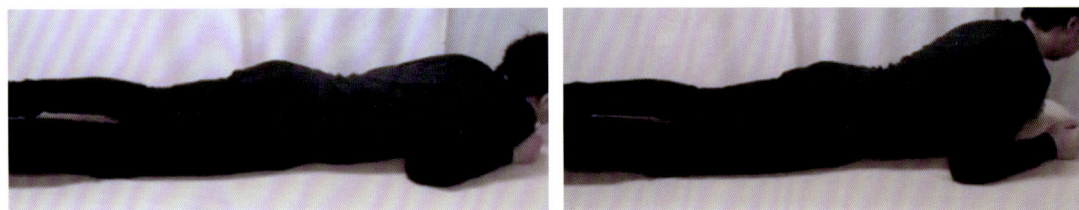

以双肘为支点维持肩胛骨和躯干的位置

图 2.2.8　俯卧姿势的共济性锻炼

此建议单次训练中减少易产生负荷的动作的次数，但可以增加训练频率。

步行练习

目的

- 运动失调中步行的特征有宽基步态、抬脚时膝关节伸展位的保持、步幅减小、重心后移等（图2.2.9）。其原因考虑为，步行时为了获得更高的稳定性而扩大支撑基底面的同时，减少重心移动距离。

- 步行因要连续进行重心移动，协调性降低会加大活动难度，所以可以通过限制步行时起控制作用的关节运动来获得更好的稳定性。特别是在躯干和髋关节、膝关节使用束缚带、软性护具（图2.2.10），给手腕和脚腕加上垂直负荷来获得动作的稳定性。

- 针对重心移动的训练是在双杠等稳定环境下向前后左右各方向反复移动重心以促进掌握重心移动的距离和时机（图2.2.11）。如果使用镜子或录像追加视觉反馈，或使用悬吊式无负荷装置进行步行练习等可获得更好的效果。

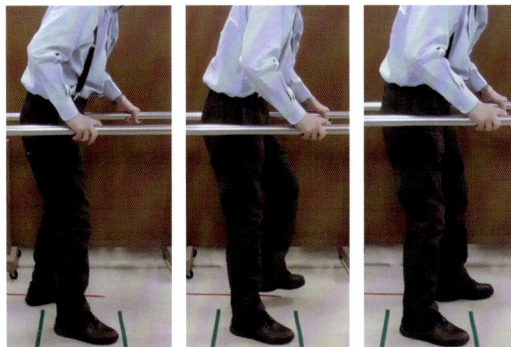

下肢迈出时可见重心后移或步幅狭小

图 2.2.9　步行

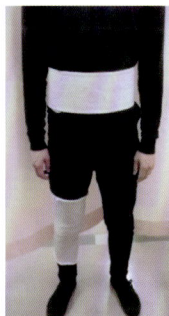

图 2.2.10　束缚带、软性护具的使用

学习要点

辅助用具的优点和缺点

　　束缚带和软性护具有很多种，应根据目的进行选择。护具能够使关节获得稳定性，相反也会成为限制，因此掌握各自的优点和缺点非常重要。对于失调症状，动作限制成了优点，因此症状严重时可选用限制力较强的护具以增加稳定性。

步行时观察重心移动的方法

　　步行时出现重心无法移动的情况，考虑可能有肌力、浅感觉、深感觉、ROM、肌张力、共济性、疼痛等问题。根据其中的因素、起作用的程度，调整应对方法，因此逐一进行评价后再综合考虑是非常必要的。

实践

临床建议

双杠的使用方法

　　双杠是双上肢可以持握的工具并且很稳固，因此运动失调患者可以安心使用它进行站立位活动。双手支撑的动作稳定后，可尝试单手把持双杠或一手把持双杠另一手把持拐杖等各种变化，逐渐过渡至日常实用的模式。

量和频率

- 与基本动作练习一样，产生疲劳后，动作模式会被打乱。姿势和动作如果出现紊乱，应适当休息。
- 症状明显的病例，为了保持平衡需要收缩肌肉。因此，短距离步行也会非常疲劳，而疲劳又会导致稳定性下降。为达到有目的的学习效果，应着重考虑"获得重心移动"等步行动作的关键点。

介入代偿手段

目的

- 作为移动手段，患者在步行中如果有了摔倒经历，对摔倒的恐惧就会增强，这很容易成为自我效能感降低且活动性进一步降低的恶性循环的导火索。因此，步行器和轮椅等代偿手段的介入时机非常重要。
- 移动的代偿手段，以无拐杖步行→"T"字拐杖步行→助行器步行→轮椅为例，是以扩大支撑基底面来获得动作的稳定性。
- 另外，代偿手段也可以设定在居家环境。

通过设置扶手和移动家具，在移动路线上增加上肢可支撑位置来扩大支撑基底面，创造方便移动的环境。

- ADL 动作易产生精细动作（进食动作、整理容装等）障碍，应考虑调整姿势或介入自助具。

基础知识

提高自我效能

自我效能是进行某种动作所需的自信程度，是改变日常生活的活动性所需的一项重要因素。如自我效能低下，即便动作稳定性提高，有时也无法改善ADL。因此，不仅是身体功能，心理上的考量也非常重要，为了提高自我效能，增加动作的成功体验也是一种很好的方法。

实践

临床建议

对代偿手段的评价

上肢、躯干出现运动失调症状的时候，持握手轮圈驱动轮椅的时候，有时会将手指卷进驱动轮，或是肘部摩擦到轮胎。介入轮椅时，应根据使用环境、驱动模式进行设定。另外，驱动轮椅不能仅利用上肢，能否利用躯干前后倾也是要点之一。当手动驱动轮椅已经得不到实际效果时，应考虑介入电动轮椅。

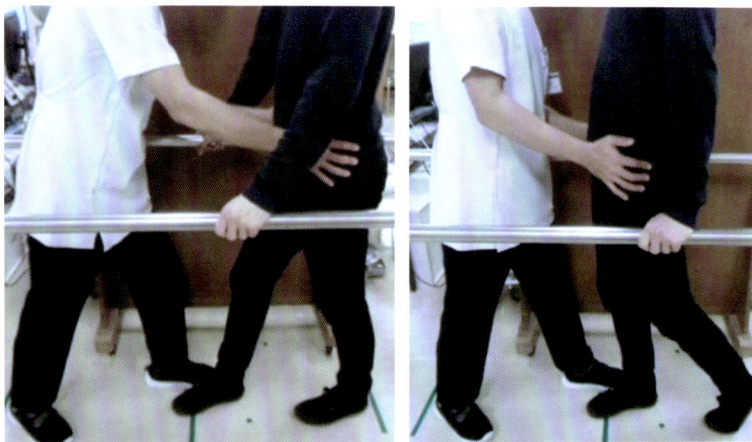

通过徒手诱导重心移动，促进学习移动的距离和时机

图 2.2.11　重心移动的反复练习

量和频率

- 介入代偿手段除了可以维持患者自身的活动性，还有助于减轻辅助量。
- 因此，随症状进展运动功能降低时，有必要适当考虑相应的代偿措施。
- 不仅患者，家人也必须定期在家中接受生活活动的评价，从"难以完成的动作"和"难以介助的动作"2个视角进行评价。

自主锻炼指导

目的

- 脊髓小脑变性患者接受 Ilg 团队为期 4 周的集中训练治疗后，继续进行自主训练，虽然症状有所进展但依然显示在 1 年中维持了运动功能。对于脊髓小脑变性患者来说，日常进行自主训练对维持运动功能有着重要意义，如何能够坚持进行也是指导的重点。不仅是教会方法，还要通过具体说明锻炼的意义和效果来提高患者坚持锻炼的动力。必要时对家人进行指导也非常有效。
- 另外，定期向医生和物理治疗师提交日记等实施记录，也是促使患者坚持的方法。

量和频率

- 自主锻炼比较主观，因此关于实施方法和运动量都必须详细指导。
- 如果因疲劳出现代偿动作，容易形成不符合要求的实施方法。因此必须要掌握患者的耐力、对方法的理解程度，并以此设定内容和量。
- 另外，如果时间过长或运动量过大也会导致难以坚持，因此每天的练习应控制在 20~30 分钟。

指导内容

- 主要的指导内容应根据症状来设定，但为了改善髋关节周围肌肉和躯干肌肉保持姿势的共济性，应给予桥式运动和保持跪姿的指导。
- 桥式运动：将臀部抬高，使躯干和股骨呈一直线，并保持 3~5 秒（图 2.2.12）。
- 跪姿：支撑的股骨与躯干要保持在同一直线上。如果双膝跪姿已可以保持稳定，则可尝试单膝跪姿（图 2.2.13）。另外，为改善包括肩关节在内的共济性，也可进行四肢支撑平衡运动的指导。完成四肢支撑姿势时，颈部与躯干始终保持在同一水平面上是非常重要的。在四肢支撑姿势保持稳定的情况下，可追加抬举单侧上肢或下肢（图 2.2.14）。此时也应保持上下肢与躯干、颈部在同一直线上。

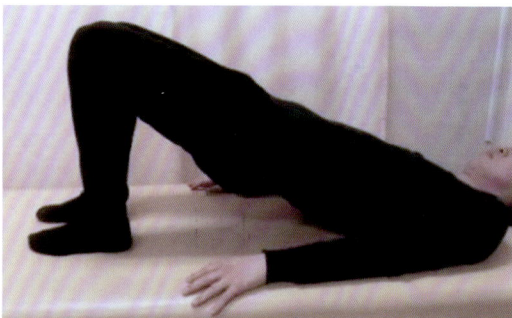

图 2.2.12　桥式运动

基础知识

桥式运动的目的

桥式运动是在床上进行的代表性锻炼之一，是针对肌力和共济运动的锻炼。运动时，收缩的肌肉主要有臀大肌和臀中肌、竖脊肌、腘绳肌等，这些肌肉根据膝关节的屈曲角度和脚的放置宽度、双脚和单脚、床面的柔软程度等不同而改变肌肉力量的比例。根据目标肌肉制订桥式运动的方案，可以获得更好的效果。

- 这些内容应根据症状进行指导，但也必须要考虑运动失调症状严重的患者的安全。

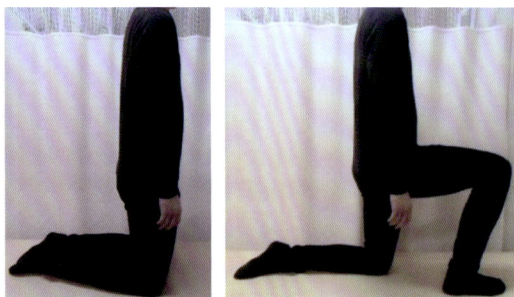

支撑的髋关节和躯干保持在同一直线上

图 2.2.13　跪位、单膝跪位的维持练习

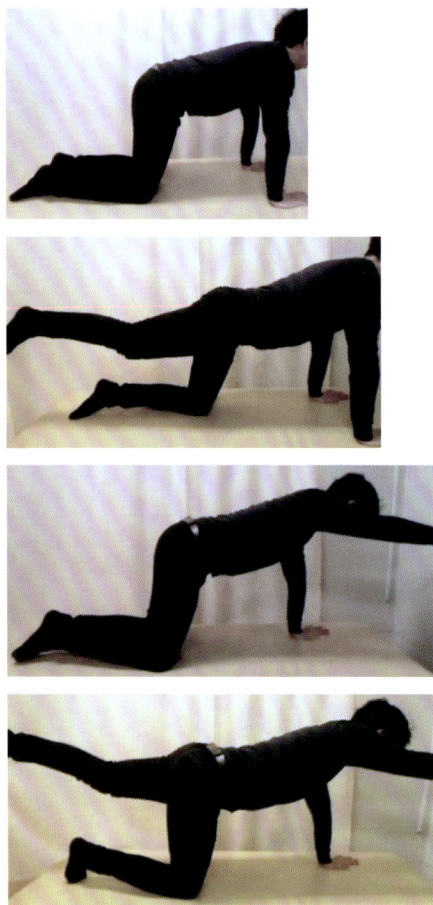

抬起的上下肢与躯干保持在同一直线上

图 2.2.14　四肢支撑位的维持练习

即使患者跪姿锻炼已经很稳定，也应让其手扶着桌子进行锻炼。

ROM 确认

发生运动失调的患者很少出现新的 ROM 受限。但当使用膝过伸等骨性受限动作时，会形成过度 ROM（膝关节伸展 5° 等）。这时候要考虑引入护具，但也必须定期确认 ADL 的情况。

易发生摔倒的疾病

四肢、躯干出现运动失调症状时，即使使用拐杖，摔倒的风险也会很高。据报道，运动失调患者中 92.9% 的患者在过去 1 年内有摔倒的经历。此外，摔倒的方向没有规律，很难预防。要判定步行等动作的独立完成度也需考虑各种条件下动作的稳定性。

实践　　临床建议

肌力与稳定性的关系

提到运动失调症状难免关注共济性和平衡能力，但肌力也是维持动作稳定性的重要因素。有报道称，若脊髓小脑变性患者的膝关节伸展肌力较强则步行时稳定性较好，步行速度也较快。持续观察可使用数字化肌力计进行评价。

基础知识

Frenkel 体操

Frenkel 体操是对运动失调患者进行利用视觉代偿功能的训练。Frenkel 体操通过重复正确的动作增强视觉代偿功能以强化运动的共济性。从难度较低的节奏缓慢的运动开始。

体位性低血压

体位性低血压是起床或起立等姿势变化时无法相应地调整血压，因而出现眩晕和失神等症状。进行锻炼的同时也增加了发生意外的风险，因此必须引起重视。症状严重时，下肢使用弹力绷带或弹性袜可达到减轻症状的目的。

总结

- 叙述 SCD、MSA 的分类（第 42 页）。
- SCD、MSA 可见的核心症状是什么（第 44 页）。
- 诊断标准是什么（第 46 页）。
- SCD、MSA 的物理治疗评价项目和与其相关的检查方法以及指标都有什么（第 49 页）。
- 运动失调的重症度判定应用的 SARA 是什么（第 52 页）。
- 整理问题点的时候最应该注意的是什么（第 54 页）。
- 为了用代偿手段来提高动作的稳定性，什么样的视角是必须的（第 59 页）。
- 进行自主锻炼指导需要注意什么（第 59 页）。

第二章 各论

参考文献

[1] Tsuji S, et al. : Study Group on Ataxic Diseases. Sporadic ataxias in Japan: a population-based epidemiological study, Cerebellum 7: 189-197, 2008.
[2] 西澤正豊：小脳障害の症候. 別冊・医学のあゆみ 小脳の最新知見, p47-51, 医歯薬出版, 2016.
[3] Schmahman JD : Disorders of the cerebellum : ataxia, dysmetria of thought, and the cerebellar cognitive affective syndrome, J Neuropsychiatry Clin Neurosci 16: 367-378, 2004.
[4] 厚生労働省ホームページ：健康・医療 (https://www.mhlw.go.jp/stf/seisakunitsuite/bunya/0000062437.html)
[5] 篠原幸人 ほか：modified Rankin Scale の信頼性に関する研究 - 日本語版判定基準書および問診表の紹介 -, 脳卒中 29:6-13,2007.
[6] 厚生労働省特定疾患運動失調症調査研究班：平成 3 年度研究報告書, 1992.
[7] Bohannon RW. Smith MB: Interrater reliability of a modified Ashworth scale of muscle spasticity. Phys Ther 67: 206-207, 1987.
[8] 望月　久 ほか：精髄小脳変性症患者障害像の臨床経過. 理学療法学 21:315-319,1994.
[9] 中村隆一 ほか：中枢神経疾患の理学療法－神経生理学的アプローチ. 神経進歩 23:74-86, 1979.
[10] 中村隆一 ほか：基礎運動学 第 6 版補訂, 医歯薬出版, 2003.
[11] watanabe H,et al. : progression and prognosis in multiple system atrophy:an analysis of 230 japanese patient.brain, 125:1070-1083, 2002.
[12] Ilg W,et al. : Long-term effects of coordinative training in degenerative cerebellar disease. Mov Disord ,25:2239-2246, 2010.
[13] van de Warrenburg et al.:Falls in degenerative cerebellar ataxias. Movement Disorders,vol.20(4):497-500.2005.
[14] 藤田正明 ほか：脊髄小脳変性症患者の最大歩行速度と下肢筋力および立位バランスとの関係, リハビリテーション医学 . 29(3), 211-215, 1992.

第三节　肌营养不良

1　病理特征

POINT

- 肌营养不良是一组遗传性肌肉疾病。
- 从未发现相关基因的肌营养不良及发病机制不明的肌营养不良居多。
- 不同亚型的肌营养不良的发病年龄和临床表现各不相同。
- 肌营养不良是主要表现为运动功能障碍，但并发症很多的全身性疾病。
- 肌营养不良是进行性加重的疾病。

概述

肌营养不良是一组主要表现为"骨骼肌坏死－再生"的遗传性肌病的总称。肌营养不良大约有 40 种类型，每种类型的遗传形式、症状、基因位置均各不相同。在日本，大约有 25 400 名患者。主要临床表现是骨骼肌障碍所致的运动功能障碍，常伴随关节的挛缩、变形，心肌障碍，吞咽功能障碍，消化系统症状，骨代谢异常，内分泌功能异常，眼部症状，重听，中枢神经系统症状。因此，这种以运动功能障碍为主，并伴有骨骼肌以外的多系统功能障碍的全身性疾病，需要多学科综合管理。代表性的肌营养不良有假肥大型肌营养不良［进行性假肥大性肌营养不良（DMD）、贝克肌营养不良（BMD）］、肢带型肌营养不良、面肩肱型肌营养不良、Emery-Dreifuss 型肌营养不良、眼咽肌型肌营养不良、福山型先天性肌营养不良、强直性肌营养不良等。

病理生理

由于基因突变造成肌肉所需的蛋白质功能障碍，导致肌肉变性、坏死，肌萎缩，肌肉脂肪化、纤维化，肌力降低，从而导致包括运动系统在内的各系统功能障碍（图 2.3.1）。迄今为止发现的致病基因的功能

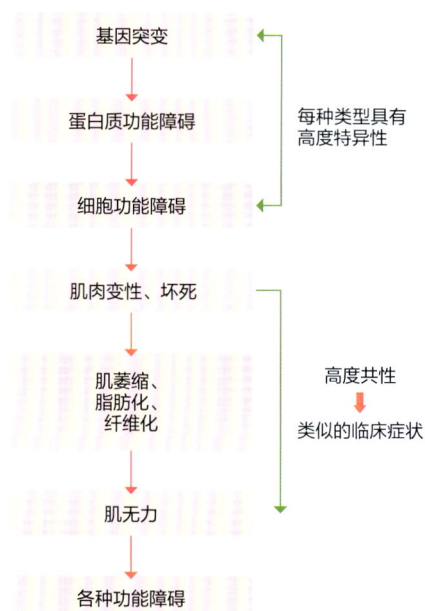

图 2.3.1　基因突变至功能障碍的过程

术语解说　**遗传性疾病**　遗传性疾病是由染色体和基因突变引起的疾病。遗传性疾病包括单基因疾病、多基因遗传病和染色体异常，当父母的染色体或基因突变（遗传给孩子）时，父母本身没有发病。但是，突变可能导致体细胞、精子和卵子的基因及染色体发生突变，从而导致疾病。

有：与细胞膜有相关性；存在于细胞外侧的基底膜上，与肌纤维的收缩舒张密切相关；与糖蛋白的修饰相关；与眼角膜有相关性。不同亚型的**基因突变到细胞的功能障碍**过程的特异性很高。随着分子遗传学的发展，有很多致病基因和蛋白被发现，但导致发病的分子机制至今尚未完全阐明，而且还有很多未发现致病基因的亚型。

基因变异，有父母遗传和基因突变两种情况。肌营养不良的遗传形式主要为 **X 染色体连锁遗传**、**常染色体显性遗传**、**常染色体隐性遗传**。

2　症状、障碍

POINT

- 运动功能低下为主。
- 各亚型的发病时期、临床表现、疾病进展速度各不相同。
- 当合并呼吸功能不全、心功能不全的时候可影响预后。

症状

肌营养不良的主要症状为运动功能低下，不同亚型的发病时期、临床表现、疾病进展速度各不相同（表 2.3.1）。

- **肌力低下**：肌萎缩是由于肌肉细胞变性、坏死导致，并存在肌无力。肌力低下的具体表现因原发部位和亚型不同而不同。
- **挛缩**：关节畸形通常伴随由脊柱疾病引起的脊柱畸形和姿势异常，以及随着一般疾病的发展而发生的其他关节挛缩和畸形。此外，关节挛缩可能在意识到肌无力之前发生。不同亚型的挛缩部位也不相同。
- **运动功能障碍**：肌无力会导致各种运动功能障碍。下肢近端肌肉的肌力低下会导致步态异常、易跌倒及上下楼梯困难和行走困难。
- **智力发育障碍**：某些亚型可能存在智力发育障碍。
- **呼吸肌功能障碍**：心肌病、呼吸衰竭、心力衰竭等并发症会影响 ADL、QOL 和预后。

DMD 患者的数量最多，主要表现为病程初期步行略显迟缓；在 3~6 岁时易跌倒，并且难以站起；10 岁左右无法行走（图 2.3.2）。呼吸肌疾病和心肌疾病等是死亡的原因。

补充

> 在肌营养不良各亚型中，患者人数最多且症状较重的是 DMD，因抗肌萎缩蛋白基因突变，导致对于骨骼肌质膜的稳定性至关重要的抗肌萎缩蛋白缺失。BMD 也是由抗肌萎缩蛋白基因中相同的突变引起，但较轻，肌细胞中的抗肌萎缩蛋白不完整且丰富度低。

强直性肌营养不良是成年遗传性肌病的最常见的类型，是一种多器官疾病，其中除了特征性的肌肉症状外，还可见多种疾病。

- **肌萎缩**：面部肌肉，如颞肌、咬肌（斧头状面容）的萎缩，胸锁乳突肌的萎缩以及远端肌肉占主导的肌萎缩。
- **肌强直**：舌头的跳动肌强直（三叶草形舌头）、拇指的跳动肌强直、抓握强直。

表 2.3.1 肌营养不良的疾病分型

疾病类型	遗传形式	发病时间	初发症状	四肢及躯干肌力低下（初发部位）	四肢以外的骨骼肌受累	呼吸肌、心肌受累	血清肌酸激酶
DMD	X 染色体连锁	幼儿期	步行障碍（步行摇晃，上下楼梯困难，易摔倒）	近端肌肉为主（腰部），假性肌肥大（小腿部）	巨舌	呼吸功能不全、心功能不全	高度上升
BMD		幼儿期至成人期					正常至高度上升
女性肌营养不良症		幼儿期至成人期					正常至高度上升
肢带型肌营养不良	常染色体显性或隐性	1 岁以后	步行障碍（步行摇晃，上下楼梯困难，易摔倒）	近端肌肉为主	颜面肌	呼吸功能不全、心功能不全	正常至高度上升
先天性肌营养不良	常染色体显性或隐性	1 岁之前	松软婴儿，运动发育迟缓	近端肌肉肌张力降低（松软婴儿）	吞咽障碍	呼吸功能不全、心功能不全	高度上升
面肩肱型肌营养不良	常染色体显性	婴幼儿期至成人期	上肢抬举困难	肩胛肌、上肢肌肉（翼状肩、"大力水手"的手臂）	颜面肌（闭眼困难、噘嘴动作困难）	QT 间期延长综合征	正常至中度上升
强直性肌营养不良	常染色体显性	婴幼儿期至成人期	肌无力、握力下降	远端肌肉、胸锁乳突肌、躯干肌肉	颞肌、咬肌（斧头状面容），三叶草形舌	心传导功能障碍、心律不齐，低氧血症	正常至中度上升
Emery-Dreifuss 肌营养不良	X 染色体连锁、常染色体显性或隐性	婴幼儿期至成人期	关节挛缩	近端肌肉		心传导功能障碍、心律不齐	正常至轻度上升
眼咽肌型肌营养不良	常染色体显性或隐性	中年以后	眼睑下垂	近端肌肉	眼睑下垂，构音功能、吞咽功能障碍		正常至轻度上升

注：此表由参考文献[1]修改引用。

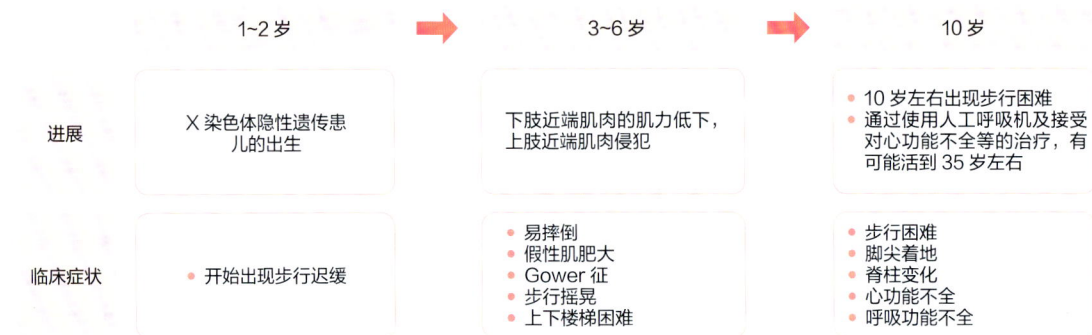

1~2 岁	3~6 岁	10 岁
进展 X 染色体隐性遗传患儿的出生	下肢近端肌肉的肌力低下，上肢近端肌肉侵犯	• 10 岁左右出现步行困难 • 通过使用人工呼吸机及接受对心功能不全等的治疗，有可能活到 35 岁左右
临床症状 • 开始出现步行迟缓	• 易摔倒 • 假性肌肥大 • Gower 征 • 步行摇晃 • 上下楼梯困难	• 步行困难 • 脚尖着地 • 脊柱变化 • 心功能不全 • 呼吸功能不全

图 2.3.2 DMD 的临床过程

术语解说
松软婴儿 患儿全身肌张力明显降低，身体非常柔软，身体虚弱多病。
假性肥大 即使肌肉组织原始成分萎缩，但整体上也会出现肿胀的状态。尽管肌萎缩，但由于脂肪浸润，间隙似乎越来越大。
肌强直现象 最大收缩后肌肉无法迅速放松的状态。在强直性肌营养不良中，由于增强了肌细胞膜的刺激性，所以肌细胞容易受到轻微的刺激而收缩，并且一旦收缩，肌肉持续放电且难以放松并保持收缩状态。
攀爬直立站立 由下肢带肌群（腰部和大腿周围的下肢近端肌肉）的无力引起。在站起动作中，双手按压膝部进行支撑，并逐渐沿着大腿向上移动双手完成站起的方法。

- 其他：心脏病变（心脏传导障碍、心肌疾病），中枢神经系统疾病（认知症状、人格改变、嗜睡），眼部症状（白内障、滑膜变性），内分泌异常（糖耐量降低、高脂血症），前额脱发（青年型额部脱发），呼吸功能障碍和吞咽障碍以及猝死常见。

预后取决于疾病的类型。呼吸衰竭、心力衰竭、心律不齐、吞咽困难等对预后影响很大。定期的评估、合并症的排查和适当的干预也会影响预后。

> **疾病类型和初始累及部位**　学习要点
> 需要牢记肌营养不良疾病的亚型和肌力低下原发部位的不同组合。

3　临床诊断

POINT
- 使用日本厚生劳动省的诊断标准。
- DMD 诊断指南。
- 通过基因检测或肌肉活检做出诊断。

血清学检查

- **血清肌酸激酶**（creatine kinase, CK）：骨骼肌、心肌以及脑细胞中含有大量肌原性酶——CK。当这些细胞受损时，血液中的 CK 浓度会升高（表 2.3.1）。但是，血液中 CK 的浓度取决于肌营养不良的类型和进展情况。此外，由于肌肉的量与萎缩成正比，肌肉量减小时该值降低。因此，即使血清 CK 浓度正常，也不能排除肌营养不良。
- **醛缩酶**：一种分解糖产生能量的细胞内酶。它大量存在于心肌和骨骼肌中，也存在于肝脏和肾脏中。当这些组织受损时，血液中醛缩酶的浓度增加。从醛缩酶的浓度可以知道肌肉组织和代谢紊乱的损害程度。
- 其他：由于可能会发生各种问题，如感染、骨折和营养不良，因此，需要定期评估白细胞计数、红细胞计数、血小板计数、总蛋白、白蛋白、尿素氮等指标。

其他检查

- 针状肌电图显示**肌原性改变**（**低幅度、持续时间短**）是该疾病的特异性改变。肌营养不良的肌电图波形复杂，持续时间短，幅度小。此外，即使有轻微的自发收缩，但许多运动单位同时放电，易观察到干涉波。在强直性肌营养不良的肌电图中，波形重复渐增和渐减，有时可持续数十秒（**肌强直放电**）。另外，从扬声器可听到称为"俯冲轰炸声"的特征性声音。
- 一般组织病理学检查（使用冷冻肌肉组织标本）显示营养不良性变化（骨骼肌坏死、再生）是该病的特征性病理表现。
- 在**基因检测**中，可以确认责任基因的遗传突变、责任蛋白的丢失和异常蛋白的表达。因此通过基因检测可确诊。

4 临床治疗

POINT
- 没有根治方法，只有功能维持和对症治疗。
- 通过个体化的康复治疗和应用医疗设备可以改善生活及预后。
- 需要多学科的治疗护理。
- 遗传咨询和心理、社会支持也很重要。

多学科的治疗护理

目前，尚无根治肌营养不良的方法。因此，为了延缓病情发展，应给予针对畸形、挛缩和骨折的整形外科治疗，保持功能的康复治疗，以及药物治疗等多专业多学科的治疗和护理（图2.3.3）。

- **糖皮质激素治疗**：对DMD有短期疗效。可以通过糖皮质激素治疗延长预期步行时间，改善呼吸功能，抑制脊柱侧弯的进展以及延缓心肌病的发作。然而，糖皮质激素治疗有许多副作用，如体重增加、满月脸、多毛症、非典型痤疮、身材矮小、行为改变、骨密度降低、糖耐量降低、胃肠道症状和白内障等。副作用很严重的情况下，需考虑减少剂量，更改给药方法，或在无效的情况下中止治疗。现阶段，尚未客观评估糖皮质激素治疗对DMD以外其他亚型的肌营养不良的作用。

- **康复治疗**：尽早进行ROM训练及摔倒（或其他事故）预防演练来预防挛缩、变形。随着病情的进展，通过矫形器和轮椅维持和扩大生活范围，为增加肺的弹性功能进行呼吸物理治疗、吞咽疗法，以增加社会参与度为目的的就业支持将是治疗的重点。早期干预对于维持健康和维持QOL至关重要。然而，由于发生肌肉损伤的风险较高，无需早期进行增强肌肉的力量训练。

- **骨科措施**：随着脊柱和胸部畸形的发展，患者很难保持坐姿，并且对呼吸运动的影响很大，因此也要通过手术进行矫正。应尽早咨询骨科医生，并选择在适当的时间

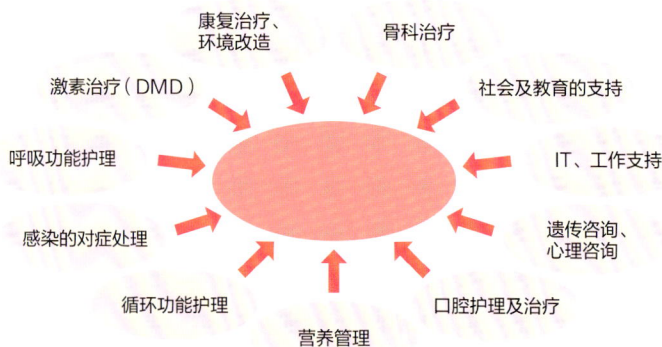

图2.3.3 多学科治疗、护理

术语解说 满月脸 是中枢性肥胖的一种。这是躯干和脸部中央脂肪堆积的症状。脸庞圆润，像满月一样肿胀。
痤疮 毛囊皮脂腺慢性炎症性疾病，最常见的是青春期痤疮。

进行手术。

- **呼吸系统护理**：无创正压通气（NPPV）是使用口罩或鼻面罩进行人工呼吸的方法（图2.3.4）。与气管切开术相比，使用NPPV具有可减少呼吸衰竭症状和入院率，降低医疗成本并易于维持QOL等优点。由于肌营养不良需要长时间的人工辅助呼吸，因此必须借助咳嗽辅助（手动或机械）及重力和特定姿势来保持呼吸道通畅。

- **循环系统护理**：即使有运动功能下降、使用呼吸机导致心脏功能下降的情况，也不一定伴有心力衰竭，但无论有无症状，都要定期评估心脏功能。心肌损伤程度存在个体差异，骨骼肌损伤程度与心脏功能障碍无相关性。在有轻度心功能异常时，考

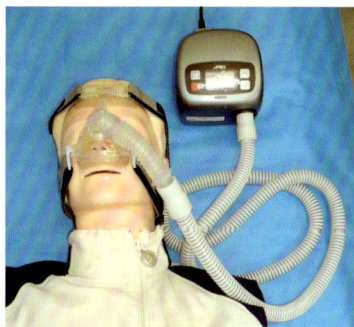

a. 鼻型

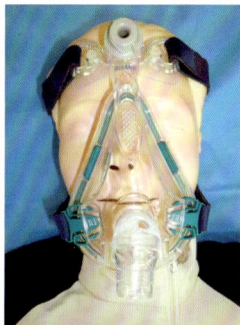

b. 全脸型

图2.3.4 NPPV面罩

虑到年龄和可能存在进行性疾病，通常无需严格限制饮食和生活方式，但需优先考虑QOL。通过定期评估来掌握疾病的进展情况和给药情况，给予必要的营养指导并积极预防传染病（接种疫苗等）。

- **营养管理**：骨骼肌具有储存营养的重要作用，当骨骼肌明显减少时，容易导致营养不良。营养状况的恶化导致身体机能下降，进一步导致摄入减少，从而形成恶性循环。此外，营养过剩会导致肥胖，肥胖又导致活动减少和畸形，进一步加重肥胖，进而又形成恶性循环。应提醒患者注意保持适当的体重和防止营养摄入不足，确保营养平衡。另外，营养管理必须在日常生活中长期保持，同时还要适应病理状况和生活功能的变化。如果咀嚼和吞咽功能受损，需要调整食物形态或添加辅食以补充营养。当发生误吸的风险高时，需考虑进行鼻饲和胃造瘘术。

- **口腔护理**：幼儿期发病时，可能会出现咀嚼功能低下。原因可能是牙齿排列异常（牙列排列不齐）、下颌骨正面撞击（咬合排列不当）导致咀嚼异常、咬肌无力和巨舌。调整口腔管理并调整食物形式以适应咀嚼功能。还须定期进行口腔检查，指导清洁口腔的方法，通过辅助者进行口腔清洁，以及定期清洁（去除牙垢）。

心理、社会支持和遗传咨询

不仅对患者本人，对患者家属和周围的相关人员也需要进行心理、社会辅导。DMD等疾病常发生在幼儿期，并且在学龄期发生症状加剧及运动功能改变，心理支持

对于患者及其家庭至关重要，包括学校的接受方式等周围的理解和体制的建立也至关重要。患者可能会出现如智力低下、发育障碍和认知功能障碍等症状，此时应特别注意共享信息，根据患者的特征给予对应方法。

遗传咨询对于肌营养不良这种遗传性肌肉疾病至关重要。遗传信息有以下特点：①个体的遗传信息不会改变（致病基因突变终生不会变回正常）；②一部分遗传信息在有血缘关系的人之间共有（有血缘关系的人可能会患上相同的疾病）；③部分疾病可能在症状出现之前通过基因检测预测将来的发作；④遗传信息具有其他医学信息所没有的特性，如关于个人体质、患各种疾病的风险、血缘关系等个人信息。因此，不仅要掌握患者的问题，而且应对整个家族的健康情况都有一定程度的了解。此外，遗传疾病和携带者可能会遇到诸如就业、婚姻、分娩和人寿保险等社会问题。遗传咨询须以帮助当事者解决遗传相关的烦恼与不安等问题为目的进行。

5 物理治疗评估

POINT

- 接诊。
- 残疾分级。
- ROM 评价。
- MMT。
- 测量四肢围度。

- ADL 评估。
- 物理治疗干预期的功能评估。
- 呼吸功能检查。
- 姿势、运动（行走）分析。

概述

准确评估以运动功能和残余功能为中心的疾病进展程度对于实施有效的物理治疗非常重要。由于不同疾病亚型其特征各不相同，在前几节我们讨论所有亚型的共同特征，除了基于上述医学信息的功能评估之外，本节将重点介绍进行物理治疗所需的运动功能的评估。

运动发育相关的接诊

观察内容

详细询问运动发育史，了解家庭状况和居住环境状况。

观察方法

医疗接诊的初次评估需根据听取的内容进行功能障碍的分类。另外，通过了解家庭状况和居住环境状况，可以了解患者的兄弟姐妹患病的可能性，将来对整个家庭建立支持体系十分有用。

运动功能评估

观察内容

- 参照日本厚生劳动省肌营养不良研究组的障碍分类（新分类）的功能评估。
- 评估关节挛缩、胸部畸形、过度使用性肌肉无力、假性肌肥大等。

- 确认 ADL 评估和 6 分钟步行测试（6 minutes walking test, 6MWT）以制定物理治疗干预措施。

观察方法

■ 残疾程度分级

- 肌营养不良根据病情和症状进行分类。其会引起肌萎缩和进行性肌无力，极大地损害了运动功能中重要的移动功能。
- 残疾程度分级包括日本 **厚生劳动省肌营养不良研究组的残疾分类（新分类）**（**表 2.3.2**）、改良的上田分类（**表 2.3.3**）

表 2.3.2　日本厚生劳动省肌营养不良研究组的残疾分类（新分类）

Stage		
1		可上下台阶
	1a	不需要手的帮助
	1b	需要用手协助膝部
2		可上下台阶
	2a	需要单手抓住扶手
	2b	需要单手抓住扶手 + 用手协助膝部
	2c	需要双手抓住扶手
3		可以从椅子上站立
4		可以步行
	4a	可以独自步行 5 m 以上
	4b	不能一人步行，但手抓住扶手等可以走（5 m 以上）
5		四肢爬行
6		爬行
7		可以保持坐位
8		不能保持坐位

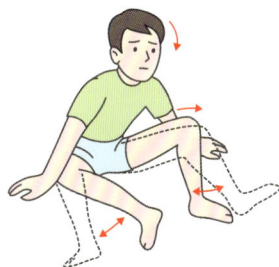

图 2.3.5　臀部移动

以及 Vignos 下肢功能评估量表等各式各样的残疾程度分级方法。重要的是应始终根据残疾分类的阶段进行物理治疗。其中日本厚生劳动省肌营养不良研究组的残疾分类是临床上常用的残疾程度分类方法。

- 此外，要注意的是评估项目根据残疾程度分级而有很大差异。因此，重要的是选择每个残疾阶段的评估方法，并应考虑是否可以通过其掌握患者的整体情况。

■ 上肢运动功能障碍分类

- 是根据上肢功能障碍的自然恢复过程而设计的，目前在日本主要使用 **松家九段练习法**。在国外，Brooke 上肢功能分级、

补充

挪动：如 **图 2.3.5** 所示，为在地板上移动臀部的动作。

表 2.3.3　改良的上田分类

Stage		
1		可上下台阶
	1a	不需要手的帮助
	1b	需要用手协助膝部
2		可上下台阶
	2a	需要单手抓住扶手
	2b	需要单手抓住扶手 + 用手协助膝部
3		可以从椅子上站立
4		可以步行
5		四肢爬行
6		爬行
7		可以保持坐位
8		不能保持坐位
	8a	有支撑时可保持坐位
	8b	长期卧床生活

注：
①步行：不使用轮椅、步行器、扶手、墙壁等辅助措施。
②上下台阶：16 cm 高的台阶。出现比需要双手抓住扶手更严重的情况则判断为难以上下台阶。
③从椅子上站起：利用椅子座位表面站起判断为不能从椅子上站起。
④保持坐位：和式坐法与西式坐法的结果有所不同。
⑤保持坐位的支撑：Glisson 牵引、头环背心、身体安全带、各种坐位保持装置。

Jebsen 上肢功能量表、EK 量表等被广泛使用。

■ ROM 等级

- 已有研究表明如肌营养不良的神经肌肉疾病中关节挛缩的特征，如疾病的分类、关节挛缩的频率和可能发生的部位（表 2.3.4）。

- 多数情况下，执行功能的下降，是在发生肌萎缩和进行性肌无力时，由于不断重复的 ADL 中出现的不良姿势等各种异常运动方式，以及某些关节固定等的相互作用

引起关节挛缩和变形的增加而产生的。因此，有必要使用日本厚生劳动省肌营养不良研究组的残疾分类，采取措施以防止在病情发展的下一阶段中可能发生的关节挛缩。

- 在考虑关节的限制因素的同时，需要进行关节挛缩的 ROM 训练（图 2.3.7）。

■ MMT

- 针对肌营养不良进行肌力增强训练时最重要的是要注意过度使用性肌力低下（overwork weakness）。为此，不应通

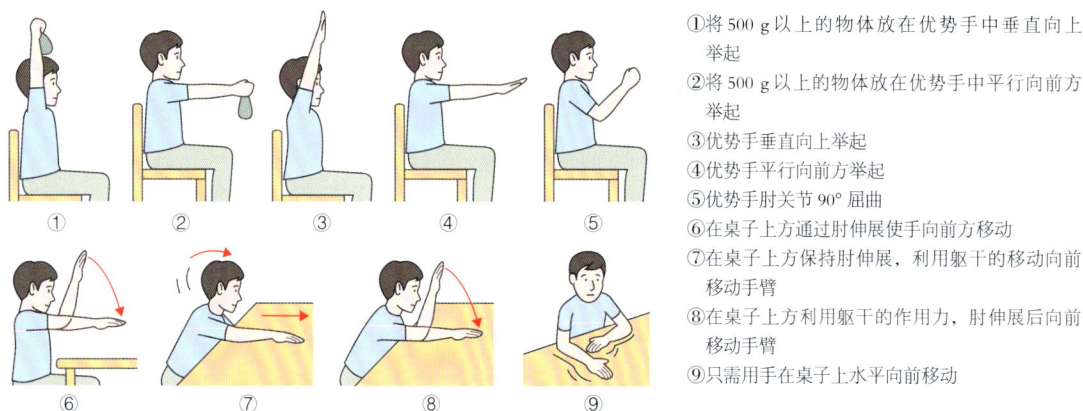

① 将 500 g 以上的物体放在优势手中垂直向上举起
② 将 500 g 以上的物体放在优势手中平行向前方举起
③ 优势手垂直向上举起
④ 优势手平行向前方举起
⑤ 优势手肘关节 90° 屈曲
⑥ 在桌子上方通过肘伸展使手向前方移动
⑦ 在桌子上方保持肘伸展，利用躯干的移动向前移动手臂
⑧ 在桌子上方利用躯干的作用力，肘伸展后向前移动手臂
⑨ 只需用手在桌子上水平向前移动

图 2.3.6　松家九段练习法

表 2.3.4　疾病分类、关节挛缩的发生率和可能的部位

疾病	ROM 减少 20° 或更多的发生率	常见的挛缩部位
DMD	约 100%	踝背屈、膝关节屈曲、胫腓韧带、肘关节屈曲、前臂旋后、手掌的屈曲和伸展、手指屈曲
Charcot-Marie-Tooth 病 1 型、2 型	20% 以下	手和髋关节多见，足趾、足、膝、肘不多见
BMD	少见	足背伸
肢体型肌营养不良	轮椅使用时间延长，具体取决于遗传学上的不同亚型	肘部、手、髋关节、膝关节和踝的跖屈
强直性肌营养不良	非先天性：相对罕见和 ROM 受限 先天性：少见	手、足、肘
面肩肱肌营养不良	非常低，若在使用轮椅时则会增加	肩、手、股、膝、足
脊髓性肌萎缩	SMA 2 型：50% SMA 3 型：很少	肘、手、股、膝、足
肌萎缩侧索硬化	26% 以下	踝跖屈和肩

过可保持的动作判断当前残余的肌肉力量，而需要使用 MMT 对其进行准确评估。而且重要的是根据肌营养不良情况进行 MMT。这样可以检测到在代偿运动中遗漏的特定的肌萎缩和进行性肌无力，因此，可能对于个别患者需要进行有规律和持续的 MMT。

- 通常临床进行的 MMT，如由同一位评估人员操作则具有很高的重现性，并且被认为具有非常高的证据级别（证据级别 2），也适于在长期随访中使用。尤其是针对膝关节屈曲、伸直，髋关节屈曲、伸直，踝关节背屈、足底屈伸的 MMT 是必要的检查。MMT 3 级以上水平，需要使用 HHD 进行定量强度测试（证据级别 3）。作为肌营养不良的特定 MMT，日本厚生劳动省肌营养不良研究组第 4 组创建了 Daniel 改良法。

■测量四肢围度

- 为了评估患者当前的肌萎缩和进行性肌无力情况，除了使用 MMT 之外，还可以通过测量肢体围度等多种客观方法评估假性肌肥大和肌萎缩。

- 假性肌肥大部位的出现顺序详见图 2.3.8。因此，请注意以小腿为中心的围度测量值。

■ADL 等级

- DMD 中经常使用 ADL 检查表（表 2.3.5）。

■其他评估方法

- 近年来，有报道提出以可步行患儿为中心的高证据水平评估方法，并且在物理治疗干预期间可将其用作功能评估的方法。North Star Ambulatory Assessment 是国外常用的评估方法，该评估方法是以可行走患者为对象的运动功能评估量表，具有高度的可靠性（证据等级 2）。Timed function test 是一种测量特定运动所需时间并评估在特定时间内可以进行多少运动的测试。6MWT（在某些情况下，可为 2 分钟的步行测试）一般用于评估有代谢异常和心肺疾病的患者的运动功能。然而，由于测试环境和评估者之间的差异，这些评估结果有很大的差异，并且还要考虑患者负担程度等。

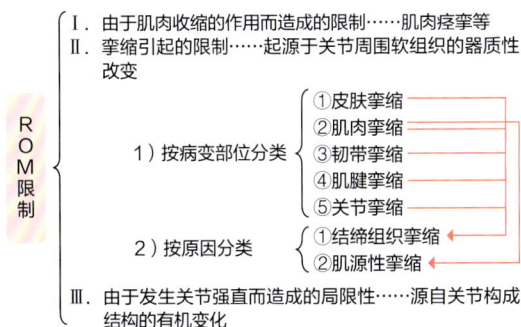

图 2.3.7　ROM 限制和挛缩的新分类

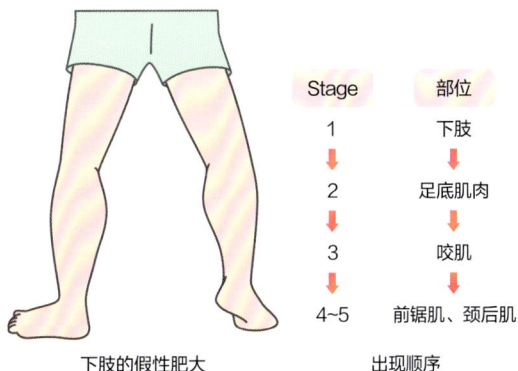

图 2.3.8　假性肥大和出现顺序

术语解说　**过度使用性肌力低下（overwork weakness）** 1958 年，Bennett 报道了小儿麻痹后遗症、吉兰 - 巴雷综合征、脱髓鞘疾病等末梢神经疾病的患者由于过量的增强肌力练习反而导致肌力减低的现象。这篇报道成了临床康复实践的警钟。这个现象被称作 overwork weakness，之后的相关临床报道中作为 overwork 的近义词，overuse 也常被使用。
假性肥大 由肌肉组织被破坏后的脂肪组织浸润引起。实际上肌肉并没有发生肥大，而是肌萎缩进一步发展，最终变得更瘦弱。

表2.3.5 ADL 检查表

姓名 _____ 性别 _____ 年龄 _____ 下肢 stage_____ 上肢 stage_____	
排尿	填写或用○圈上需要的帮助和环境设置的内容
4 自行站立排尿	
3 可站立排尿但需一点帮助	裤子的穿脱，拉链的拉开关闭
2 可自主使用便器排尿	
1 使用便器排尿且需要帮助	便器的处理，拉链的拉开关闭，其他
0 卧位排尿且完全需要帮助	
排便	填写或用○圈上需要的帮助和环境设置的内容
5 可自行使用蹲式便器	（从站立位或轮椅）到便器
4 可自行使用坐式便器	
3a 可使用坐式便器，但需要一点帮助 b 可自行使用其他类型厕所（ ）	站起、轮椅→移动至便器→移动轮椅、擦拭臀部 裤子、内裤的穿脱及其他
2 可坐在便器上但完全需要帮助	便器的种类（坐式、蹲式、其他）
1 需要座位支持且完全需要帮助	支持方法（ ）
0 卧位且完全需要帮助	
更衣（前开口、套头衣服、裤子、袜子）	填写或用○圈上需要的帮助和衣服种类的内容
6 站立姿势下一个人自行更衣	
5 坐位姿势下一个人自行更衣	
4 一个人可自行更衣但需要花费时间（15分钟左右）	所需要时间（ 分）
3 一个人可自行更衣但需要利用桌子等	所需要时间（ 分）
2 可自行穿脱某一类衣服	上身：前开口、套头衣服、其他 _____ 下身：松紧裤、改良后的裤子、其他 _____
1 无论哪种衣服都需要一定的帮助	可能的衣服种类：（穿）_____（脱）_____ 帮助的内容：_____
0 完全需要帮助	
洗澡（进入及离开浴缸→擦拭身体）	填写或用○圈上需要的帮助和环境设置的内容
4 洗澡洗头及擦拭身体和头发、进出浴缸等必要的行为可一个人自行完成	浴缸的种类：_____
3 进出浴缸需要帮助，其他部分可自行完成	
2 需要一部分的帮助	进出浴室、进出浴缸、洗澡、洗头、倒热水、擦身体
1 完成洗澡过程的一部分动作、只能洗头	可以完成的动作：_____
0 完全需要帮助	姿势：独立坐位、支撑坐位、卧位
洗漱（洗脸、洗手：打开、关闭水龙头，用毛巾擦拭。刷牙：挤牙膏、漱口）	填写或用○圈上需要的帮助和环境设置的内容
6 可一个人站着洗脸、洗手、梳头	水龙头的种类：_____
5 可一个人坐着洗脸、洗手、梳头	座位（椅子、轮椅、地板） 水龙头的种类：_____
4 可坐着洗脸、洗手、梳头，但需要一定的帮助	座位（椅子、轮椅、地板） 水龙头的种类：_____ 洗脸（洗脸台、脸盆） 需帮助的内容　刷牙：_____ 洗脸：_____ 　　　　　　　洗手：_____ 梳头：_____
3 别人帮助后可保持坐位。可一个人擦拭头或手、刷牙（梳头）	座位（椅子、轮椅、地板） 地点：_____
2 别人帮助后可保持坐位。可自行完成一部分动作	座位（椅子、轮椅、地板） 地点：_____ 需帮助的内容　刷牙：_____ 洗脸：_____ 　　　　　　　洗手：_____ 梳头：_____
1 别人帮助后可保持卧位，完成一部分动作	擦手或擦脸、刷牙、其他
0 完全需要帮助	
进食	填写或用○圈上需要的帮助和环境设置的内容
4 可自行进食各种食物	座位（椅子、轮椅、地板）
3 可以吃任何食物，但是在使用餐具时有代偿动作，需要一些帮助	座位（椅子、轮椅、地板） 能进行的动作：夹取食物、舀取食物、接近食物、切碎食物、剥鱼肉等
2 如果设置好环境，可以独自吃饭	座位（椅子、轮椅、地板） 桌子的改良：_____ 使用辅助工具维持姿势 餐具的位置：_____ 餐具的种类：_____
1 如果设置好环境，在一定的帮助下可以独自吃饭	座位（椅子、轮椅、地板） 桌子的改良：_____ 使用辅助工具维持姿势 餐具的位置：_____ 餐具的种类：_____
0 完全依赖	

呼吸功能检查

观察内容

- 通过呼吸功能测试可了解肌营养不良的进展情况。

观察方法

- 肌营养不良患者的呼吸功能障碍（呼吸肌无力和通气受限）会在无法行走期急剧下降，在进展期末期，多数患者的肺活量百分比约降至20%，需使用人工呼吸机。因此，从发病初期就需要定期进行呼吸功能检查。

- 肺活量百分比、潮气量、1秒用力呼气量作为呼吸功能的评估指标，最大深吸气量（MIC）作为肺通气的评估指标，咳嗽峰值流量（CPF）作为评价气道分泌物排出能力的指标。在条件允许的情况下，应在坐位和卧位两种姿势下进行呼吸功能测试。另外，如有必要，可监测睡眠期间的呼吸情况。

姿势、运动（行走）分析

观察内容

- 从姿势、动作分析中可以了解是否存在攀登站立（Gower 征）和步行摇晃。

- 应基于肌营养不良的损害与成长发育之间的关系分析姿势和运动。

观察方法

- 姿势、运动分析不仅是对 ADL 进行运动学和运动力学的分析，结合功能障碍进展情况和年龄进行分析也很重要。特别是应从 DMD 患者的功能障碍与成长发育之间的关系出发，在假设功能障碍进展的情况下，对姿势和运动进行分析（图 2.3.9）。

- 在步行期间，活跃的身体运动会受代偿动作的影响，关节挛缩和变形的发生概率很高。在无法步行期间，极易因长时间保持坐姿而导致的以胸廓和脊柱为中心的畸形

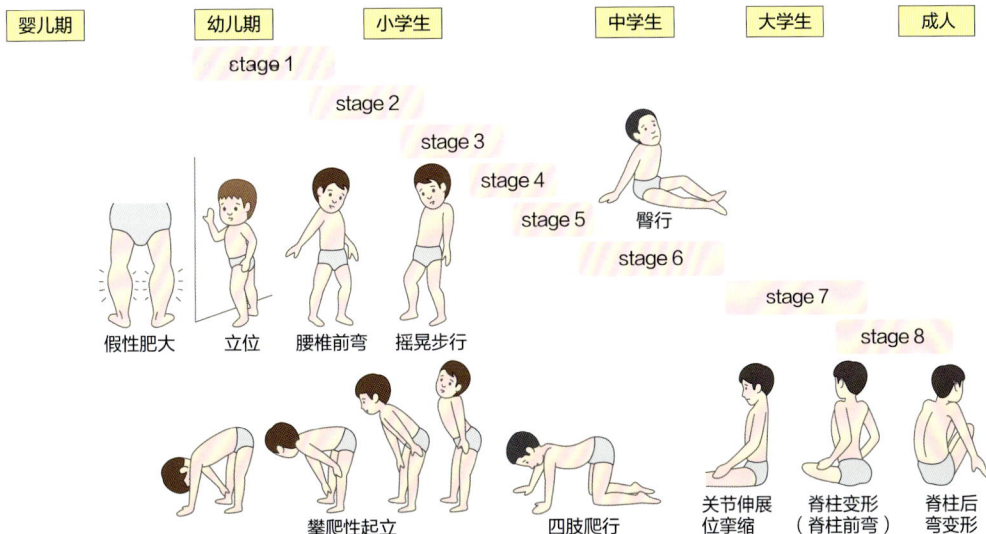

| 婴儿期 | 幼儿期 | 小学生 | 中学生 | 大学生 | 成人 |

图 2.3.9　**运动障碍和成长发育的关系及运动障碍的进展**

术语解说　**限制性通气障碍**　肺活量下降是由于肺活量减少引起的。典型的症状包括胸腔畸形、脊柱侧弯和驼背。

（图 2.3.10）。

- 典型的姿势、动作包括攀登站立（Gower 征）（图 2.3.11）和摇晃步态（图 2.3.12）。对于步态分析，可以使用由日本厚生劳动省肌营养不良研究组第 4 组的 PT/OT 联合研究联络委员会创建的步态观察表（表 2.3.6）。

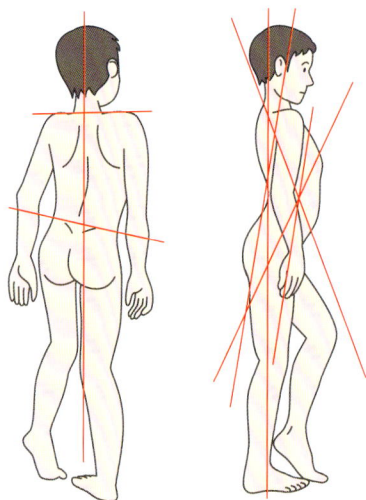

因胸部、脊柱的变形导致动作异常或代偿性动作的病例很多。通过人体参考线（图中红线）来观察异常姿势，很容易把握其特征

图 2.3.10　胸部、脊柱的变形

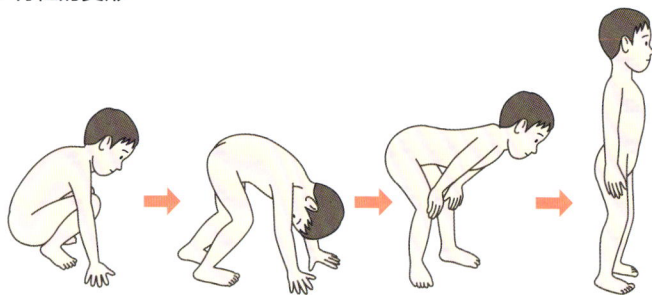

图 2.3.11　攀登站立（Gower 征）

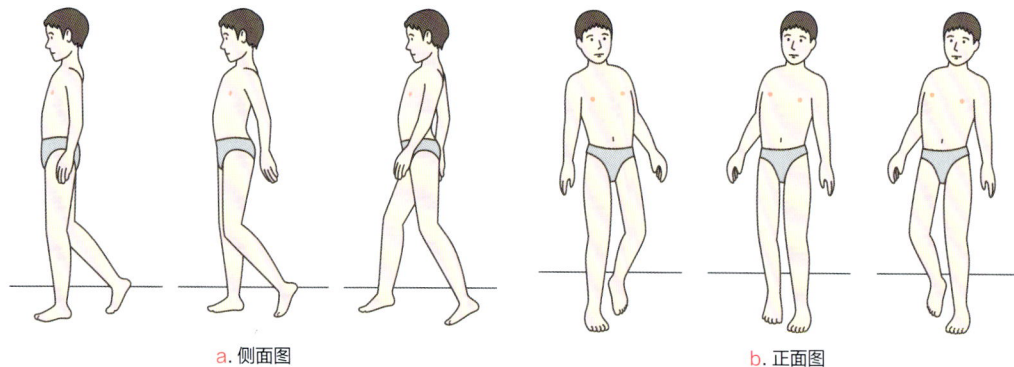

a. 侧面图　　　　　　　　　　　　　　　b. 正面图

图 2.3.12　摇晃步态

表2.3.6　日本厚生劳动省肌营养不良研究组第4组PT/OT联合研究联络委员会创建的步态观察表

姓名　　　年龄　　岁　　stage　　检查者

开始肢体位置

检查日			/	/	/	/
头部	正中位					
头部	后伸位					
躯干	前弯					
躯干	后弯					
躯干	前弯（凸起侧）	左				
躯干	前弯（凸起侧）	右				
骨盆	前倾					
下肢	重心足	左				
下肢	重心足	右				
下肢	髋关节 外展位	左				
下肢	髋关节 外展位	右				
下肢	髋关节 内旋位	左				
下肢	髋关节 内旋位	右				
下肢	髋关节 外旋位	左				
下肢	髋关节 外旋位	右				
下肢	膝关节 屈曲位	左				
下肢	膝关节 屈曲位	右				
下肢	膝关节 过伸位	左				
下肢	膝关节 过伸位	右				
下肢	踝关节 脚跟着地	左				
下肢	踝关节 脚跟着地	右				
下肢	踝关节 脚尖着地	左				
下肢	踝关节 脚尖着地	右				
下肢	踝关节 内"八字"	左				
下肢	踝关节 内"八字"	右				

动作

检查日			/	/	/	/
上肢	前后摇摆	左				
上肢	前后摇摆	右				
上肢	向外侧展开	左				
上肢	向外侧展开	右				
上肢	自然下垂	左				
上肢	自然下垂	右				
躯干、骨盆	摇晃 头部和躯干					
躯干、骨盆	摇晃 仅骨盆					
躯干、骨盆	摇晃 躯干和骨盆					
躯干、骨盆	回旋 仅躯干	左				
躯干、骨盆	回旋 仅躯干	右				
躯干、骨盆	回旋 仅骨盆	左				
躯干、骨盆	回旋 仅骨盆	右				
躯干、骨盆	回旋 躯干和骨盆	左				
躯干、骨盆	回旋 躯干和骨盆	右				
下肢的开始动作	可自行活动（无代偿动作）	左				
下肢的开始动作	可自行活动（无代偿动作）	右				
下肢的开始动作	利用躯干伸展的反作用力	左				
下肢的开始动作	利用躯干伸展的反作用力	右				
下肢的开始动作	利用躯干的侧弯	左				
下肢的开始动作	利用躯干的侧弯	右				
下肢的开始动作	多次尝试开始动作	左				
下肢的开始动作	多次尝试开始动作	右				
下肢的开始动作	需要借助上肢的活动	左				
下肢的开始动作	需要借助上肢的活动	右				
步行的节奏	规则					
步行的节奏	不规则					

实践　临床建议

物理治疗评估的要点

　　肌萎缩的物理治疗评估以日本厚生劳动省肌萎缩研究组的障碍分类（新分类）为标准，需要正确选择符合障碍分类阶段的评估项目。

　　此外，肌萎缩是进行性疾病，需要预估下一阶段可能发生的功能障碍。在进行康复训练的过程中，应密切观察患者姿势、动作发生的变化。

　　因此，定期进行评估，从患者的评估结果分析其功能、能力障碍尤为重要。无论使用何种评估方法，都需要正确把握肌萎缩患者的运动能力极限。首先，应当预防因过度使用性肌力低下（overwork weakness）引起的运动能力和心肺功能超负荷而导致病情进一步发展。

　　因此，评估者需要将全身功能评估和ADL评估相结合，以对患者的病情进行分析。

6 物理治疗

POINT
- 根据残疾的阶段来预测疾病的进展，并进行物理治疗。
- 肌肉训练或其他训练基本上是以"运动后第2天不会出现肌肉疼痛或疲劳"为准。
- 养成拉伸习惯以保持适当的对称。
- 假肢治疗。
- 风险管理。

目的

肌营养不良是以骨骼肌坏死和再生为主要损害的一系列遗传性疾病的总称，其中，DMD发病人数最多。采用物理治疗的方法治疗DMD已有很长的时间，以下主要介绍物理治疗。

DMD是以肌萎缩和进行性肌无力为主要表现的遗传性疾病。目前DMD相关的物理治疗难以防止肌肉细胞变性也无法改善身体机能。但是，一般的物理治疗可有效预防继发性功能障碍，如由运动能力低下和代偿性运动引起的习惯性姿势和畸形、挛缩、ROM受限等。

对DMD患者进行物理治疗的目的是打破DMD的恶性循环（图2.3.13），并尽可能维持ROM和延缓残疾进展。应根据残疾进展阶段进行积极的干预（表2.3.7）。此

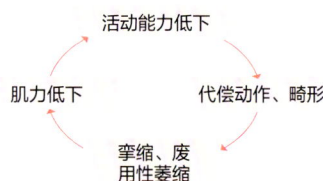

图2.3.13 **DMD的恶性循环**

表2.3.7 **根据残疾进展阶段进行干预**

	残疾程度							
	stage1	stage2	stage3	stage4	stage5	stage6	stage7	stage8
疾病阶段	可行走期				丧失行走能力期			
年龄	0~10岁				11~17岁			17岁以上
维持ROM	伸展下肢							
					伸展脊柱、胸廓和上肢			
基本动作练习	从地板上站起来	上下楼梯	从椅子上站起来	站立、行走	四肢爬行	挪动	保持坐位	
ADL指导	行走能力的维持				上肢运动装置			辅助方法的指导
	拉伸的习惯化							
	利用支架等站起				利用支架等站起			
假肢		短腿支架			长腿支架			
		脚撑			轮椅、电动轮椅			
					躯干矫形器			
							通信工具	
呼吸	有氧运动				咳嗽练习		NPPV	
					预防脊柱畸形			
					维持胸部ROM			

外，物理治疗师还扮演着各种各样的角色，如给予患者和其家人精神和心理支持，以及与他们所在学校的老师和看护人共享信息。

ROM 训练、伸展运动

对于 DMD 患者，由于完全缺乏维持肌肉活动所需的抗肌萎缩蛋白造成肌纤维退化为脂肪组织或结缔组织，从而导致肌力降低和肌肉延展性下降。另外，由于肌力不平衡而发生代偿性肌张力亢进，并出现继发性 ROM 受限。

在可步行期间，髋关节屈肌群和膝关节屈肌群、踝关节跖屈肌群等的功能尚在，这些肌群会产生代偿性姿势和动作以进行运动。因此，同一部位的 ROM 下降伴随运动功能下降的病例很常见。

另外，对于早期发生变性的腰部和下肢近端肌群，拉伸时的牵拉刺激作用可延缓肌肉无力。因此，拉伸训练被认为对于退化和残余肌群都是有作用的。

拉伸已缩短的肌肉通常很痛苦，DMD 患者也往往予以拒绝。因此，早期进行目标肌肉伸展和 ROM 训练就显得非常重要。在实施训练时，应向患者及其家人提供有关家庭计划的指导，并应建议他们将该计划纳入日常生活。

伸展

■步行时间

- 对于 DMD 患者，如果下肢对称性良好，即使肌肉力量减弱，也可以支撑下肢。
- 在行走期间，重要的是要维持 ROM 并保持良好的对称状态，以便可以持续运动。
- 拉伸小腿三头肌（图 2.3.14）：分别拉伸腓肠肌内侧头和外侧头是很有效的。
- 腰肌的伸展（图 2.3.15）：注意腰部伸展的代偿运动。
- 拉伸腘绳肌（图 2.3.16）：这样做是为了拉伸腘绳肌的近端。

■丧失行走能力后

- 丧失行走能力后，由于坐位时间增加，脊柱和胸部易发生变形。尽早预防会减轻呼吸窘迫和心脏负担，可影响生存期和预后。
- 维持胸廓 ROM：脊柱侧弯更容易导致胸

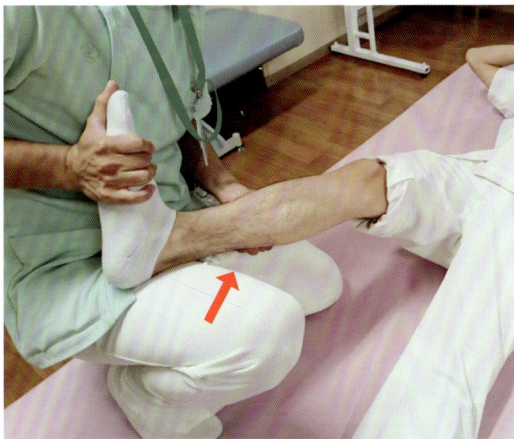

尝试分离腓肠肌外侧头、内侧头和比目鱼肌

图 2.3.14　小腿三头肌的伸展

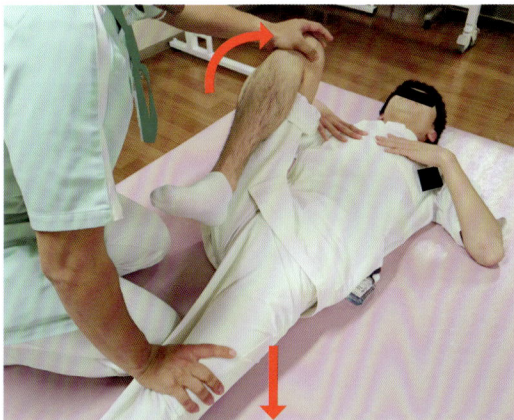

图 2.3.15　腰肌的伸展

部畸形。由于通气量的减少,胸部自身的活动性趋于降低,因此可以通过呼吸辅助和呼吸肌伸展来维持胸廓的 ROM。

- **拉伸以防止脊柱侧弯**:使用垫子或枕头拉伸凹侧(图 2.3.17)。俯卧时矫正竖脊肌的左右差异也很重要。

基本动作练习

DMD 患者的基本运动以攀登站立、臀大肌行走和摇摆行走为代表。上述异常动作被认为是对肌力低下的肌肉产生代偿运动的动作模式。因此在基本动作中,活跃的肌群和不活跃的肌群之间的不平衡促进了变形挛缩和废用性萎缩。推荐患者在可步行期间尽可能努力进行多样性的基本动作练习。

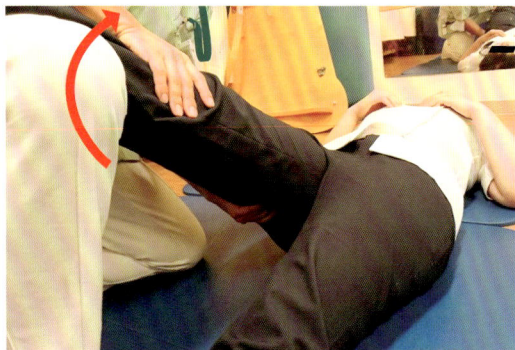

直接拉腘绳肌的近端

图 2.3.16　腘绳肌的伸展

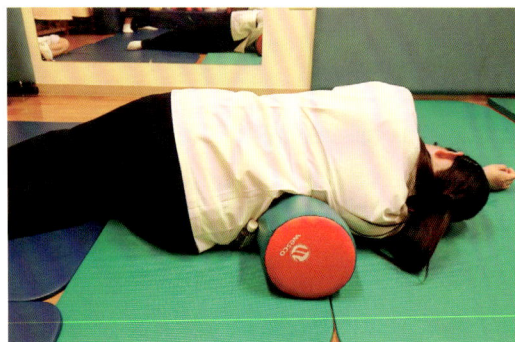

图 2.3.17　针对脊柱侧弯的拉伸

可步行期间

- **起立**:由于容易发生髋关节内收和踝跖屈,应以减少髋关节内收并增加站立负荷,同时重心向脚后跟移动的动作来练习起立。
- **站立**:骨盆前倾,躯干伸展和膝盖伸展的姿势易于站立,但需促使重心向后方移动,重心向后转移可以诱发姿势反应以促进踝背伸肌和躯干屈肌的收缩(图 2.3.18)。
- **步态**:尽量不要将膝盖固定为伸展位,在脚跟有意识地接触地面时,应根据情况考虑脚踝支撑物和小腿支架。
- 采用蹲位进行游戏(图 2.3.19)。
- 采用俯卧位进行游戏(图 2.3.20)。
- 采用包括下蹲起立动作的游戏进行练习(图 2.3.21)。

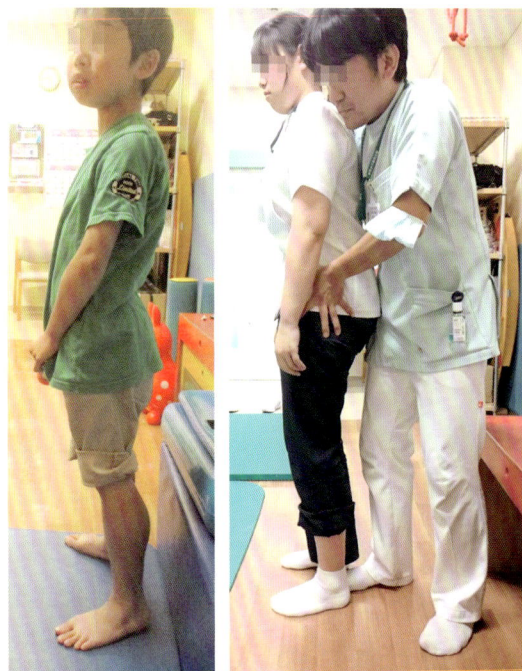

使骨盆后倾,将重心引导至脚跟处

图 2.3.18　站立位

失去行走能力后

- **四肢爬行位置**：前锯肌肌力减弱，容易导致翼状肩、肘关节固定为伸展位、腰椎过伸展的四肢爬行姿势。要注意防止翼状肩

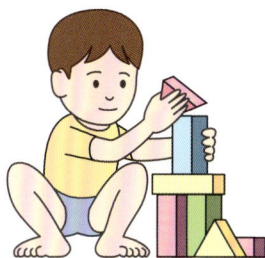

脚跟紧贴地板

图 2.3.19　以蹲位姿势玩耍

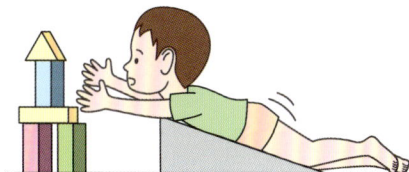

使臀肌保持力量

图 2.3.20　以俯卧位姿势玩耍

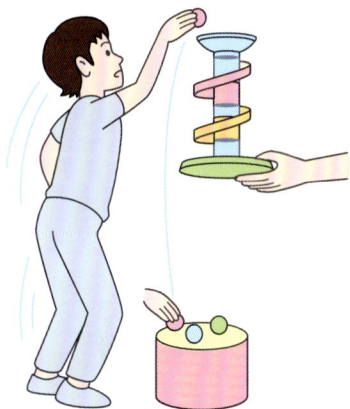

蹲下来，从低处拿一个玩具，然后放到高处

图 2.3.21　包含下蹲姿势的游戏

的产生，保持腰椎在中间位进行四肢爬行练习以维持残存的肌肉功能。

- **起立运动**：在如翻身、从卧位到坐在地板上以及挪动等日常运动中，运动和姿势转换的方向会受到限制。一边向本人确认动作的难易程度，一边保持左右均衡地进行动作练习。

ADL 指导

对 DMD 患者的 ADL 指导以在可行走期间的运动为中心，在丧失行走能力后，应向家庭成员提供有关如何协助患者的指导。认真了解患者的生活环境和背景并提供指导，预测"您目前会遇到什么问题?"以及"将来会发生什么问题"非常重要。

可步行时期

- 注意防止跌倒，同时避免过度协助，并尽可能增强患者的独立性。
- 如果呈现攀爬姿势，并且从地板上的站起动作不稳定且用时过长时，需指导其利用支撑器或桌子支撑上肢的方法。

丧失行走能力后

- 随着疾病的进展，由于肌力低下和体重增加而导致 ADL 的辅助程度增加。需指导患者利用躯体侧屈进行穿衣（图 2.3.22）。

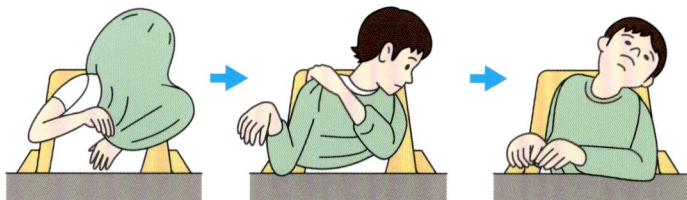

通过躯干侧弯来补偿肩关节屈曲肌力低下从而实现穿上套头衣服

图 2.3.22　穿衣动作

假肢治疗

- **短下肢支具**：在可步行期间脚尖用力时，通过使用支撑物或短下肢支具引导足底接触地面。在某些情况下，只能在晚上使用以防止关节挛缩。
- 使用长下肢支具或站立支撑器站立时，不仅可以维持 ADL，还可以防止肌肉变形、挛缩，维持肌肉力量和维持呼吸功能。
- **长下肢支具**：使用膝盖固定的长下肢支具或带骨盆带的长下肢支具（图 2.3.23）。
- **支架**：使用支架（图 2.3.24）。
- **躯干紧身胸衣**：用于预防脊柱侧弯。
- **轮椅**：根据功能障碍情况选择手动轮椅或电动轮椅。有上肢功能的患者可长时间使用手动轮椅；在步行时因姿势紊乱致胸廓畸形时，可使用电动轮椅减轻负担。
- **上肢支具**：根据 ADL 能力和生活方式，使用手臂吊带和自助设备。

风险管理

过度使用和废用

由于 DMD 患者骨骼肌的脆弱性，应注意避免过度使用性肌无力。另外，有必要考虑由于运动量减少而导致的废用性肌萎缩。最好在"运动后第 2 天不会出现肌肉疼痛和疲劳"范围内运动。

呼吸功能障碍

除了呼吸肌肌力降低外，由于肋骨和脊柱的变形以及运动范围受限，发生限制性呼吸系统疾病的病例很多。因此，确认每天的呼吸状况并进行定期的呼吸功能检查非常重要。进入 stage 8 时，必须使用呼吸机辅助呼吸。

从呼吸功能障碍发生之前的阶段开始，就应该重视保持呼吸功能和咳痰能力。在可步行时期应尽可能进行有氧运动，改善心肺功能。而且不仅限于呼吸功能，还应该尽可能控制脊柱和胸廓的变形，维持气道间隙（保持气道分泌物易于咳出的状态）。

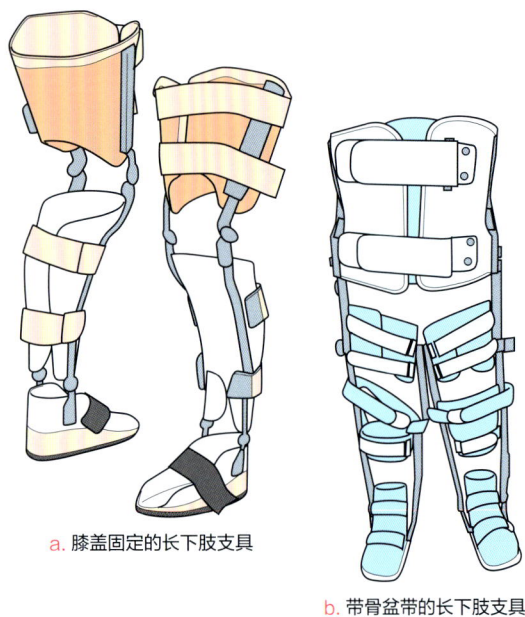

a. 膝盖固定的长下肢支具

b. 带骨盆带的长下肢支具

图 2.3.23　长下肢支具

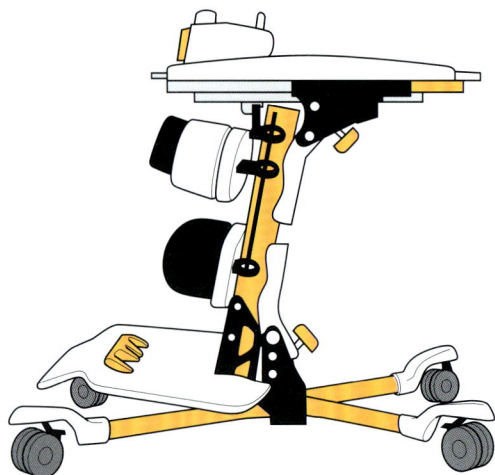

（川村假肢：站立架　根据 Heart Leaf Piplon 产品目录制作）

图 2.3.24　起立支架

NPPV 的早期使用也可以防止感染引起的呼吸功能障碍的急性加重，并可延缓间歇正压通气（IPPV）的使用。

心功能

在丧失步行能力期，由于心肌变性导致心功能下降。某些患者会出现急性心功能不全，因此有必要检查运动中的心功能状态。

精神、心理

对患者及其家人来说，精神支持是必不可少的，不仅包括物理治疗师的支持，而且包括医生、护士、辅导员等多专业的支持。

需要通过与学校和护理机构共享信息来维持联系。

总结

- 肌营养不良的疾病分型、发病时间和初期症状是什么?（第 64 页）
- DMD 的临床过程是什么?（第 64 页）
- 肌营养不良的多学科护理需要哪种护理 / 反应?（第 66 页）
- 肌营养不良研究小组针对肌营养不良的残疾分类（新分类）和 ADL 检查表是什么?（第 69、72 页）
- 神经肌肉疾病（如肌营养不良）的关节挛缩有哪些特征?（第 70 页）
- 指出容易出现肌营养不良、肌萎缩或进行性肌无力的身体部位。此外，请列举出应注意的症状。（第 70、71 页）
- 列出肌营养不良的典型姿势和动作。需要记住的要点有哪些?（第 71 页）
- 物理治疗师应提供哪些治疗方法?（第 76、77 页）

【参考文献】
[1] 日本筋ジストロフィー協会ホームページ：筋疾患百科事典 Ⅱ章筋原性疾患 (https://www.jmda. or.jp/mddictsm/mddictsm2/)
[2] 厚生労働省ホームページ：難病情報センター (http://www.nanbyou.or.jp/entry/718)
[3] 日本神経学会，日本小児神経学会，国立精神・神経医療研究センター 監：デュシェンヌ型筋ジストロフィー診療ガイドライン 2014, 南江堂, 2014.
[4] 戸田達史 編：別冊 医学のあゆみ 筋ジストロフィー・筋疾患 − 最近の進歩, p3, 5, 93-109, 医歯薬出版株式会社, 2017.
[5] 貝谷久宣 監：筋ジストロフィーのすべて, p75-79, 日本プランニングセンター, 2015.
[6] 医療情報科学研究所 編：病気がみえる vol.7 脳・神経 第 1 版, p303-309, メディックメディア, 2016.
[7] 日本呼吸器学会 NPPV ガイドライン作成委員会 編：NPPV(非侵襲的陽圧換気療法) ガイドライン (http://fa.jrs.or.jp/guidelines/NPPVGL.pdf)
[8] 川井 充 ほか：運動機能評価に関する研究 日常生活活動 (最終報告). 厚生省精神・神経疾患研究委託費研究報告書 筋ジストロフィーの療養と看護に関する臨床的, 社会学的研究 − 平成 7 年度. p283-284, 1996.
[9] 田村拓久：筋ジストロフィーの心機能を測る. 神経内科 65, 23-31, 2006.
[10] 厚生労働省ホームページ：難病情報センター (http://www.nanbyou.or.jp/entry/4523)

[11] 厚生労働省ホームページ：難病情報センター (http://www.nanbyou.or.jp/entry/4522)

[12] 中村藤夫 編：第2種 ME 技術実力検定試験 マスター・ノート 2nd edition, メジカルビュー社, 2018.

[13] 松家　豊 ほか：プロジェクトⅢ−B 臨床病態の解析「運動機能」. 昭和57年度厚生省神経疾患研究委託費 筋ジストロフィー症の疫学. 臨床および治療に関する研究研究報告書−昭和57年度. p44-49, 1983.

[14] 上田　敏：Duchenne 型筋ジストロフィー症児の障害段階の再検討. 厚生省神経疾患研究委託費研究報告書 筋ジストロフィー症の疫学. 臨床および治療に関する研究−昭和57年度. p93-96, 1983.

[15] 浅野　賢 ほか：PT・OT 共同研究連絡会：ステージ分類の判定 (最終報告) 平成7年度厚生省精神神経疾患研究委託費 筋ジストロフィーの療養と看護に関する臨床的, 社会的研究 研究報告書. p285-288, 1996.

[16] Vignos PJ et al.：Diagnosis and management of Duchenne muscular dystrophy: experience at the University Hospitals of Cleveland. J Bone Joint Surg Am 78, 1844-1852, 1996.

[17] 松家　豊 ほか：筋ジストロフィー症の上肢機能障害の評価に関する研究. 厚生省神経疾患研究委託費研究報告書 筋ジストロフィー症の疫学. 臨床および治療に関する研究−昭和57年度. p116-121, 1983.

[18] Brooke MH et al. ：Duchenne muscular dystrophy: patterns of clinical progression and effects of supportive therapy. Neurology 39:475-481, 1989.

[19] Hiller LB et al. ：Upper extremity functional assessment scales in children with Duchenne muscular dystrophy: a comparison. Arch Phys Med Rehabil 73, 527-534, 1992.

[20] Wagner MB et al.：Rehabilitation management and care of patients with neuromuscular diseases. In Neuromuscular disorders in clinical practice. Katirji B ed. Butterworth-Heinemann. Woburn. p344-363, 2002.

[21] 沖田　実 編：関節可動域制限 第2版−病態の理解と治療の考え方, 三輪書店, 2015.

[22] 蜂須賀研二 ほか：神経・筋疾患のリハビリテーション：ポリオ後遺症にみられた過用性筋力低下. 総合リハ 16, p513-518, 1988.

[23] 大竹　進 監：筋ジストロフィーのリハビリテーション, 医歯薬出版, 2002.

[24] 細田多穂 監：シンプル理学療法学シリーズ 小児理学療法学テキスト 改訂第2版, p.174, 南江堂, 2014.

[25] Mayhew A et al. ：Moving towards meaningful measurement: Rasch analysis of the North Star Ambulatory Assessment in Duchenne muscular dystrophy. Dev Med Child Neurol 53, p 535-542, 2011.

[26] Mazzone E et al. ：North Star Ambulatory Assessment, 6-minute walk test and timed items in ambulant boy with Duchenne muscular dystrophy. Neuromuscul Disord 20, p712-716, 2010.

[27] McDonald CM et al. ： The 6-minute walk test as a new outcome measure in Duchenne muscular dystrophy. Muscle Nerve 41, p500-510, 2010.

[28] Markert CD et al.：Exercise and duchenne muscular dystrophy：toward evidence based exercise prescription. Muscle Nerve 43(4), 464-478, 2011.

[29] 首藤　貴：筋ジストロフィー症のリハビリテーション. 標準リハビリテーション医学, 422-439, 医学書院, 2000.

第二章

各论

1 病理特征

POINT

- 选择性侵犯运动神经元的神经退行性疾病。
- 好发于中老年的病情发展迅速的严重疾病。
- 死亡原因是呼吸肌麻痹导致的呼吸衰竭。

概述

肌萎缩侧索硬化（ALS）是一种选择性侵犯上、下运动神经元的神经变性疾病。ALS的名称体现了它的病理特征，肌萎缩（amyotrophy）即骨骼肌萎缩，侧索硬化（lateral sclerosis）即脊髓运动神经元穿过脊髓的前脚和脊髓侧索的皮质脊髓束发生变性、脱落，并被纤维形胶质细胞取代（gliosis）（图2.4.1）。

日本的ALS发病率是（1.1~2.5）/10万，患病率为（7~11）/10万。60~70岁为发病高峰期，男性略高于女性。

病理

ALS的症状具有多样性，但疾病的进展却大同小异。无论首发症状如何，最终均表现为肌力减退扩展至全身导致被脊髓神经支配的肌肉或脑神经支配的肌肉麻痹直至完全瘫痪。呼吸肌麻痹可引起呼吸功能障碍，若不使用呼吸机，发病后2~5年可能死亡。

大部分的ALS患者为无家族史的散发性ALS（SALS），5%~10%的ALS具有遗传

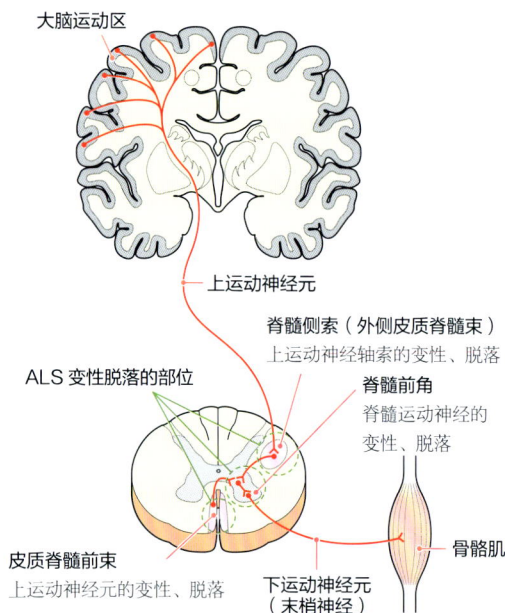

图2.4.1 ALS导致的脊髓横断面上的受损伤部位

实践

临床建议

团队医疗和信息的共享

ALS是一种如果不使用呼吸机就会死亡的严重疾病，因此，在病情的告知和是否使用呼吸机的选择上需要细心考虑。物理治疗师作为医疗团队的成员，应与全体成员讨论和共享病情、呼吸机的使用情况，以及患者、家属的接受情况等信息，这样患者及家属才会更放心地治疗，并且有助于做出决策。

性，被称为家族性 ALS（FALS）。太平洋的关岛群岛（美国）和日本的纪伊半岛是帕金森综合征和认知障碍 ALS 的高发地区。

散发性 ALS 的相关疾病包括原发性侧索硬化（PLS）、进行性脊髓性肌萎缩症（PSMA）、进行性延髓麻痹（progressive bulbar palsy, PBP）、假性延髓麻痹（pseudo-bulbar palsy）等（表 2.4.1）。

ALS 的病因不明，是否是基因突变、谷氨酸毒性、线粒体功能障碍、神经纤维丝聚集、RNA 代谢障碍、自身免疫反应、细胞凋亡等原因尚未证实，还在研究中。另外，在遗传性 ALS 及部分散发性 ALS 患者中发现 21 号染色体上编码铜锌超氧化物歧化酶的铜锌超氧化物酶 1 基因突变。

2　症状、障碍

POINT
- 既存在上运动神经元症状又存在下运动神经元症状。
- 和运动功能相比较，感觉功能、认知功能、自主神经功能、眼球运动等功能得以保留。
- 根据首发症状分为上肢型、下肢型和球麻痹型。
- 基本障碍为包括呼吸肌在内的全身神经源性肌力低下。

主要的症状和障碍

由于是运动神经元的选择性变性，所以上运动神经元障碍和下运动神经元障碍两者都可能发生（表 2.4.2）。同理，与运动功能相比较，感觉功能、认知功能以及自主神经功能被保留。眼球运动虽然也会被保留，但随着疾病进展，后期四肢肌肉、颜面肌肉、眼外肌肉会全部失去随意运动，虽然意识存在，但身体完全无法活动进入完全闭锁状态（totally locked-in state）。

70%~80% 的 ALS 患者是从四肢开始发病（四肢瘫痪型 ALS）。四肢瘫痪型 ALS 患

表 2.4.1　ALS 相关疾病和特征

疾病类型	上运动神经元障碍	下运动神经元障碍
ALS	脑干和脊髓的上运动神经元障碍	脑干和脊髓的下运动神经元障碍
PLS	脑干和脊髓的上运动神经元障碍	无
PSMA	无	脊髓的下运动神经元障碍
PBP	无	脑干的下运动神经元障碍
假性延髓麻痹	脑干的上运动神经元障碍	无

表 2.4.2　上运动神经元障碍和下运动神经元障碍的比较

项目	上运动神经元障碍	下运动神经元障碍
肌力低下	有	有
肌萎缩	较轻	显著
深反射	亢进	减弱或消失
病理反射	阳性	阴性
纤维束性收缩	无	有

术语解说　超氧化物歧化酶　在能量代谢的过程中会产生破坏细胞的活性氧，这种细胞内活性氧的分解酶就是超氧化物歧化酶，其具有保护细胞不受活性氧侵害的作用。

临床建议

对于舒适度的考虑

ALS患者的症状会进行性加重且以同一个姿势卧床时间较长。即使是在睡觉，正常人也会无意识地翻身和改变身体的位置，ALS患者则不能自己翻身和移动身体。因为感觉神经被保留，所以始终以一个姿势睡眠会十分痛苦。关节受压的姿势、不稳定的姿势，有时候甚至是床单的褶皱也会引起疼痛。在对ALS患者进行床旁物理治疗时，还要注意卧床的姿势、枕头的位置和床单的褶皱等。

者，相较近端肌肉，远端的手、足肌肉障碍多先发。四肢瘫痪的ALS患者、先出现下肢瘫痪的下肢型ALS患者，在走路和跑步时难以停止，容易跌倒、动作不自然多为首发症状。先出现上肢症状的上肢型ALS患者，首发症状为拿东西容易掉落、抓捏小物体和扣扣子变得困难。还有20%~30%的患者先出现吞咽障碍（球麻痹型ALS）。球麻痹型ALS在中年女性中出现的概率较高，早期会出现咀嚼、吞咽和发音困难。主要表现为下颌反射亢进、舌纤维束性挛缩（肉眼

观察可见舌肌单侧收缩）。

即使首发症状不尽相同，肌肉力量也会随着病情进展下降并扩展至全身，最终导致包括颜面肌肉在内的全身瘫痪（图2.4.2）。

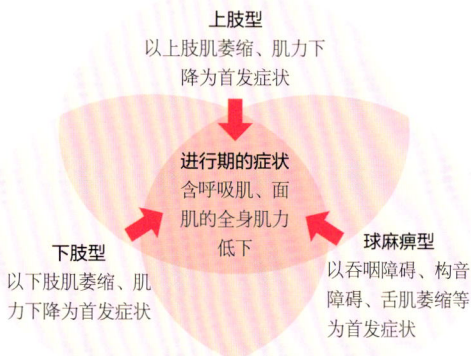

图2.4.2 **按照首发症状分类的ALS分型**

ALS是难治疾病中的难治之症

ALS是上、下运动神经元的特异性侵入性疾病。快速进展的呼吸肌麻痹导致的呼吸衰竭与预后显著相关，感觉功能和自主神经功能不易受到损伤。要记住这是神经系统疑难病中特别严重的疾病。

3　临床诊断

- ALS的诊断标准有Awaji标准（修订的El Escorial标准，表2.4.3）。
- 日本使用的是日本厚生劳动省特定疾病研究组的诊断标准（表2.4.4）。
- 电生理学检查中，应进行神经传导速度和肌电图的检查。
- 神经影像学的检查主要用于疾病的排除诊断。

诊断

ALS的诊断主要有以下3点：①存在上下运动神经元的损害；②进行性加重；

③除外其他疾病。目前为止，还没有ALS的生化标志物，而是将临床症状、神经电生理检查和神经影像学检查等综合判断作为诊

术语解说 球麻痹中的"球"是延髓的通用名。延髓中的舌咽神经、迷走神经、舌下神经的下运动神经元受损会引起咽喉部、舌的肌肉瘫痪，出现构音障碍、吞咽困难、舌的运动障碍等。

断依据。ALS 的诊断标准是 Awaji 标准（修订的 EI Escorial 标准）和厚生劳动省特定疾病治疗研究组的诊断标准。

神经电生理检查、肌肉活检、神经影

表 2.4.3 Awaji 标准（修订的 EI Escorial 标准）

诊断等级	标准
明确的（definite）	• 脑干和脊髓 2 个及以上区域的上、下运动神经元病变体征或者神经电生理检查异常 • 或脊髓 3 个区域的上、下运动神经元病变体征或者神经电生理检查异常
很可能的（probable）	• 2 个及以上区域的上、下运动神经元病变体征或者神经电生理检查异常，而且，某些上运动神经元体征必须位于下运动神经元体征近端（之上）
可能的（possible）	• 1 个区域的上、下运动神经元病变体征或神经电生理检查异常 • 或者 2 个以上区域的上运动神经元病变体征 • 或者 1 个区域的下运动神经元病变体征位于上运动神经元病变体征近端（之上）

表 2.4.4 日本厚生劳动省制订的 ALS 诊断标准（指定疾病的治疗研究项目）

1. 主要项目
    （1）以下的①~④全部满足则可诊断为肌萎缩侧索硬化
        ①成人发病
        ②进行性加重
        ③神经电生理检查所见，满足下面 a 和 b 的任意一项。
            身体的：A. 脑神经区域；B. 颈部、上肢区域；C. 躯干区域（胸髓区域）；D. 腰部、下肢区域的 4 个区域划分（区域划分的方法参照下述"参考事项"）。
            下运动神经元病变体征也可用"肌电图所见"（①或者②）代替。
            a. 确认的 1 个区域以上的上运动神经元病变体征和 2 个以上区域的下运动神经元病变体征。
            b. *SOD1* 基因突变等已知的家族性肌萎缩侧索硬化相关的基因异常，身体的 1 个区域以上的上运动神经元及下运动神经元病变体征。
        ④除外鉴别诊断中列举的其他疾病。
    （2）肌电图所见
        ①进行性脱神经所见：纤维束性收缩电位，阳性锐波，纤维自发电位。
        ②慢性脱神经所见：运动单位电位的减少、运动延迟，高振幅、持续时间长，多相性电位。
    （3）鉴别诊断
        ①脑干、脊髓疾病：肿瘤、多发性硬化、颈椎病、后纵韧带骨化症等。
        ②末梢神经疾病：多发性运动神经元、遗传性神经元病等。
        ③肌肉疾病：肌营养不良、多发性肌炎、包涵体肌炎等。
        ④表现为下运动神经元病变的变性疾病：脊髓进行性肌萎缩等。
        ⑤表现为上运动神经元病变的变性疾病：原发性侧索硬化等。
2. 参考事项
    （1）存在除 *SOD1* 遗传基因突变以外的其他遗传性疾病。
    （2）也有初期开始就伴有认知障碍。
    （3）部分患者会出现感觉障碍、膀胱直肠障碍、小脑症状等。
    （4）首先出现下肢症状的患者早期即出现腱反射减弱或消失。
    （5）身体区域的划分方法和上、下运动神经元病变体征如下所示。

	A. 脑神经区域	B. 颈部、上肢区域	C. 躯干区域	D. 腰部、下肢区域
上运动神经元症状	下颌反射亢进 噘嘴反射亢进 假性球麻痹 强哭强笑	上肢腱反射亢进 霍夫曼征阳性 上肢挛缩 萎缩肌肉腱反射存在	腹壁反射消失 躯干部腱反射亢进	下肢腱反射亢进 下肢挛缩 巴宾斯基征阳性 萎缩肌腱反射存在
下运动神经元症状	颌、颜面、舌、咽、喉	颈部、上肢带、上腕	胸腹部、背部	腰部、大腿、小腿

像学检查结果作为 ALS 的辅助诊断和鉴别诊断依据。ALS 患者的终末感觉及运动神经的神经传导检查结果通常为正常或接近正常。肌电图检查可以发现大而不规则的运动单位活动电位和运动单位的募集功能低下等慢性神经障碍特征，以及纤维束性收缩、阳性棘波等进行性神经障碍症状（表 2.4.4）。

和 ALS 有相似症状的其他疾病包括颈椎病、末梢神经障碍、脊髓肿瘤、后纵韧带骨化症、多发性硬化等（表 2.4.4）。这些疾病可采用外科治疗，与 ALS 的鉴别诊断尤为重要。

4 临床治疗

POINT

- 目前，药物治疗推荐使用利鲁唑。
- 对挛缩、疼痛、失眠等对症治疗但可信度低。
- 对于吞咽困难、呼吸功能不全的患者，应用胃管、胃造瘘和人工呼吸机。

临床处理

目前，尚没有 ALS 根治的方法和疗效显著的药物，建议服用谷氨酸拮抗剂利鲁唑。

对于 ALS 患者的常见症状（痉挛、疼痛、失眠）可以进行对症治疗（表 2.4.5）。

对于吞咽障碍，初期要在食物形态和性状上下功夫，病情进展为重度后为了补充营养可行胃造瘘、鼻饲营养和高能量输液等。

对于呼吸功能不全者，应使用呼吸机 NPPV，需要气管切开的应予以气管切开正压通气（TPPV）。要向患者及家属充分说明呼吸机状态下的生活，在尊重患者及家属的意愿后方可使用，使用后的患者护理和呼吸机的管理等十分重要。

表 2.4.5 ALS 的各种症状的对症治疗

症状	对症治疗
唾液分泌过多	口服氨基丙氨酸等三环类抗抑郁药，应用专用的低压持续吸引器持续吸引唾液
挛缩	口服巴氯芬、丹曲洛林等肌松药，采用巴氯芬髓内注射、肉毒毒素注射，以及被动牵拉和牵引疗法
疼痛	疼痛性挛缩：口服巴氯芬、丹曲洛林等肌松药，口服抗癫痫药 由挛缩、制动引起的疼痛：使用关节运动、按摩、温热疗法等物理治疗，口服非甾体抗炎药 由精神因素引起的疼痛：口服抗抑郁药
失眠	可由不安、精神压力、呼吸障碍、频繁的叹息、夜间肌痉挛等引起，应尝试对失眠的原因进行治疗

实践

临床建议

康复的重要性

研究证实，使用利鲁唑可延长 2~3 个月的生存期，但仍不能阻止病情发展。因此，尽可能维持和改善 ALS 患者的身心功能和 ADL，促进社会参与，以维持和提高患者及家属 QOL 为目的进行康复治疗（物理治疗）尤为重要。

5 物理治疗评估

POINT

- 重症度（重症度分类）。
- 上、下运动神经元障碍。
- 呼吸功能。
- 姿势、基本动作、步行。
- 交流。
- 综合评价指标。
- 肌力。
- 饮食与吞咽功能。
- ADL。
- QOL。

重症度的分类和综合评价指标

重症度

- 因为 ALS 是进行性疾病，为了表示其重症度使用日本厚生劳动省神经变性疾病调查研究组的重症度分类（表 2.4.6）。

ALS 的综合评价指标

- ALS 的综合评价指标为改良 Norris 量表（表 2.4.7）、肌萎缩侧索硬化功能评分（ALSFRS-R，表 2.4.8）等。改良 Norris 量表分为四肢症状评价（20 项）和吞咽症状评价（13 项），评分为“3 分为可以完成，2 分为有些困难，1 分为不能充分完成，0 分为完全不能”。ALSFRS-R 包括言语、吞咽、进食、步行、呼吸等 12 个项目，评分为“从 4 分正常开始到 0 分最严重”。

表 2.4.6 厚生劳动省神经变性疾病调查研究组的重症度分类

1. 家务、工作大致可以完成
2. 家务、工作完成虽然困难，但日常生活（身边事物）基本自理
3. 不能独立完成吃饭、排泄、移动动作中的任意一项或多项，日常生活需要帮助
4. 存在呼吸困难、排痰障碍以及吞咽障碍
5. 气管切开，需要非经口的营养摄取（鼻饲管营养、中心静脉营养等），需使用人工呼吸机

表 2.4.7 改良 Norris 量表的评价项目

四肢症状评价	• 仰卧位抬头 • 翻身 • 从仰卧位到坐位 • 写自己的名字 • 自己穿衬衫 • 扣衬衫扣子 • 用尺子划线 • 握叉子或勺子 • 用茶壶给茶碗倒水，并喝掉 • 起身行礼 • 梳头发 • 用牙刷 • 拿起盆或者书 • 拿起铅笔或圆珠笔 • 改变手腕位置 • 上楼梯 • 走 50 m • 独自行走 • 借助（手杖、步行器、他人）步行 • 从坐位站起
吞咽症状评价	• 吹一口气 • 吹口哨（噘嘴） • 鼓腮 • 动下巴 • 说“啦啦啦” • 伸出舌头 • 把舌头贴在面颊内侧 • 舌头抵上腭 • 清嗓子 • 流涎 • 鼻音 • 吞吞吐吐，不知所云 • 吃东西

注：关于各项目，以“3 分为可以完成，2 分为有一些困难，1 分为不能充分完成，0 分为完全不能”为标准进行评定。有关各项目的评定说明，这里只是列举了各项目的评定内容。

表 2.4.8　肌萎缩侧索硬化功能评分（ALSFRS-R）

1．言语		4	会话正常
		3	被认定为会话障碍
		2	重复后可理解
		1	结合非言语的交流方式
		0	实用性会话丧失
2．唾液分泌		4	正常
		3	轻度，但明确存在唾液过多（夜间有流口水）
		2	中度唾液过剩（有一点点口水）
		1	明显唾液过剩（流口水）
		0	流口水明显（需要不断地使用纸巾和手帕）
3．吞咽		4	正常的饮食习惯
		3	初期饮食障碍（有时把食物噎到喉咙里）
		2	需要改变食物的性状（不能持续进行）
		1	需要鼻饲辅助营养
		0	完全不可以经口或肠道营养
4．写字		4	正常
		3	缓慢，或者不能书写（所有词语均可辨认）
		2	一部分词语不能清晰判断
		1	可以握住笔，但不能写字
		0	不能握笔
5．饮食动作：根据有无胃瘘选择其一进行评价	（1）饮食工具的使用方法（无胃瘘）	4	正常
		3	有点慢和笨拙，但不需要他人帮助
		2	可以用叉子和勺子，但不能用筷子
		1	食物要有人切割，可以用叉子或勺子进食
		0	必须有别人帮助才可以进食
	（2）指尖的动作（有胃瘘）	4	正常
		3	虽然有点不自然，但能完成所有指尖动作
		2	按按钮和拉拉链需要一定程度的帮助
		1	需要看护的帮助（翻身动作需要帮助）
		0	完全不能做指尖动作
6．穿衣、翻身的动作		4	无障碍正常穿衣
		3	虽然需要努力（或效率低下）但一个人可以做到
		2	有时需要帮助或代替的方法
		1	翻身的动作需要帮助
		0	完全依赖他人
7．床上的动作		4	正常
		3	虽然有点慢，不自然，但不需要他人帮助
		2	一个人睡觉，虽然可以整理寝具，但是非常困难
		1	最初可以翻身，但不能独自翻身，也不能整理寝具
		0	自己无能为力

		4	正常
8. 步行		3	步行有些困难
		2	辅助步行
		1	不能步行
		0	不能移动腿
9. 爬楼梯		4	正常
		3	缓慢
		2	轻度不稳定，易疲劳
		1	需要帮助
		0	不能
呼吸（呼吸困难、端坐呼吸、呼吸不全3个项目评价）	10. 呼吸困难	4	无
		3	步行中会发生
		2	进行日常动作（吃饭、沐浴、换衣服）的任意一个动作时发生
		1	坐位或站立位时发生
		0	非常困难，考虑使用呼吸机
	11. 端坐呼吸	4	无
		3	因为气喘，夜间睡眠有些困难
		2	睡眠时需要枕头支撑
		1	只能坐位睡眠
		0	完全睡不着
	12. 呼吸不全	4	无
		3	间歇性需要辅助呼吸装置（BiPAP 等）
		2	夜间持续需要辅助呼吸装置（BiPAP 等）
		1	全天需要辅助呼吸装置（BiPAP 等）
		0	需行插管或者气管切开使用人工呼吸机

其他评价

上、下运动神经元障碍

- ALS 中，上、下运动神经元皆受累，所以两者都要检查，掌握障碍的特点。根据日本厚生劳动省特定疾病研究组制定的 ALS 诊断标准的上、下运动神经元受损症状等进行评价（表 2.4.4）。
- 上运动神经元障碍所体现的痉挛的评价，使用改良 Ashworth 量表（MAS）等。

肌力低下

上、下运动神经元障碍均导致肌力低下，是 ALS 发生运动功能障碍的原因。因此，应定期使用 MMT 对全身肌力进行评价。

- 关于肌力的定量评价，可以使用 HHD、握力计、捏力计等。

实践

临床建议

ALS 患者的易疲劳性

ALS 患者有易疲劳性，因为疲劳有可能促进运动神经元的变性过程（过度使用性肌力低下）。为了避免因肌力检查造成的过度疲劳，要注意一边观察患者的状态一边缩小肌群检查的范围、注意劳逸结合等。

ROM、姿势

- 伴随着肌力下降、活动能力下降，容易产生关节挛缩和变形。由颈部肌力下降不能保持头部位置导致头部下垂和发生上肢型的ALS，从而出现驼背等畸形。需要在额状面、矢状面和水平面观察患者的仰卧位、坐位和站立位姿势。
- ROM评价采用日本整形外科学会、日本康复医学会的ROM测量方法。手指的可动性在进行阶段非常重要，如用手指操作呼叫护士和传达意思。
- 胸廓的活动度也很重要，如保持肺的顺应性，这样在使用呼吸机时即使不施加高吸气压也能确保换气量。

耐力

- ALS患者，由于呼吸功能不全、四肢肌力低下容易感到疲劳。为了评价轻症患者的全身耐力，通常使用6WMT、主观的运动强度评分（Borg量表）等进行易疲劳性检查。

呼吸功能

- 呼吸功能直接关系到ALS患者的生存，因此从轻症阶段开始进行用力肺活量（FVC）、最大吸气压（MIP）、最大呼气压（MEP）、最大咳嗽流量（PCF）、最大充气量（MIC）、动作时的SpO_2等的测定（表2.4.9）。

重症患者气管切开时，应进行肺吸气容量的测定（图2.4.3）。

摄食、吞咽功能

- 对进食状况（姿势、进食方法、进食时间、疲劳感、呛咳、食物的形态等）的观察及饮水测试、反复唾液吞咽测试、吞咽造影检查、内镜吞咽检查等。

表2.4.9 ALS的呼吸功能评价项目和数值的解释

呼吸功能评价项目	数值的解释
FVC	不足50%时考虑应用NPPV
MIP	MIP不足60 cmH₂O时考虑应用NPPV
PCF	不足270 L/min时考虑应用机械辅助咳嗽 不足160 L/min时考虑应用NPPV

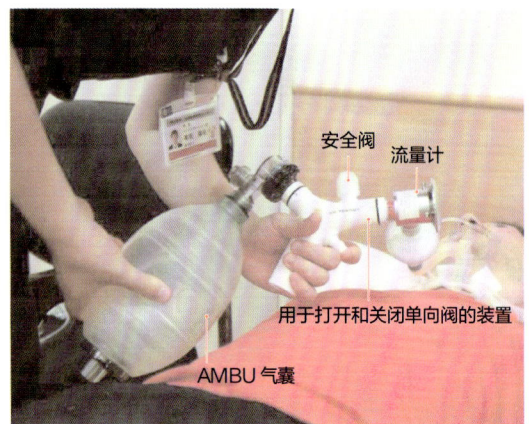

安全阀　流量计

用于打开和关闭单向阀的装置

AMBU气囊

MIC的测定是使用AMBU气囊送气，在强制吸气的状态下进行憋气（air stacking）、替换AMBU气囊和流量计进行最大呼吸。LIC以无法憋气的受试者为对象，使用安装了单向阀的气囊，在受试者可承受的范围（最大不超过60 cmH₂O气道压力）内送气。然后，打开单向阀，利用流量计测量呼出的换气量（本图已得到Carter Technologies公司授权登载）

图2.4.3 肺充气量的测定

实践

临床建议

中枢性疲劳度和末梢性疲劳度

用Borg量表测量运动强度（疲劳度）时，应将中枢性疲劳度（主要是自觉心肺系统的疲劳程度）和末梢性疲劳度（主要是自觉肌肉的疲劳程度）分开，让患者在运动中回答疲劳度。由此，可以了解疲劳因素是中枢性还是末梢性，对指导患者采用负担小的动作方法等有帮助。

术语解说 最大强制吸气量　用心肺复苏包（AMBU气囊）等强制向肺里送进空气时，能积存在肺里的最大气体量。是肺的扩张性和柔软性（顺应性）的测定标准。

基本动作、步行

- 从安全性和效率性（节省能量）方面评价翻身、起床、站立等基本动作。下肢型 ALS 患者发生足下垂时，推荐使用重量轻的短下肢支具等。
- 还可以利用臼田等人的**功能性动作尺度量表**和中山等人的**基本运动能力量表**等。

ADL

- 关于 ADL，使用 BI 和**独立性评定量表**（FIM）进行评价。为了预测病情的进展情况和制订下一阶段的物理治疗方案，应随时进行评价。
- 由于 ALS 患者要使用各种辅助工具、支具和福利设施（译者注：指日本各公园中的健身设施），因此对辅助工具、设备的评价应与 ADL 评价一起进行。

交流

- 对于 ALS 患者和家属来说，交流是应持续到最后阶段的一件重要的事情。ALSFRS-R、Norris 量表、FIM 中有关于交流的项目可以用来作为交流的评价。

QOL

- 关于用于 ALS 的评价指标 QOL，常用的有与健康相关的 QOL 中的 SF-36、疾病特异性 QOL 中的标准 ALS 评估问卷（ALSAQ-40）、重视患者个体情况的个人生活质量指导计划表（SEIQOL-DW）等。

6　物理治疗评估

POINT

- 治疗方案的制订（问题点的整理和目标的设定，图 2.4.4）。
- ROM 训练。
- 肌力训练。
- 全身调整运动。
- 对呼吸功能低下的治疗（运动治疗、呼吸机的应用）。
- 对动作、步行障碍的物理治疗。
- 环境调整。

治疗方案的制订（问题点的整理和目标的设定）

问题点的整理

整理问题点应以物理治疗评价为基础，通过确认 ALS 患者的疾病分期、初发部位的病情、病情的进展速度和严重程度，以及进行了怎样的信息交换来整理问题点。

目标的设定

ALS 的目标设定可以根据疾病分期大致分类。需要注意的是疾病类型不同其进展速度也不同。特别是球麻痹型 ALS 病程进展很快。应一边维持功能一边进行适当的辅助工具和环境调整。

■ 发病早期、轻症（ADL 患者可自理的时期）

- 这个时期的患者可自理，做家务和工作没有问题。在发病早期，即使知情，患者可能也不会充分理解疾病，这时也只能告知家属疾病的详细情况，可以说与主治医生的合作就显得很重要。
- 轻度功能障碍出现的时期，患者日常生活

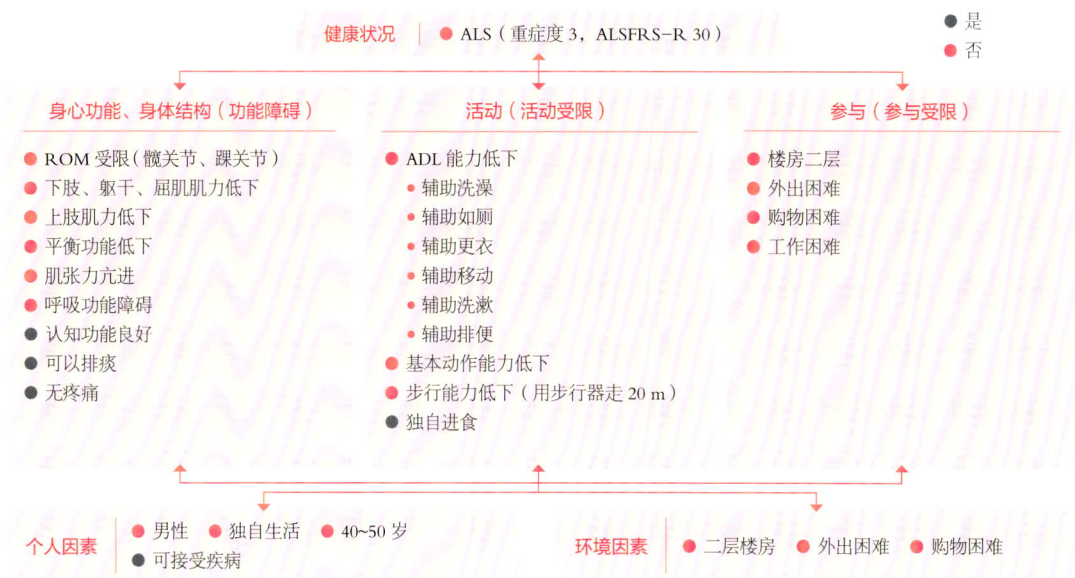

健康状况 | ● ALS（重症度 3，ALSFRS-R 30）　　　　　　　　● 是
　　　　　　　　　　　　　　　　　　　　　　　　　● 否

身心功能、身体结构（功能障碍） | **活动（活动受限）** | **参与（参与受限）**

- ROM 受限（髋关节、踝关节）
- 下肢、躯干、屈肌肌力低下
- 上肢肌力低下
- 平衡功能低下
- 肌张力亢进
- 呼吸功能障碍
- 认知功能良好
- 可以排痰
- 无疼痛

- ADL 能力低下
  - 辅助洗澡
  - 辅助如厕
  - 辅助更衣
  - 辅助移动
  - 辅助洗漱
  - 辅助排便
- 基本动作能力低下
- 步行能力低下（用步行器走 20 m）
- 独自进食

- 楼房二层
- 外出困难
- 购物困难
- 工作困难

个人因素 | ● 男性　● 独自生活　● 40~50 岁　● 可接受疾病 　**环境因素** | ● 二层楼房　● 外出困难　● 购物困难

图 2.4.4　生活功能分类（ICF）

即使是独立的，有时也会出现障碍。此时，目标应设定为在改善当前功能障碍的同时预防继发性障碍发生和调整环境以防止复发。

■ 功能障碍恶化的时期（ADL 部分辅助时期）

· 这个时期是功能障碍恶化、医疗依赖度增加的时期。在继续进行继发性障碍预防的同时，还要根据患者及家属的意见进行环境调整。可予以胃造瘘、NPPV 等，同时还要尊重患者的意愿决定康复目标。

■ 障碍严重的时期（ADL 完全辅助时期）

· 这是需要使用 TPPV 的时期，最重要的是贴近患者的情绪，提高 QOL。在多专业医疗小组中设定合作目标。

ROM 训练

目的

以改善由于上运动神经元障碍引起的肌肉过度紧张、下运动神经元障碍引起的肌肉力量不均衡导致的肌肉挛缩为目的进行治疗（图 2.4.5）。需要注意的是头部、肩胛带以及躯干容易发生 ROM 受限。另外，对制动或者在家疗养的患者及其家属进行自主训练的指导也是很重要的（图 2.4.6）。因为也有利用痉挛的身体作为支撑的时候，所以需要动作的变化。

运动量和频率

上运动神经元障碍引起过度紧张时，可进行 30~60 秒的缓慢静态伸展运动。由于上肢屈肌肌群、下肢伸肌肌群的肌肉容易发生肌肉紧张，所以运动方向要与肌紧张的方向相反。由于下运动神经元障碍会引起肌力减低，所以进行主动运动的 ROM 训练是困难的。对于肌肉力量不均衡引起的肌肉挛缩，应在使用放松疗法等的同时借助残存的肌肉力量进行反向的全范围关节活动 30 秒。一天多次的 ROM 运动可维持关节活动度。

在家疗养的时期，不仅要给予被动 ROM 训练，还应对护工及家属进行指导。

肌力训练

目的

ALS 患者的肌力低下可能是运动神经元障碍引起的肌力低下和继发的废用性肌力低下。一般禁止对 ALS 患者进行肌力训练（图 2.4.7），但也有报道称过度负荷可以强

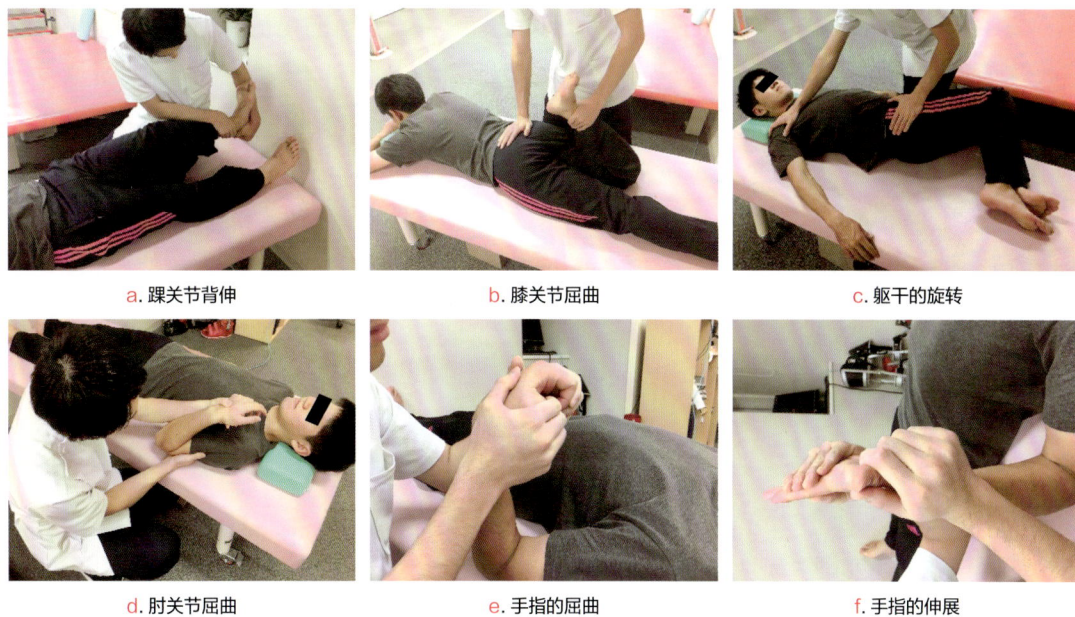

a. 踝关节背伸

b. 膝关节屈曲

c. 躯干的旋转

d. 肘关节屈曲

e. 手指的屈曲

f. 手指的伸展

图 2.4.5　ROM 运动

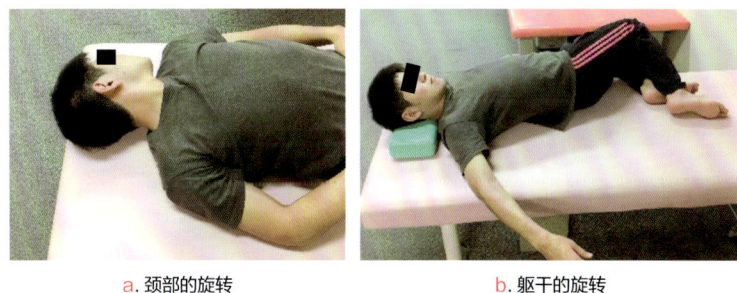

a. 颈部的旋转

b. 躯干的旋转

图 2.4.6　ROM 运动（自主训练）

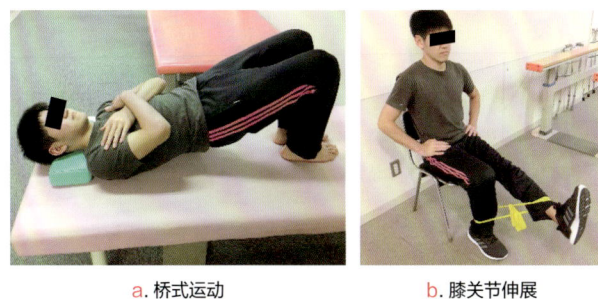

a. 桥式运动

b. 膝关节伸展

图 2.4.7　肌力训练

化肌肉力量。另外也有报道称，ALS 患者进行以改善肌肉耐力为目的的中等强度（每天 2 次，每次 15 分钟）运动，可以在短期内产生效果。

运动量和频率

需要根据个人的身体功能情况设定。

对于增强肌力练习，MMT 3 级以上的肌肉可以考虑在练习中进行抗阻运动。MMT 3 级以下的肌肉，可在主动辅助运动和 ADL 中采取增强肌力的练习。负荷量以最大负荷的 50% 为标准，次数以 10 次左右为标准，需根据疲劳程度进行。若患者在运动后出现纤维束性挛缩和疼痛，以及自觉疲劳感，应注意减少负荷量。

肌肉耐力训练以 15 分钟为标准，在实施的过程中注意患者是否出现疼痛和自觉疲劳感。在发病早期和症状较轻时，有患者认为努力增强肌肉力量会使功能变好，所以应注意对患者进行指导。

全身调整运动

目的

ALS 患者的易疲劳性与活动量和活动范围有关。全身调整运动不仅包括改善步行能力的运动，也要考虑有氧运动。需注意实施后的疲劳感和第 2 天的残存疲劳感等。

运动量和频率

全身调整运动包括步行运动、跑步机步行运动、无负荷跑步机步行运动、力量型跑步机运动等。每次进行 10~15 分钟，若患者情况允许也可进行 30 分钟。一项对使用 NPPV 的患者进行跑步机步行运动的研究结果显示，在使用 NPPV 的情况下进行步行运动也可能是有效的。可用 Borg 量表进行负荷量调整，但要注意患者的自觉疲劳感和第 2 天的疲劳感。存在步行障碍的患者可以使用康复脚踏车进行运动（图 2.4.8）。

对呼吸功能低下的治疗

目的

针对呼吸功能低下的治疗方法有深呼吸练习、维持胸廓顺应性训练、胸廓 ROM 运动、呼吸肌训练、辅助排痰等。其目的在于维持呼吸功能，并根据呼吸功能障碍的进展情况给予治疗。PCF 低下的患者存在排痰困难，需要辅助排痰。当 PCF 270 L/min

---

实践

临床建议

关于指南

日本神经学会的《肌萎缩侧索硬化诊疗指南 2013》中记载了康复治疗的项目。其中进行伸展、ROM 维持练习，对于轻度到中度的肌肉力量下降，进行适度的肌肉力量增强练习可能暂时有效。同时，过度的运动负荷可能使肌肉力量下降恶化。两者均为等级 C1 级（虽然没有科学根据但推荐），因此，有必要避免运动量过大而造成失去康复的机会。

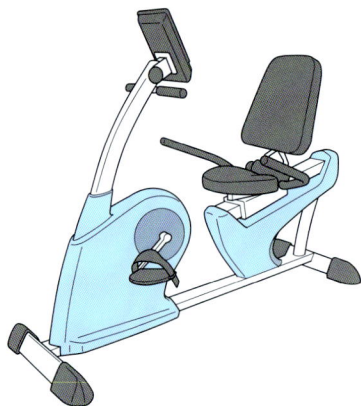

图 2.4.8　康复脚踏车

以下时，就会出现排痰困难。在进行徒手辅助的同时，还应考虑使用背压面罩和机械性吸–呼气技术（MI-E）。

运动量和频率

在胸廓的 ROM 运动中，可进行头部和肩胛带周围肌肉及肋间肌的牵伸（图 2.4.9），也可进行呼吸辅助（图 2.4.10）肋骨扭转和躯干旋转。分别进行 10~30 次。

在深呼吸练习中，指导患者使用腹式呼吸和缩唇呼吸（图 2.4.11），Silvester 法（图 2.4.12）。在咳嗽辅助方面，配合咳嗽对下胸廓施加压力。关于维持胸廓活动度，有报道称可使用气囊面罩换气的方法（图 2.4.13）。在使用气囊面罩的训练中，有 MIC 及利用单向阀的 LIC 训练。MIC 是指利用气囊面罩，强制进行 3~5 次最大吸气后且保持屏息的练习。LIC 与 MIC 相同，但附带单向阀，无须屏息。需在压力计等的监测下进行。安装泄压阀可以根据患者的意愿释放压力。

呼吸功能障碍严重时可使用人工呼吸机。使用人工呼吸机的同时也可继续进行胸廓的 ROM 运动和排痰。另外，积极进行离床训练可以预防肺炎和维持呼吸功能。有必要对家属进行关于辅助排痰的方法和 MI-E 的使用方法的指导。

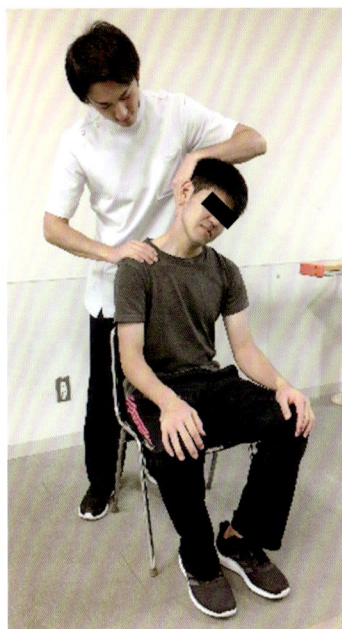

图 2.4.9　呼吸辅助肌肉的牵伸

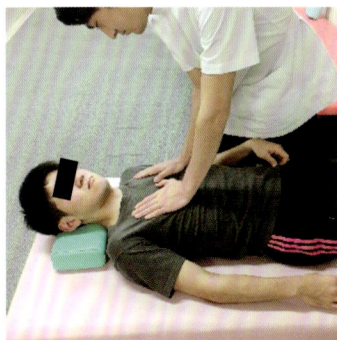

a. 上胸廓的呼气辅助　　　　b. 下胸廓的呼气辅助

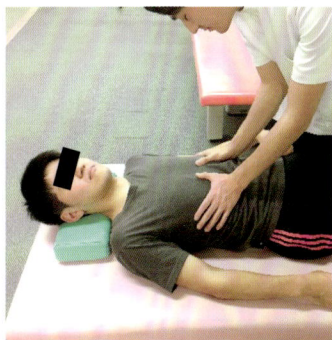

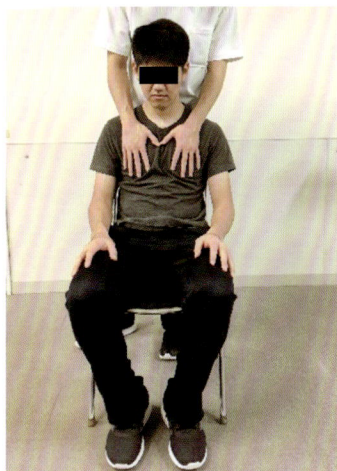

c. 坐位的呼气辅助　　　　d. 坐位的吸气辅助

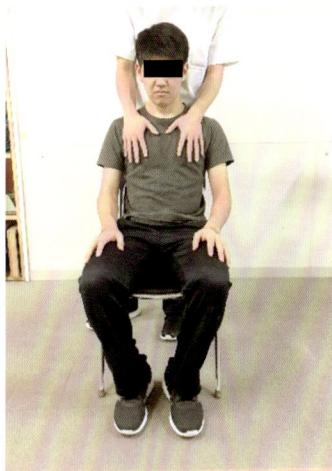

图 2.4.10　呼吸辅助

对动作、步行障碍的物理治疗（运动疗法和辅助工具的使用）

目的

随着功能障碍的进行性加重，动作、步

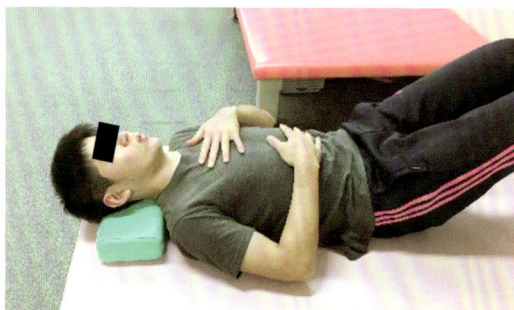

通过在呼气时收拢口唇提高呼吸道内压以改善换气效率的呼吸方法，呼气时间是吸气时间的 2~3 倍

图 2.4.11　缩唇呼吸

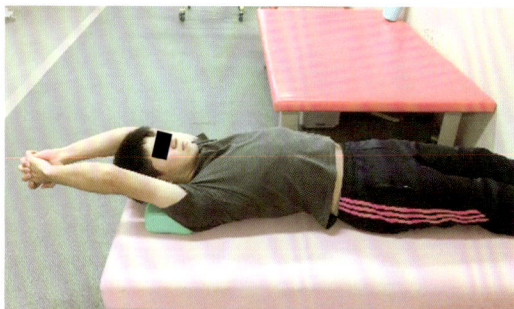

配合上肢的上举进行吸气的方法，通过上举上肢以扩张胸廓

图 2.4.12　Silvester 法

行能力继续下降。工作能力与环境条件的变化需同时评价，随环境调整进行干预。

作为对步行障碍的治疗，可以以改善步行能力为目的，也可以以进行全身调整运动为目的。通过进行动作和步行练习，不仅能维持步行能力，还能维持肌力、呼吸功能等，以最大限度地减轻对功能的影响。另外，对于存在足下垂和头部下垂的患者，可以使用辅助支具。下肢的辅助支具应采用轻便并可简便使用的塑料踝足矫型器（AFO）。对于挛缩严重的患者，塑料 SHB 较为适用（图 2.4.14）。对于头部下垂的患者，可使用费城颈椎硬护托和框架颈部支具等颈椎支具。

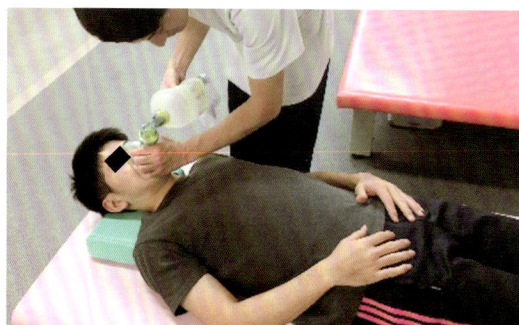

图 2.4.13　气囊面罩换气

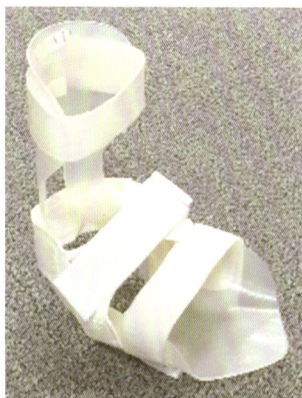

奥路通®AFO

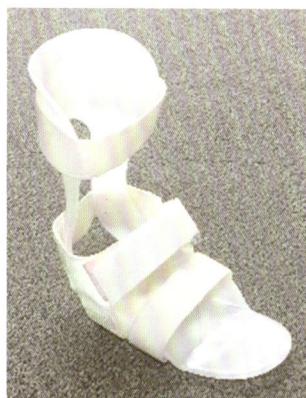

奥路通®AFO LH

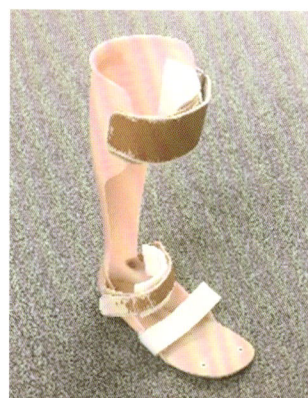

塑料 SHB

图 2.4.14　踝足矫形器（AFO）

运动量和频率

运动要考虑患者当前疾病的分期和分型以及残存肌力的情况。存在上肢和躯干肌力下降的患者容易发生翻身和起床能力下降。注意由于上运动神经元障碍引起的异常动作，以及由于异常动作引起的过度紧张。对于上肢肌力下降的患者，可以考虑使用电动床。站立时，可使用上肢支撑物，调整座位高度。即使是在重症期，可立位的患者也可以进行立位练习。使用倾斜桌和立位辅助器具。注意患者的疲劳感和呼吸状态等。

由于下肢肌力下降而引起的足下垂和挛缩会导致步行障碍。另外，众所周知，由于步行障碍，跌倒的风险会大大增加。对于步行障碍，通常使用重量较轻的塑料 AFO。另外，在制作支具时，有必要考虑患者病情的进展情况，以判断是否适合。

菊地等报道，步行障碍大致分为以下 2 种。①运动神经元障碍直接引起的问题：肌肉功能（肌张力、肌耐力、肌肉伸展性）低下。由于肌肉力量不均衡引起的不良体位、

实践

临床建议

早期的废用预防和动作练习的维续

即使在发病早期，没有功能障碍，也应进行 ADL 动作和步行动作的介入和推进（图2.4.15）。功能障碍严重的时期或人工呼吸机安装的时期也应继续进行立位、步行等动作训练，努力预防废用性是非常重要的。

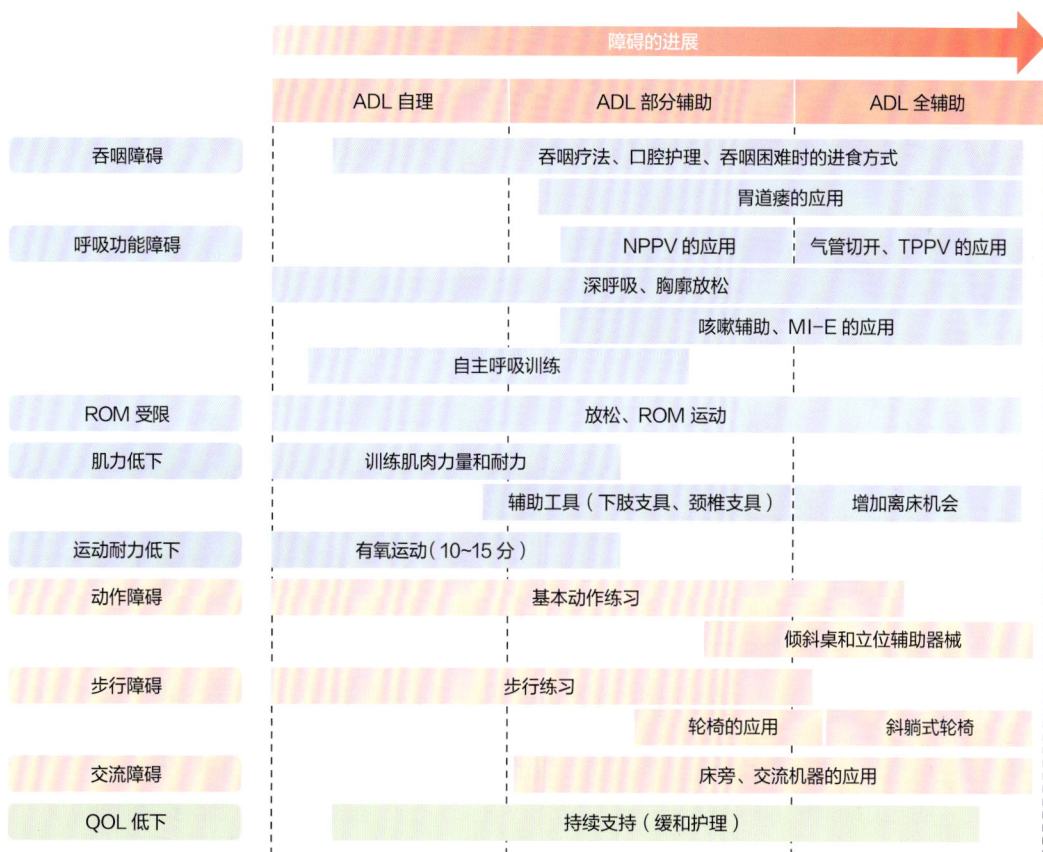

障碍的进展		
ADL 自理	ADL 部分辅助	ADL 全辅助
吞咽障碍	吞咽疗法、口腔护理、吞咽困难时的进食方式	
	胃道瘘的应用	
呼吸功能障碍	NPPV 的应用	气管切开、TPPV 的应用
	深呼吸、胸廓放松	
	咳嗽辅助、MI-E 的应用	
自主呼吸训练		
ROM 受限	放松、ROM 运动	
肌力低下	训练肌肉力量和耐力	
	辅助工具（下肢支具、颈椎支具）	增加离床机会
运动耐力低下	有氧运动（10~15 分）	
动作障碍	基本动作练习	
	倾斜桌和立位辅助器械	
步行障碍	步行练习	
	轮椅的应用	斜躺式轮椅
交流障碍	床旁、交流机器的应用	
QOL 低下	持续支持（缓和护理）	

图 2.4.15　障碍的严重程度和治疗内容

肌张力异常、肌肉协调性降低、呼吸肌功能降低。②运动神经元障碍以外的原因引起的问题：如代谢异常引起的营养状态低下，精神心理学问题引起的步行安全问题。

当出现移动困难时，可以考虑使用轮椅。根据功能障碍的严重程度，使用配备呼吸机、颈部支撑的轮椅（图 2.4.17），根据患者的疾病分期和进展状况进行环境调整。

环境调整

目的

ALS 是进行性的，不仅是维持 ADL，提高 QOL 也很重要。当功能障碍涉及多个系统时，应适当地进行各种环境调整。随着病情的进展，医疗依赖度增加，使用的设备也会相应地增加。

量和频率

对于上肢肌力低下的患者，可使用辅助工具，吃饭、更衣、洗漱、写字等均可使用自助用具。若存在起床动作障碍，应考虑使用电动床。

还可考虑使用交流工具（沟通仪器），包括便携式笔谈器、透明表盘、便携式对话装置等（图 2.4.16）。

基础知识

提高 QOL

ALS 是一种进行性疾病，ADL 降低是不可避免的，但通过物理治疗可以帮助患者和家属做出决策，提高 QOL。

实践　　　临床建议

合作的重要性

在 ALS 的护理中，多专业人员组成的治疗团队是很重要的，因此要注意信息共享。与患者和家属的交流很重要。另外，随着患者所处的疾病分期发生变化，相关的医疗机构也会发生变化，希望能够推进医疗机构之间的信息共享。

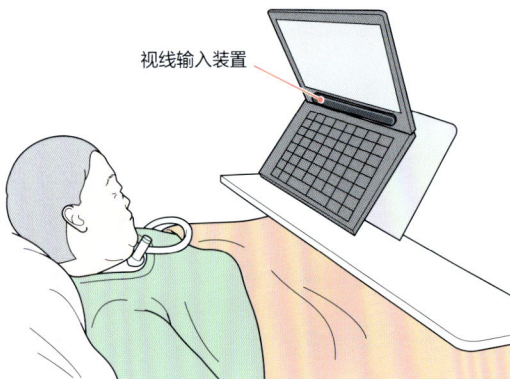

视线输入装置

在电脑上设置视线输入装置，仅通过看就能够进行文字输入和鼠标操作

图 2.4.16　交流工具示例

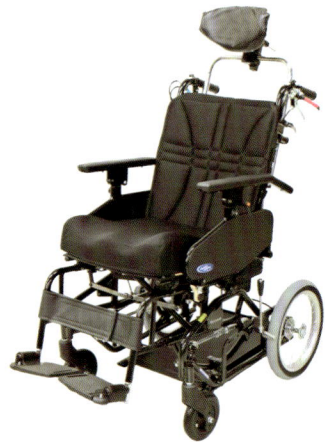

图 2.4.17　配备呼吸机、颈部支撑的轮椅

总结

- ALS 的主要病变部位是哪里（第 84 页）。
- ALS 患者难以接受的功能障碍是什么（第 85 页）。
- ALS 的综合评价指标有哪些（第 89 页）。
- ALS 的评价中重要的检查项目有哪些（第 91~93 页）。
- ALS 的物理治疗有哪些（第 93~99 页）。

【参考文献】

[1] 日本神経学会：筋萎縮性側索硬化症診療ガイドライン 2013.
[2] 難病医学研究財団：難病情報センターホームページ (http://www.nanbyou.or.jp/)
[3] Nichols-Larsen DS et al.：Neurologic Rehabilitation. p331-350, McGraw-Hill, 2016.
[4] Andersen PM et al. ：EFNS guidelines on the clinical management of amyotrophic lateral sclerosis (MALS) – revised report of an EFNS task force. Eur J Neurol 19. 360-375, 2012.
[5] 内山　靖　総編：今日の理学療法指針 . p263-272, 医学書院 , 2015.
[6] 潮見泰藏　編：ビジュアルレクチャー　神経理学療法学 . p194-207, 2017.
[7] 臼田　滋：基本動作能力を測定するための機能的動作尺度の開発 . 理学療法科学 15. 173-179, 2000.
[8] 中山恭秀　編：3 日間で行う理学療法臨床評価プランニング . p166, 南江堂 , 2013.
[9] Bello-Haas VD et al.：A randomized controlled trial of resistance exercise in individuals with ALS. Neurology 68(23), 2003-2007.
[10] Drory VE et al. ： The value of muscle exercise in patients with amyotrophic lateral sclerosis. J Neurol Sci 191(1-2), 133-137, 2001.
[11] Sanjak M et al. ： Supported treadmill ambulation for amyotrophic lateral sclerosis: a pilot study. Arch Phys Med Rehabil 91(12), 1920-1929, 2010.
[12] 日本神経学会　監：筋萎縮性側索硬化症診療ガイドライン 2013. 南江堂 , 2013.
[13] 寄本恵輔：ALS におけるバックバルブマスクを用いた新しい呼吸理学療法　肺や胸郭の柔軟性を高めるための MIC/LIC トレーニングについて . 難病と在宅ケア 20(3), 23-25, 2014.
[14] 菊地　豊 ほか：筋萎縮性側索硬化症の歩行障害に対するアプローチ . Monthly book medical rehabilitation (171), 47-55, 2014.
[15] 今　清覚 ほか：神経系疾患と転倒・転落　筋萎縮性側索硬化症における転倒・転落の特徴 . 医療 60(1), 37-41, 2006.

第二章

各论

第五节　多发性硬化

1 病理特征

- 发生于中枢神经系统白质及视神经的慢性炎性脱髓鞘性疾病。
- 发生于所有白质到达处的脱髓鞘，可见其空间多发性（DIS）。
- 脱髓鞘症状的缓解与复发，可见其时间多发性（DIT）。

概述

多发性硬化（MS）好发于 25 岁以上的女性，是以中枢神经系统白质及视神经的慢性炎性脱髓鞘为主要病理特征的疾病。因此，MS 的症状可以说是由于中枢神经的髓鞘被炎症破坏导致跳跃传导障碍而产生的神经传导问题。如果炎症的破坏达到轴索，神经传导就会中断，病情就会恶化。脱髓鞘是在有中枢神经的白质处发生的，如此，病变就会在多处发生，这种现象称为"空间多发性"。另外，随着髓鞘再生使症状缓解，发病后会出现症状反复缓解和复发，这种现象被称为"时间多发性"。空间多发性和时间多发性是体现 MS 特征的名词，图 2.5.1 显示了 MS 的病程特点。另外，硬化症一词来源于产生脱髓的部位在慢性期变硬。

基础知识

神经传导

神经分为有髓鞘的有髓神经和无髓鞘的无髓神经两种。髓鞘是绝缘体，缠绕在轴索上。髓鞘与髓鞘之间称为郎飞结（Ranvier node），露出作为导电体的轴索。在有髓神经中的神经传导就是在郎飞结中传达活动电位的跳跃传导，比无髓神经的神经传导快（图 2.5.2）。

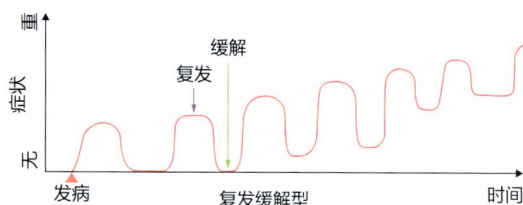

发病后反复缓解和复发，症状逐渐加重

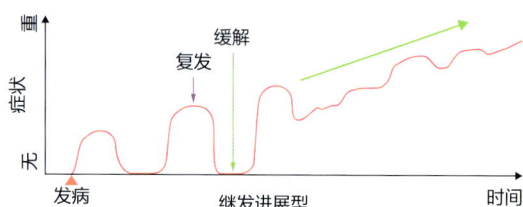

发病后，初期可见缓解和复发，之后随时间推移症状逐渐加重

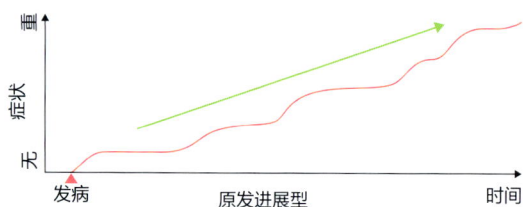

发病后随时间推移病情逐渐加重

图 2.5.1　常见的 MS 病程

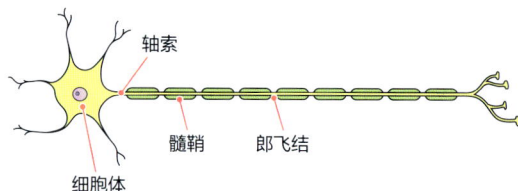

只在郎飞结中进行去极化，使活动电位由郎飞结传达、传导

图 2.5.2　跳跃传导

MS 的流行病学

据统计，2004 年日本 MS 的发病率为 7.7/10 万，与 30 年前的调查结果相比增加了近 4 倍。另外，可见高纬度地区居住者的发病率相对较高。

症状的恶化与缓解

由于髓鞘的再生，传导障碍得以缓解，症状得到改善。但因轴索的破坏而产生的症状是不可逆的。

MS 的类似疾病

MS 中的一个亚型为视神经脊髓炎，其症状是视神经炎和横断性脊髓炎。但是，在视神经脊髓炎中发现了特异性的自身抗体（AQP4 抗体），现在应属于需要鉴别诊断的疾病范畴。

神经传导通路和症状

MS 患者出现的症状是由神经传导通路障碍导致。因此造成脊髓丘脑束、皮质脊髓束等的主要下行传导通路和上行传导通路出现障碍。通过理解这些，可以推断 MS 患者的症状。另外，根据出现的症状可以推测病变部位。

学习要点

2　症状、障碍

POINT

- 症状是中枢神经和视神经传导障碍的结果。
- 因空间多发性而出现症状多样化。
- 症状随着时间多发性而逐渐加重。
- 由神经传导障碍引起的症状可产生继发障碍。

症状

- **肌力低下、运动麻痹**：如果从大脑到脊髓的锥体束发生病变，就会产生单侧麻痹等运动麻痹（锥体束征）。脊髓的病灶如果在半侧出现，就会出现 Brown-Sequard 综合征的症状；如果在横断面出现，就会出现四肢麻痹和对侧麻痹的症状，但也有单侧麻痹的情况出现。

- **痉挛**：在锥体系症状中常可见痉挛。由于动作或精神上的紧张，痉挛有时会变强，会使吃饭和整理仪容等需要两手完成的动作变得非常困难。

- **易疲劳性**：神经传导障碍使患者难以完成目标动作。由于不能做出与目标相适应的

动作，完成意向性动作要付出非常大的努力，因此极易产生疲劳。另外，也有患者主诉与能否完成动作没有直接关系，表现为慢性疲劳。

- **感觉异常**：感觉低下、麻木或出现疼痛。当患者头部被动地向前屈时会出现从背部向下肢传导的电击样疼痛，称为 Lhermitte 征，此为 MS 的特征性症状（图 2.5.3）。这被认为是脊髓后索发生病变而产生的。

- **运动失调**：如果小脑发生病变，就会出现小脑性运动失调。如果脊髓后索发生病变，就会产生脊髓后索性运动失调。

- **视力低下**：由球后视神经炎引起，为 MS

术语解说　**Brown-Sequard 综合征**　因脊髓半侧损伤而出现感觉麻痹和运动麻痹。在损伤水平以下，在损伤侧出现运动麻痹和深感觉麻痹。在非损伤侧，产生温痛觉麻痹。

最常见的首发症状。

- **复视**：连接脑桥和中脑的内侧纵束发生损伤，会导致眼球分离性运动障碍（MLF综合征）而发生复视。MLF综合征主要表现为注视侧方时出现患侧眼球的内收障碍，以及外展时出现健侧的眼震。MS两侧的内侧纵束多次受损。

- **精细运动困难**：肌力降低、无力、运动失调、挛缩等运动障碍，以及麻木和感觉迟钝等感觉障碍，还有视力降低、视力障碍等综合产生的结果。

- **排尿异常**：根据病变部位的不同，会出现各种类型的排尿障碍。大脑病变会导致逼尿肌过度活动；脊髓病变会使储尿期的逼尿肌过度活动，而在排尿期低活动，逼尿肌-括约肌协同失调；另外，在骶髓的节前性病变中可见低活动膀胱。

- **有痛性强直性痉挛**：肌强直发作时，四肢会出现剧烈的疼痛和挛缩。与Lhermitte征一起被认为是MS的特征性症状（图2.5.4）。

- **精神症状**：在大脑的病变中，有时会出现抑郁、欣快等精神症状。

锥体束征

所谓锥体束，是指从大脑皮质的运动区到放射冠、内囊、大脑脚，经由锥体到脊髓前角细胞，主管躯干和四肢运动的下行传导通路。如果在该传导路径上发生病变，就会出现运动麻痹、痉挛、病理性反射、深部腱反射亢进等症状。这些症状被称为锥体束征。

小脑功能

小脑的功能大致分为前庭小脑、脊髓小脑和大脑小脑，分别与保持平衡和保持姿势、四肢和躯干的运动与姿势控制，以及运动的计划和执行有关。另外，小脑蚓部主管躯干和四肢的近端肌肉，小脑半球则主管四肢的远端肌肉。

眼球运动

侧方注视是通过一侧眼球的外展和另一侧眼球的内收协调运动来完成。例如，在向右的侧方注视中，首先从左侧的额叶向右侧（对侧）的桥脑旁正中网状结构发出指令，右侧外展神经活动，右眼球向外转动。另外，左眼球内收时，到达右侧的桥脑旁正中网状结构的指令上行，经由左内侧纵束，左眼的动眼神经活动，左眼内收。

脊髓的传导通路

在脊髓中有上行传导通路和下行传导通路，有各种功能的神经传导通路位于脊髓上（图2.5.5）。因此，根据脊髓的病变部位不同，出现的症状也不同。由脊髓的半切、脊髓的前方、脊髓的后方或脊髓横断性损伤，可确认各种感觉障碍和运动障碍。

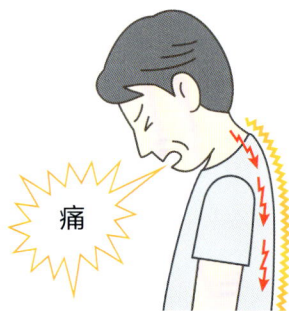

颈前屈做伸头动作时从肩膀通过后背向下肢传导疼痛和麻木。与脊髓后索的病灶有关

图2.5.3　Lhermitte征

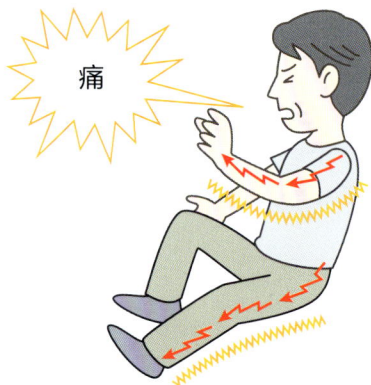

在四肢主动或被动运动时出现强烈疼痛伴随肌强直发作

图2.5.4　有痛性强直性痉挛

继发性障碍

ADL 障碍

由于上肢的麻痹和感觉异常，会出现吃饭、梳洗、更衣动作障碍。特别是容易出现双手动作障碍，如吃饭，一只手握住餐具，另一只手控制筷子或汤匙，把筷子或汤匙往嘴里送，或者是用橡皮筋扎头发等动作（图 2.5.6）。功能障碍较严重的一侧的上肢还能够按住东西或可以用手指捏东西时，可将其作为两手动作时的辅助。

由于下肢麻痹或肌力低下、挛缩等，容易出现站立和步行等移动动作困难。在进行爬楼梯和如厕、洗澡、移乘等活动时，因多伴有站立和步行等移动动作，所以这类活动也会受到影响。另外，由于会影响到在室内和室外的移动，因此也会导致社会参与困难。另外，据功能障碍的程度和部位不同，其引起 ADL 障碍的程度也有很大的不同。

全身耐力降低

由于易疲劳性和步行障碍等导致身体活动量减少，容易发生全身耐力下降。

社会参与受限

由于各种症状、ADL 障碍、全身耐力低下等互相作用，可能会导致就学、工作、休闲活动受限。

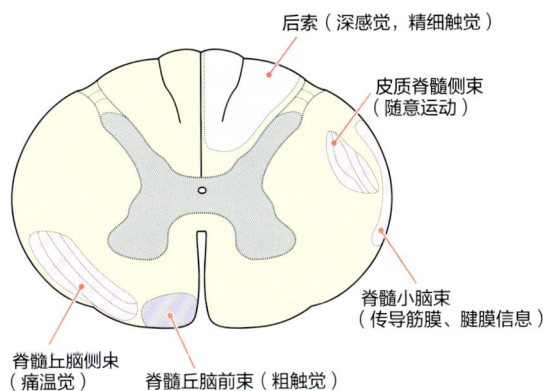

图 2.5.5　脊髓横断面上传导通路的部位

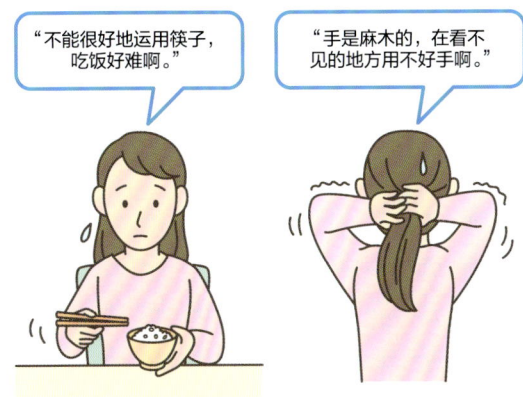

图 2.5.6　双手动作障碍

> **实践**
>
> ### 临床建议
>
> **疲劳的评价**
>
> 疲劳是最常见的症状。疲劳的原因有患者进行超负荷活动的情况，也有并未进行超负荷运动的情况。对于前者，要向患者说明其身体活动的现状，在不会产生疲劳的范围内进行检查和评价。采取可促进患者参加活动的交流方式向其说明情况，如"这种程度的活动可以进行"等；而"减少更多的活动"这样的说明，有可能会打击其参加活动的意愿。对于后者，有必要考虑是否会再次发生疲劳。总之，不客观地积累评价就不能正确把握。有必要定期评价并了解患者身体活动的内容和活动时间，记录并分析其心率及休息时间的变化等信息。
>
> **对高级脑功能的影响**
>
> MS 患者很少出现失语、失行、失认等高级脑功能障碍症状。这是因为脱髓鞘发生于白质，但也有半数以上的患者承认存在某种高级脑功能障碍，其中最常见的是语言能力和注意持续时间受到影响。需根据临床症状分析对高级脑功能的影响。

> **基础知识**
>
> **视神经的髓鞘**
>
> 视神经的髓鞘与中枢神经的髓鞘一样，由髓鞘少突胶质细胞构成。因此，作为与脑相连的周围神经（脑神经），视神经发生脱髓鞘会引发视力低下。另外，周围神经的髓鞘由 Schwann 细胞构成。

3 临床诊断

POINT

- 诊断标准以改良 Mcdonald 诊断标准（表 2.5.1~2.5.3）为主。
- 进行临床特征的评价、影像学检查、脑脊液检查、诱发电位检查等。
- 在图像检查中常使用 MRI（图 2.5.7、2.5.8）。
- 在脑脊液检查中，可以看到因炎症引起的细胞数和总蛋白量的轻度增加、IgG 增加，可检出髓鞘炎性蛋白。

检查的种类

- **临床特征**：评价有无恶化及发病次数，MRI 图像特异性区域有无病变。

- **影像学检查**：病变部位充血、水肿、出血等炎症改变在影像学图像上被描述为"斑状"。病灶在 T_2 加权像和液体衰减反转回复（FLAIR）图像中呈白色。在急性期的造影剂检查中，病灶有时在 T_1 加权像中也可呈白色。病变如果涉及轴索，病灶在 T_1 加权像中呈黑色。

- **脑脊液检查**：目的是检查脑脊液的炎症反应情况。由于炎症细胞数和总蛋白量增加，IgG 增加，可见寡克隆 IgG 阳性。

- **诱发电位检查**：目的是评价因脱髓鞘引起的神经传导延迟。有视觉诱发电位、听觉诱发电位、体感诱发电位等不同的方法。

基础知识

MRI 图像的识别方法

MRI 多采用 T_1 加权像、T_2 加权像和 FLAIR 图像 3 种图像。T_1 加权像看起来与 CT 图像大致相同。T_2 加权像强调水分多的区域。FLAIR 图像是可以将病灶和脑室分开描绘的。水肿、瘢痕组织在 T_1 加权像上呈黑色，在 T_2 加权像和 FLAIR 图像中呈白色。

表 2.5.1 Mcdonald 诊断标准

临床特征	诊断所需要的额外数据
2 次以上的发作和临床证据提示 2 个以上的其他病灶（1 次临床发作只要病历有表示发作的信息就可以）	无[*1]
2 次以上的临床发作加临床证据提示的 1 个其他病灶	由 MRI 证明存在 DIS（表 2.5.2），或由其他病灶引起的临床发作
1 次临床发作加临床证据提示的 2 个以上其他病灶	由 MRI 证明存在 DIT（表 2.5.3），或二次临床发作
1 次临床发作加临床证据提示的 1 个其他病灶（临床孤立综合征）	由 MRI 可证实 DIS（表 2.5.2），或其他病灶引起的临床发作及 MRI 证实的 DIT（表 2.5.3）或二次临床发作
显示 MS 进行性发作（原发进展型）	1 年内进行性发作。或满足以下选项中的 2 项 • 特征区域（脑室周围、皮质下、幕下）至少 1 个区域 1 处以上 T_2 病变[*2] • 脊髓中 2 处以上 T_2 病变[*2] • 脑脊液检查结果呈阳性[*3]

注：[*1]，为确诊 MS，必须完全排除其他疾病，所有的观察结果要与 MS 一致；[*2]，不管有无造影效果；[*3]，脑脊液检查结果呈阳性是指等电点电泳显示寡克隆区带或 IgG 指数高。

表 2.5.2　DIS 的证明

满足下列任意一项即可证明
1. 因不同的疾病引起的 2 种临床症状
2. MRI 中特征性区域（脑室周围、皮质下、幕下、脊髓）中 2 个以上的区域 1 处以上的无症状性 T_2 病变[*1]

注：[*1]，与造影效果如何无关。

表 2.5.3　DIT 的证明

满足下列任意一项即可证明
1. 间隔 1 个月以上的 2 种临床症状
2. 与某个时间的 MRI 图像进行比较，通过再次行 MRI 检查确认新的 T_2 病变[*1]
3. 某一时刻的 MRI 图像有 2 处以上的 T_2 病变。1 处以上的造影病变和 1 处以上的非造影病变

注：[*1]，与造影效果如何无关。

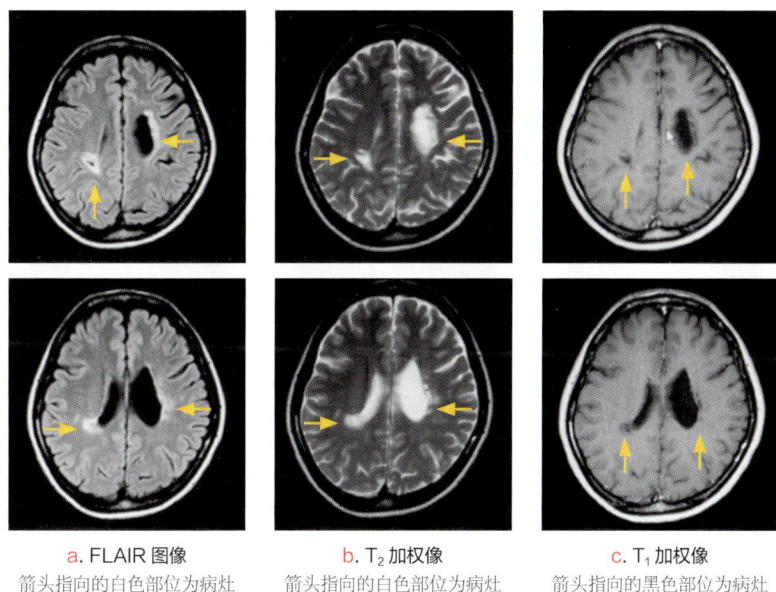

a. FLAIR 图像
箭头指向的白色部位为病灶

b. T_2 加权像
箭头指向的白色部位为病灶

c. T_1 加权像
箭头指向的黑色部位为病灶

图 2.5.7　MRI 横断面图像

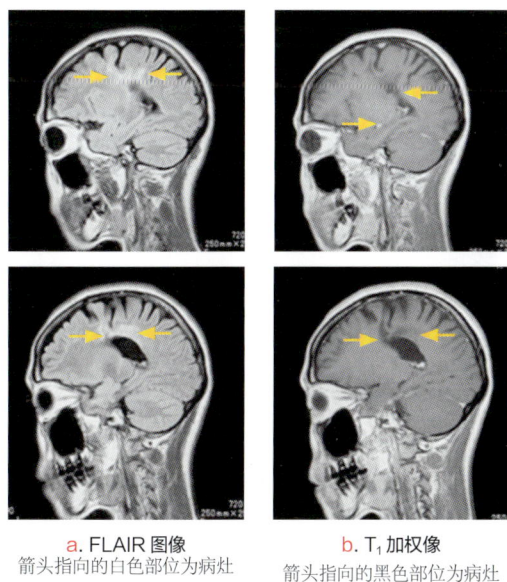

a. FLAIR 图像
箭头指向的白色部位为病灶

b. T_1 加权像
箭头指向的黑色部位为病灶

图 2.5.8　MRI 矢状面图像

4　临床治疗

POINT

- 分别对急性恶化期、后遗症期进行治疗。
- 对于急性恶化期，预防复发的主要治疗是糖皮质激素和 β 干扰素。
- 对于后遗症期，对各种症状进行对症治疗。
- 药物治疗的同时可应用物理治疗、作业疗法、言语听觉治疗。

不同病期的治疗方法

在急性恶化期、缓解期分别进行对症治疗。

在急性恶化期，采用糖皮质激素冲击疗法，以抑制炎症、抑制脱髓鞘的恶化。静脉滴注大剂量糖皮质激素，3~5 天为 1 个疗程，进行 2~3 个疗程。另外，还可以采用口服糖皮质激素、血浆置换疗法等。

在缓解期，以预防复发为目的，经常使用 β 干扰素。糖皮质激素冲击疗法后口服糖皮质激素时，为了避免因连续使用糖皮质激素而引起糖尿病，免疫力低下，胃、十二指肠溃疡等副作用，通常需避免长期使用。

对于慢性期的后遗症期，针对各种症状进行对症治疗。使用抗痉挛药治疗痉挛，使用抗癫痫药治疗有痛性强直性痉挛，使用抗胆碱药治疗尿频，使用 α 受体阻断药治疗排尿障碍等。过了急性期后，治疗师可以根据物理治疗、作业治疗、言语听觉治疗的处方，对患者进行治疗。

5　物理治疗评估

POINT

- 进行全面的评价以明确 DIS。
- 进行包含定量的评价以明确 DIT。
- 使用疾病特异性的评价指标进行评价。
- 评价和结果以 ICF 为基准实施并进行整理。

全面评价

- **意识水平**：日本昏迷量表（JSC）和格拉斯哥昏迷评分（GCS）。
- **交流**：通过与患者对话进行评价。如果发现患者自发语言有不清晰的地方，就应该进行构音障碍和失语症的评价。
- **生命体征**：应注意患者脉搏、血压等指标。对于正在使用糖皮质激素治疗的患者要注意其在运动时血压的升高。
- **主诉、诉求**：把握患者当前关注的点和希望改善的点，以患者本人的主观需求为主的物理治疗至关重要。

- **肌力**：评价四肢和躯干的肌力。通过 MMT 检查整体肌力的同时，为了检查复发时的肌力变化，可使用握力计和 HHD 等定量评价方法。

- **运动麻痹**：如果存在偏瘫等中枢性瘫痪的情况，检查肌力的同时还要使用 Brunnstrom 运动功能恢复分期（Brunnstrom motor recovery stage，BMRS）和 Motricity 指数（Motricity Index，MI）进行评价。

- **肌张力**：使用 MAS 进行评价。对于以身体僵硬为主诉的患者，应主要检查其伴随动作的肌肉张力的变化，因为身体僵硬是由于伴随动作的肌肉高度紧张引起的。步行时，有时会看到足内翻，有时上肢和手指的肌张力也会升高（图 2.5.9）。

- **疲劳**：使用视觉模拟评分法（VAS）等对安静时及活动后的疲劳进行评价。另外，还应测量心率和血压等，通过分别评价自觉的疲劳度和客观疲劳度来判断是否存在分解。如果没有分解，则心率可以用作反映疲劳的指标；如果有分解，则可以听取患者描述症状。

- **感觉**：评价触觉、痛温觉、深感觉。感觉异常可以表现为麻木、感觉消失、感觉过敏；如果是麻木、过敏，则可以用 10 分表示正常的身体部位感觉，用分数来表达感觉程度。

- **ROM**：肌肉痉挛或废用可能导致 ROM 受限。2 个关节以上的跨关节活动度更容易受到影响。

- **深部腱反射、病理反射**：左右均应检查，并进行对比和记录。可以根据病理反射来判断是否是由锥体束病变引起的障碍。

- **精细性**：通过使用简易上肢功能检查（STEF）和普度钉板测验（Purdue pegboard test）（图 2.5.10）来对上肢功能进行定量评价。STEF 可以通过测定物品的搬运速度（握、移动、放手），将上肢的灵巧性转换为动作速度来进行评价。普度钉板测验可通过钉的插入和双手组装部件的数量来评价比 STEF 更精细的协调动作。

- **基本动作**：评价各动作能否完成，在不能完成的情况下需要具备怎样的环境条件才能完成。即使在练习的时候能够完成动

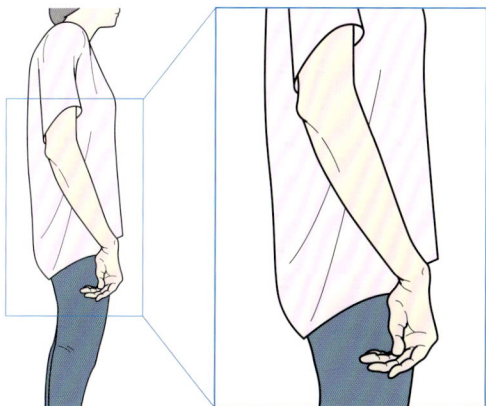

图 2.5.9 上肢和手指的高度紧张状态

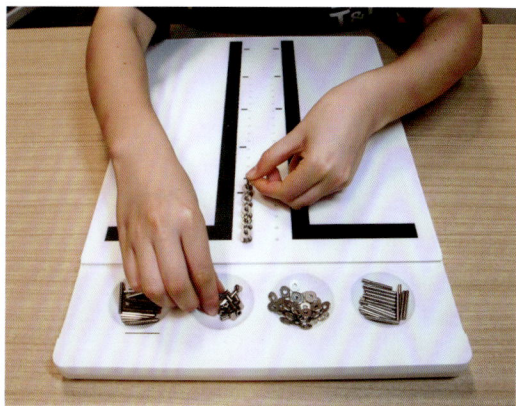

图 2.5.10 普度钉板测验

作，但如果动作需要较长时间，则在实际生活中也是需要帮助的，因此还需要评价动作完成所需的时间。若遇到有时可完成有时不能完成的情况时，需要记录全部完成时所尝试次数。

- **步行**：对步行的速度、耐力、稳定性进行评估。测定 10 m 舒适步行速度和 10 m 最大步行速度，一起计算步数。步行耐力是测量连续步行距离。检查前后要测量心率和血压。另外，关于步行后的自觉性疲劳，可使用 Borg 量表评价气喘的程度和下肢疲劳的程度。得出的结果可用于制订运动疗法。

- **ADL**：评价在各种活动中的自理、非自理、部分帮助等自理度。在自理的情况下，应对活动所需的设备和辅助工具的操作方式进行评价。另外，在生活场景或模拟生活场景的环境中，测定完成活动所需时间，以此掌握活动随时间的变化。动作无法独立完成的时候，将各动作分解为几个次级动作，评价并记录哪个次级动作不能完成，或者哪个次级动作不能连贯完成，ADL 的评价有助于掌握患者当前的情况，也有助于制订、完善治疗方案。

- **社会参与状况**：调查患者的工作、家务以及兴趣爱好等，确认患者所属的社会中的核心活动是什么，如何进行这些活动，掌握活动的种类和参加频率、到活动场所的移动方法和移动时间等。利用的交通工具及其拥挤程度、需要辅助的人数及程度也是重要的信息，如果对步行移动感到不方便、不安，就有必要考虑引入与其负担能力相符的其他移动手段。

- **房屋状况**：是自己拥有房子还是租房，这是进行房屋改建的重要信息。厕所和浴室的格局、走廊宽度、从道路到家门口的信息对于患者移动很重要。家不是锻炼的地方，而是生活的地方。

疾病特异性评价

- **综合评价**：Kurtzke 功能系统（FS，表 2.5.4）是包含锥体束征、小脑、脑干、感觉、膀胱、直肠、视觉、精神等各种功能的评价。另外，在 FS 的结果中有包括对步行移动能力评价的扩展残疾状况评分（EDSS，表 2.5.5）。

- **ADL 障碍评价**：有专门关于 MS 的 ADL 障碍评价。

- **QOL 评价**：有 MS 的功能评价（FAMS），MS 影响评分 -29（MSIS-29），MS 生存质量量表 -54（MSQOL-54）等。

实践

临床建议

疲劳和训练

步行后采用 Borg 量表对呼吸困难程度和下肢疲劳程度进行评价时，如呼吸困难为 15 分，下肢疲劳为 13 分，呼吸症状比下肢症状更严重时，呼吸困难作为步行困难的原因，也就是说与运动功能的问题相比，呼吸循环系统（有氧运动）功能下降的影响更大。反之，呼吸困难为 13 分，下肢疲劳为 15 分，即下肢症状比呼吸困难更严重时，则认为下肢疲劳是步行困难的原因，也就是下肢功能下降的影响更大，需要进行下肢的肌力训练。如果呼吸困难程度与下肢疲劳相当，应考虑对两者均进行相应的训练。

表 2.5.4　FS 的评价标准

FS	锥体束功能	小脑功能	脑干功能	感觉功能		膀胱、直肠功能	视觉功能	精神状态	其他
0	◎ 正常	◎ 正常	◎ 正常	正常		◎ 正常	◎ 正常	◎ 正常	无
1	① 可见异常但无障碍	① 可见异常但无障碍	① 只可见异常	① 1~2个肢体	振动觉低下	① 轻度延迟、尿急、尿闭	① 有暗点，矫正视力0.7以上	① 仅有情绪变化	① 有
2	② 轻度障碍	② 轻度失调	② 中度眼震；其他脑干功能轻度障碍	② 1~2个肢体；3~4个肢体	触、痛、位置觉轻度减退；震动觉中度减退；仅震动觉减退	② 中度延迟、尿急、尿潴留；或者尿失禁	② 患侧眼有暗点，矫正视力0.7~0.3	② 轻度智力低下	
3	③ 轻中度的对侧、同侧麻痹；高度的单侧麻痹	③ 躯干和四肢中度失调	③ 高度眼震；眼外肌高度麻痹；其他脑干功能中度障碍	③ 1~3个肢体；3~4个肢体	触、痛、位置觉中度减退；震动觉完全减退；触、痛觉轻度减退；本体感觉中度减退	③ 频繁的尿失禁	③ 患侧眼有大的暗点；中度视野障碍，矫正视力0.3~0.2	③ 中度智力低下	
4	④ 高度的对侧、同侧麻痹；中度的四肢麻痹；完全的单侧麻痹	④ 四肢全部高度失调	④ 高度构音障碍；其他脑干功能高度障碍	④ 1~2个肢体；2个肢体以上；3个肢体以上	触、痛觉高度减退；本体感觉消失（单独或合并）；触、痛觉中度减退；本体感觉消失	④ 几乎都需要导尿，直肠的功能保留	④ 患侧眼高度视野障碍，矫正视力0.2~0.1；患侧眼【grade3】健侧眼视力0.3以下	④ 重度智力低下（中度意识障碍）	
5	⑤ 完全的对侧、同侧麻痹；高度的四肢麻痹	⑤ 因为失调而不能运动	⑤ 完全不能吞咽和构音	⑤ 1~2个肢体；腭以下	全部的感觉消失；触、痛觉中度减退；本体感觉几乎全部消失	⑤ 膀胱功能消失	⑤ 患侧眼矫正视力0.1以下；患侧眼【grade4】健侧眼视力0.3以下	⑤ 重度认知障碍；重度慢性脑症状	
6	⑥ 四肢完全麻痹			⑥ 腭以下	感觉全部消失	⑥ 膀胱、直肠功能消失	⑥ 患侧眼【grade4】健侧眼视力0.3以下		
V	不明	不明	不明	不明		不明	不明	不明	不明
X		小脑功能：对无力［锥体系功能（3级）以上］判断困难时，分级评价和检查一起进行					视觉功能：出现耳侧苍白时，分级评价和检查一起进行		

表 2.5.5　EDSS 的评价标准

EDSS	0	1.0	1.5	2.0	2.5	3.0	3.5	4.0	4.5	5.0	5.5	6.0	6.5	7.0	7.5	8.0	8.5	9.0	9.5	10

可步行（无需辅助的步行）｜辅助器具步行｜轮椅生活｜床上生活｜死亡（因 MS）

神经检查所见：正常｜非常轻的症状｜轻度障碍｜中度障碍｜中高度障碍｜高度障碍

可步行距离（估计）

无需辅助，休息：>500 m｜500 m｜300 m｜200 m｜100 m｜需辅助器具：100 m（单侧）｜100 m（双侧）

轮椅移乘：可独自完成（有辅助可步行 5 步以上）｜需要帮助（可步行 2~3 步）

半日以上：床外｜床上

身体活动完全受限，只能卧床

ADL

一整日充分活动

可完成：自己完成｜需要最小限度的辅助｜需要特殊设备｜不能完成

翻身：多数情况可完成｜部分完成

表达意愿，进食：可｜不可

EDSS 与 FS 的组合

	FS0	FS1	FS2	FS3	FS4	FS5	FS6

FS0：8个｜7个｜6个｜7个｜6个｜7个｜4-6个｜5-6个｜6个｜3个｜7个｜8个组合（超过4.0）｜7个｜8个组合（超过4.0）｜7个｜8个组合（超过4.0）｜7个｜8个组合（超过4.0）

FS1：*｜1个*｜2个*

FS2：1个｜2个｜3-4个｜1-2个｜5个

FS3：1个｜1个｜2个｜3个以上组合｜3个以上组合

FS4：1个｜1个｜**2个以上组合｜2个以上组合｜几个组合｜几个组合｜大部分组合｜几乎全部

FS5：1个｜1个

FS6

注：* 其他的精神功能也可以是 1（FS）；　** 非常稀少的锥体征 5（FS）。

EDSS 评价的注意事项有以下几点。

EDSS 以神经学检查结果为基础，个体化评价患者的最大功能。

在 EDSS 评价之前，先对各功能的障碍程度（FS）进行评价。

与 EDSS 各等级相对应的 FS 等级的一般组合如中段表所示。无步行障碍（或者有障碍但可步行 >500 m）阶段的 EDSS 由 FS 等级的组合来规定。

若无适合 FS 和 EDSS 等级的分类时，可采用最接近的适当等级。

6 物理治疗

POINT

- 治疗师除了治疗由疾病引起的原发功能低下、原发功能障碍和社会参与受限外，还要预防继发的废用性疾病，以及应对疾病复发。
- 可通过运动疗法、动作练习、环境改造 3 种方法进行治疗。
- 物理治疗是在风险管理的基础上实施的。

物理治疗的注意事项

- 在室温不高的环境下进行物理治疗。这是为了不因 Uhthoff 征使症状恶化。

- 活动四肢时，应慢慢地进行。这是为了避免诱发有痛性强直性痉挛。

- 在进行动作练习时，要注意整理好周围环境以避免因头部过度前倾引发 Lhermitte 征而产生疼痛。

- 为了防止超负荷，建议使用 VAS 和 Borg 量表以掌握自觉的疲劳度。另外，安静时和运动时的心率和呼吸频率等也可成为评价超负荷的指标。通过使用握力计和 HHD 测量肌力，可以客观地评价有无因超负荷引起的肌力下降（图 2.5.11）。

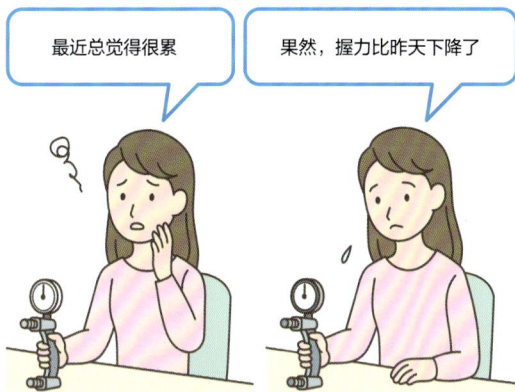

最近总觉得很累

果然，握力比昨天下降了

超负荷的运动会导致肌力下降。通过持续测量握力这样的客观评价，可以把握超负荷的情况

图 2.5.11 根据握力测量的结果评价超负荷的情况

- 治疗前、中、后要检查生命体征。特别是由于使用糖皮质激素会引发高血压、高血糖等，所以要特别注意。

运动疗法

对于 ROM 受限、肌力下降、动作能力下降的治疗基本与其他疾病相同。例如，对于肌力下降，如果要以增强肌力为目标，则要依据超量恢复原则进行训练。

如果以提高有氧工作能力为目的，则以预测最大心率 50% 的负荷，从 15 分钟左右的运动开始，一边评价自觉疲劳程度，一边逐渐增加负荷。选择跑步机步行和自行车骑行器等运动方式时，要先考虑跌倒等风险，然后选择最安全的方式。

动作练习

动作练习的基础是在无错误学习过程下进行练习，这一点非常重要。无错误学习，不是努力做动作但不能完成或以失败告终的练习，而是通过自身的努力完成动作、以成功结束的练习。

例如，在不能从椅子上站起来的情况下，可以在自己稍微努力就能站起来的环境进行练习。与需要帮助才能从 40 cm 座位

术语解说 Uhthoff 征（Uhthoff's sign） 是随着体温上升症状恶化，随着体温下降症状恢复的现象。原因是随着体温上升，钾离子从钾离子通道流到细胞外导致神经传导不良。

高度起立的情况相比，可将座位高度设定为仅凭本人的努力就能起立的高度，之后进行反复练习。并且在充分完成的基础上，逐渐降低座位高度（图2.5.12）。

此外，在病房内进行独立步行练习时，可将连续步行100 m设置为目标。但是，如果出现偏瘫，超过70 m时脚尖摩擦地板，并且需要侧方的帮助，此时需要使用下肢支具或拐杖，然后进行设定在不需要帮助的情况下行走100 m的练习。

环境改造

分为运动疗法和动作练习等训练时的环境改造和实际生活中的环境改造。前者如之前内容所述。后者，则是站在长远的角度改造生活环境。长期来看，MS的症状会逐渐加重，并且表化。因此，实际生活中的环境改造，与其说要与当前的障碍相对应，不如说应采取普遍的联合设计，应从与现阶段的障碍情况和程度相符合的改造开始。

患者教育

过劳、压力、感染等被认为是复发的危险因素，要向患者充分说明。关于Uhthoff征，要避免进行高温度的泡浴和桑拿。另外，要说明服用糖皮质激素等药物的副作用和日常生活中的注意事项。

调整

病情恶化时，会产生吞咽障碍、呼吸功能下降等情况。另外，也可能发生需要卧床的情况。在这种情况下，要进行吞咽训练、排痰等呼吸理疗、良肢位摆放、离床训练等。

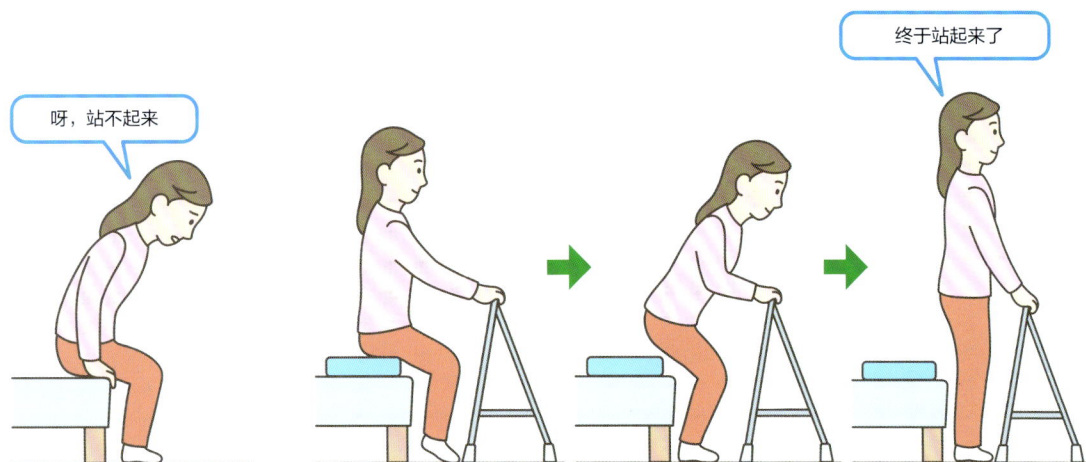

呀，站不起来

终于站起来了

如果站起来需要辅助的话，就提高座位高度或用扶手，或者两者都用，创造可以让患者通过自己的努力站起来的环境

图2.5.12　站立练习

实践 临床建议

对待患者的态度

以正确丰富的知识和技术进行物理治疗，这对治疗师是极其重要的。在掌握这些知识和技术的基础上，还有可以进一步提高物理治疗效果的方法，那就是找出患者真正感到困难的事情的技术，即交流能力。优秀的交流能力不仅能让患者坦率地说出内心的诉求，还能够应对患者的诉求。因此，与患者对话时，要采用合适高度的视线，回应患者的倾诉，必要时要点头等。没有人会对不倾听自己声音的人袒露真心。认真听取患者的意见，接受患者的意见，展现出要共同面对困难的态度，这在治疗时是不可或缺的。

总结

- MS 是一种慢性炎症性疾病吗（第 102 页）。
- MS 的病灶发生在哪里（第 102 页）。
- 病灶的空间多发性特征是什么（第 102 页）。
- 症状反复缓解和复发的特征是什么（第 102 页）。
- 视觉障碍有哪些症状（第 103 页）。
- 颈部被动向前屈，就会出现从背部向下肢放射的电击样疼痛，这种现象叫什么（第 104 页）。
- 有痛性强直性痉挛是怎样的症状（第 104 页）。
- 改良 McDonald 的诊断标准是什么（第 106 页）。
- 临床治疗有哪些（第 108 页）。
- MS 的疾病特异性评价有哪些（第 110 页）。
- 伴随体温上升症状恶化，伴随体温下降症状恢复的现象叫什么（第 113 页）。
- MS 患者的物理治疗有哪些（第 113 页）。

【参考文献】

[1] Osoegawa M et al. : Temporal changes and geographical differences in multiple sclerosis phenotypes in Japanese : nationwide survey results over 30 years. Mult Scler 15, 159-173, 2009.

[2] 榊原隆次 ほか：脊髄損傷以外の疾患 – 多発性硬化症, 脊髄梗塞などによる神経因性膀胱 –. 泌尿器外科 26(2), 139-144, 2013.

[3] Achiron A et al. : Cognitive impairment in probable multiple sclerosis. J Neurol Neurosurg Psychiatry 74(4), 443-6, 2003.

[4] Polman CH et al. : Diagnostic criteria for Multiple sclerosis : 2010 revisions to the MaDonald criteria. Ann Neurol 69(2), 292-302, 2011.

[5] 「多発性硬化症治療ガイドライン」作成委員会 編, 日本神経学会ほか 監：多発性硬化症治療ガイドライン 2010 追補版. 医学書院, 2010.

[6] 中辻裕司：免疫性—炎症性神経疾患—病態解明から疾患修飾薬開発まで – 多発性硬化症. Modern Physician 36, 659-663, 2016.

[7] 大森圭貢：日常生活動作練習 日常生活動作障害の評価と練習. 理療 42(2), 19-27, 2012.

[8] 大森圭貢：従来の日常生活動作評価の限界. 行動リハビリテーション 3, 13-18, 2013.

[9] 日本神経学会 監：多発性硬化症・視神経脊髄炎診療ガイドライン 2017, p.320-321, 2017.

[10] 山崎裕司：ADL 訓練の効果を最大限に引き出す方法. 山崎裕司, 山本淳一 編, リハビリテーション効果を最大限に引き出すコツ. 三輪書店, p88-89, 2012.

第六节　多发性神经病、周围神经病（吉兰 - 巴雷综合征等）

1　病理特征

POINT

- 周围神经病在病理学上分为脱髓鞘和轴突障碍。
- 吉兰 - 巴雷综合征（GBS）是在先行感染（感冒、腹泻）后，出现单相性运动和感觉障碍的自身免疫性疾病。
- 慢性炎症性脱髓鞘性多发性神经病（CIDP）主要表现为复发和缓解反复的运动和感觉障碍。

概述

周围神经病在病理学上分为脱髓鞘和轴突障碍。轴突障碍是指神经细胞本身受到损伤，脱髓鞘是指髓鞘（Schwann 细胞）被破坏。髓鞘的破坏导致神经细胞电信号传递速度发生变化，从而导致肌力低下和感觉迟钝。轴突完整，仅有脱髓鞘发生时恢复速度较快，但严重的脱髓鞘有时会引起继发性轴突病变。

根据临床症状周围神经病可分为 3 类。根据神经支配领域的运动、感觉障碍，可分为：①单一神经受损的单神经病；②多数神经受损的多发性单神经病；③无法辨认哪条神经受损的多发性神经病（多发性神经炎）3 种类型。自身免疫性的周围神经损伤大多属于多发性神经病。

GBS 是免疫性、炎症性的多发性周围神经病。自身免疫反应导致的脱髓鞘和轴突障碍，按病型分类可分为髓鞘一过性受损的脱髓鞘型 GBS 和轴突一过性受损的轴突型 GBS 2 类。若患者出现持续肌力低下，且快速发展至肌萎缩则可能为急性轴突变性所致。

病理生理

脱髓鞘型 GBS 可见节段性脱髓鞘（图 2.6.1a），轴突型 GBS 则可见髓鞘球（图 2.6.1b）。轴突型 GBS 多伴随运动麻痹和感觉障碍，其恢复通常比脱髓鞘型 GBS 恢复慢。此外，在日本，脱髓鞘型 GBS 和轴突型 GBS 的发病率基本相同。

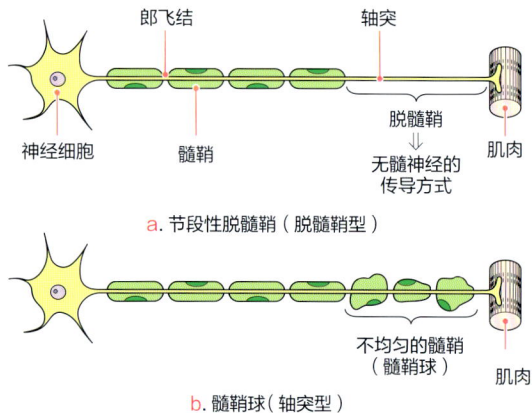

a. 节段性脱髓鞘（脱髓鞘型）

b. 髓鞘球（轴突型）

图 2.6.1　GBS 的神经变性

GBS 在上呼吸道感染和胃肠炎、腹泻等的先行感染后数天至数周（4周内）急速发病，以四肢迟缓性麻痹和深部腱反射消失为主要特征（图 2.6.2、2.6.3）。虽然多数

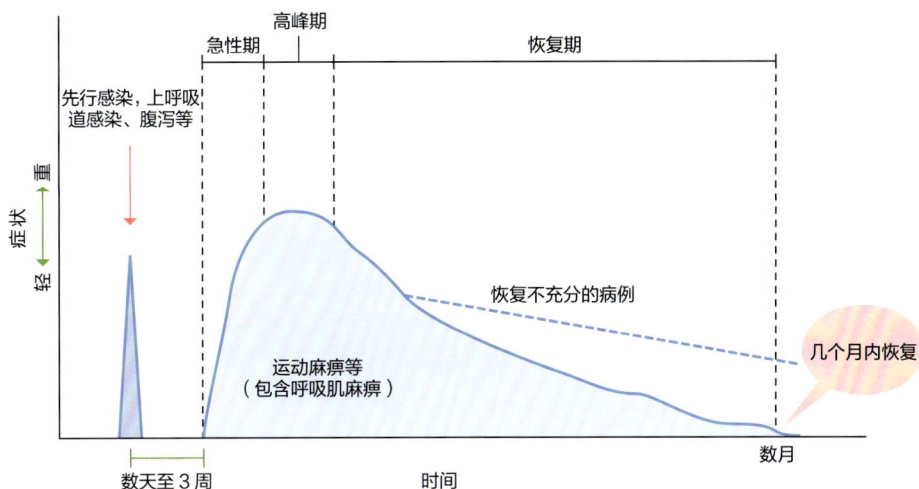

图 2.6.2　GBS 的疾病分期

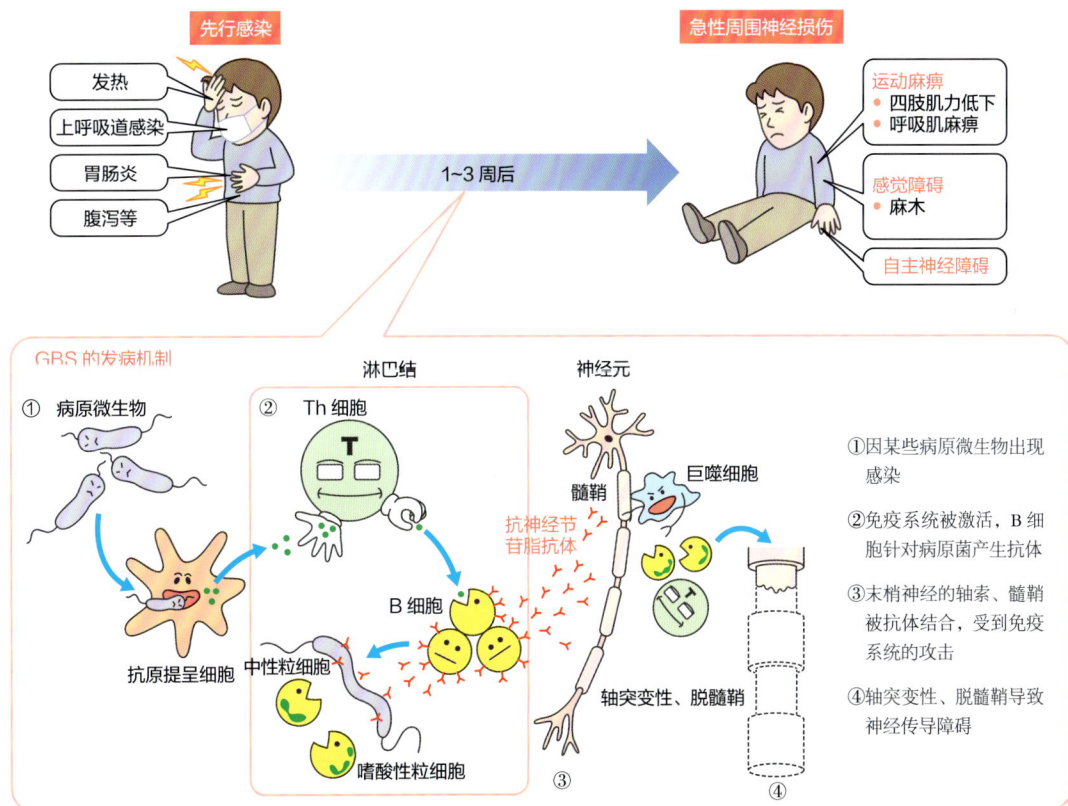

图 2.6.3　GBS 的发病机制

术语解说　**神经节苷脂**　这是一种广泛存在于神经轴突和髓鞘中的糖脂质。与弯曲杆菌病毒外膜中的抗糖脂质非常相似。周围神经中存在的糖脂质与细胞膜的结构有关。血液中检测出较多糖脂质（神经节苷脂）抗体的动物会出现脱髓鞘或轴突障碍，因此指出糖脂抗体可能与 GBS 发病有关。

可以恢复，但是部分患者会出现病情加重的情况。在日本，每10万人会有1~2人发病，男女比例为3：2，男性稍多。发病的年龄范围很广，平均年龄是39岁。

对于急性发作的GBS患者，即使经历单相性（恶化到恢复）过程，还是会有部分患者出现复发和缓解及反复发作的CIDP。即表现为病程在2个月以上，进展缓慢的四肢肌力低下和感觉障碍，也就是病因不明的后天性脱髓鞘性末梢神经障碍。

基础知识

髓鞘

　　末梢神经分为有髓神经和无髓神经。Schwann细胞包围神经细胞凸起处的轴索形成髓鞘，这构成有髓神经的一部分。位于两个髓鞘之间的结构称为郎飞结，电信号从此处传导（跳跃式传导）能够大大加快信息的传导速度。与此相对，无髓神经的轴索没有髓鞘包裹，无法进行跳跃式传导。

2　症状、障碍

POINT

- 以肌力低下（左右对称性）和感觉障碍、深部腱反射消失为主要表现。
- 若出现呼吸肌麻痹，可引起低通气症状，需进行人工呼吸机辅助通气。
- GBS在发病4周时达到高峰，之后，80%的患者可在数月内恢复。
- CIDP的运动、感觉障碍一般持续2个月以上。

症状

- GBS在发病4周时达到高峰，大约80%的患者在几个月至1年内康复（图2.6.4）。
- 肌力低下：呈左右对称性，发生在近端和远端。从下肢开始向上肢发展。
- 感觉障碍：感觉低下（麻木感），触觉异常，自发产生的不适感、灼热感和疼痛感。
- 深部腱反射：低下至消失。
- 呼吸肌麻痹：如果需要辅助呼吸，则生命预后、功能预后可能不良。但如果不需要辅助呼吸，发病后经过6个月以上的时间，通过步行器或其他辅助工具，可获得5 m以上的行走能力。
- 脑神经障碍：会出现眼球和表情肌的运动麻痹、构音障碍和吞咽障碍等颅神经障碍。
- 自主神经症状：出现血压波动、心律失常、瞳孔异常等。
- GBS的预后：指标包括高峰期的重症度、是否是高龄发病、是否存在腹泻等先行感染或弯曲杆菌感染、发病至住院所经时间长短、是否存在神经传导检查的电位不良。
- GBS和CIDP的鉴别诊断：两个肢体以上的运动、感觉障碍持续2个月以上，进行性加重，GBS发病9周后仍持续恶

实践

临床建议

GBS的疼痛

　　发病初期主诉有颈部、肩部、背部的疼痛。另外，对于肌力低下的肌肉疼痛，患者表现出来的是前一天运动过量一样的肌肉疼痛。

化，至少复发 3 次，这样的情况怀疑是 CIDP（表 2.6.1）。

与 GBS 的发病机制大致相同，表现为先行感染之后，出现腱反射消失和眼外肌麻痹、小脑运动失调。

- Fisher 综合征（Fisher syndrome, FS）

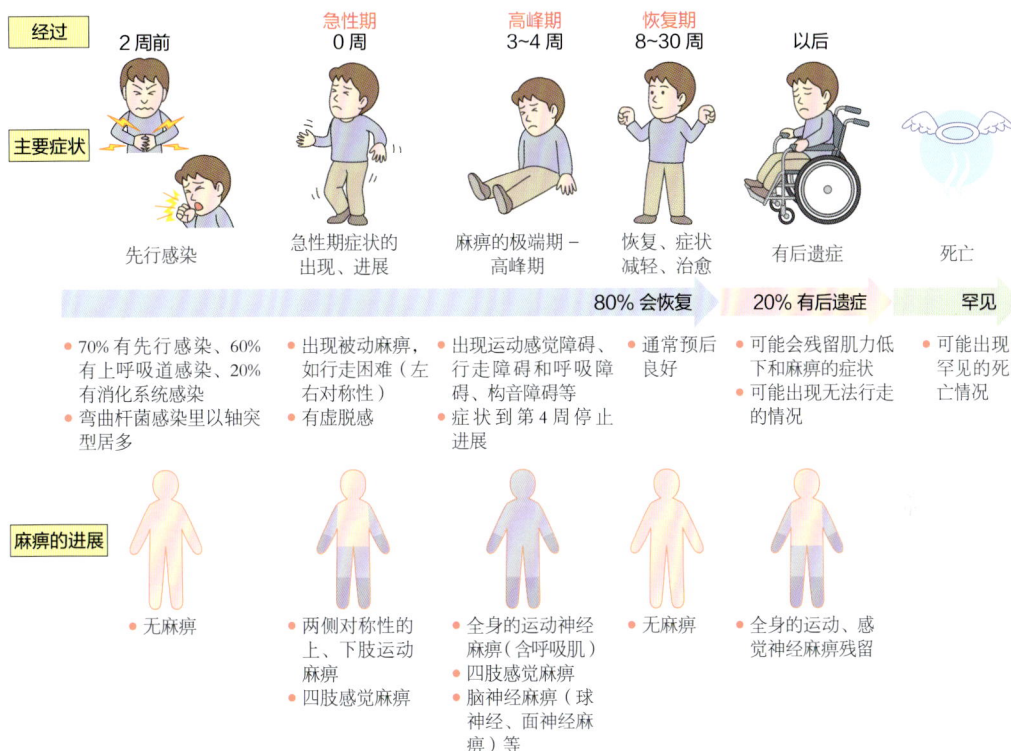

经过	2 周前	急性期 0 周	高峰期 3~4 周	恢复期 8~30 周	以后	
主要症状	先行感染	急性期症状的出现、进展	麻痹的极端期 – 高峰期	恢复、症状减轻、治愈	有后遗症	死亡

80% 会恢复　　20% 有后遗症　　罕见

- 70% 有先行感染、60% 有上呼吸道感染、20% 有消化系统感染
- 弯曲杆菌感染里以轴突型居多

- 出现被动麻痹，如行走困难（左右对称性）
- 有虚脱感

- 出现运动感觉障碍、行走障碍和呼吸障碍、构音障碍等
- 症状到第 4 周停止进展

- 通常预后良好

- 可能会残留肌力低下和麻痹的症状
- 可能出现无法行走的情况

- 可能出现罕见的死亡情况

麻痹的进展					
	无麻痹	两侧对称性的上、下肢运动麻痹；四肢感觉麻痹	全身的运动神经麻痹（含呼吸肌）；四肢感觉麻痹；脑神经麻痹（球神经、面神经麻痹）等	无麻痹	全身的运动、感觉神经麻痹残留

图 2.6.4　GBS 的症状和病程

表 2.6.1　GBS、FS、CIDP 的比较

临床特征	GBS	FS	CIDP
主要症状	 • 四肢肌力低下 • 感觉障碍 • 腱反射消失 • 自主神经障碍等	 • 眼外肌麻痹 • 运动失调 • 腱反射消失等	 • 四肢肌力低下 • 感觉障碍 • 腱反射消失等
经过	急性进展性 单相性	急性进展性	慢性进展性 复发性
先行感染	经常伴随	经常伴随	不伴随
治疗方法	• IVIg • 血液净化疗法 ※ 糖皮质激素治疗无效	• 经过观察 ※ 可考虑使用 IVIg、血液净化疗法	• 糖皮质激素治疗 • IVIg • 血液净化疗法
预后	多数患者预后良好，部分患者有后遗症	良好	多数患者预后良好，也会有难治的病例

3 临床诊断

POINT

- 根据病史和临床症状来诊断 GBS。
- 血清中的抗神经节苷脂抗体升高。
- 腱反射消失和两个以上肢体运动麻痹。

GBS 的诊断

GBS 的诊断基本以病史和临床症状（体征）为基础。较为常用的标准有美国国立神经疾病、脑卒中研究所（NINDS）的诊断标准（表 2.6.2）。末梢性神经元病患者中，根据病史和身体情况，"7 个关键问题"量表是有用的（表 2.6.3）。

诊断的必要条件是四肢的深部腱反射消

表 2.6.2　GBS 的诊断标准（NINDS 标准节选）

诊断的必要特征	A. 两个及以上肢体进行性肌力低下	
	B. 深部腱反射消失（原则上全部反射消失。但是，如果未见其他矛盾症状，肱二头肌和股四头肌反射明显降低以及远端肌肉反射消失也可作为诊断依据）	
强烈支持诊断的特征	A. 临床的特征（重要程度顺序排列）	1. 进展：虽然肌力低下的症状进展迅速，但是到第 4 周就会停止进展（约 50% 的病例到第 2 周、约 80% 的病例到第 3 周、约 90% 的病例 4 周以内症状达到高峰） 2. 相对的对称性：完全的左右对称性是罕见的。但是，通常一侧肢体出现障碍的情况下，对侧肢体也会出现障碍 3. 出现轻度的感觉障碍 4. 脑神经障碍：50% 的病例会出现面神经麻痹。另外也会出现眼外肌麻痹和其他的脑神经障碍（5% 以内的病例） 5. 恢复：通常症状进展停止以后，2~4 周开始恢复，延迟几个月恢复的情况也会出现，大多数患者可以恢复身体机能 6. 自主神经障碍：心动过速、其他类型的心律不齐，体位性低血压、高血压、血管运动障碍等的出现也可作为诊断依据 7. 神经症状发生时没有发热症状
	B. 脑脊液	1. 脑脊液蛋白：发病开始一周以后脑脊液蛋白增加，或数次腰椎穿刺可见脑脊液蛋白随时间延长而增加 2. 脑脊液细胞：$5 \times 10^6/L$ 以下
	C. 电生理学所见	过程中，约 80% 的患者出现神经传导速度延迟、传导阻滞，传导速度通常为正常速度的 60% 以下。但是，因为症状是散在性的，所以不是所有的神经都出现障碍

表 2.6.3　周围神经病的治疗——7 个关键问题

1. 哪个神经系统会受到影响
   - 运动神经？感觉神经？自律神经？以上神经复合？
2. 肌力低下的分布部位
   - 远端？近端和远端？
   - 局部 / 非对称性？对称性？
3. 感觉障碍的性质
   - 温度觉低下？烧灼感？针刺感？
   - 振动觉低下？本体感觉低下？
4. 上运动神经元受损表现
   - 伴有感觉障碍？未伴有感觉障碍？
5. 时间经过
   - 急性（数日至 4 周）？亚急性（4~8 周）？
   - 慢性（超过 8 周）
   - 单相性？进展性？复发缓解性？
6. 遗传性神经病
   - 有家族史
   - 尽管具有感觉特征，但是没有感觉症状
7. 有其他的医学问题吗
   - 癌症、糖尿病、结缔组织病、其他的自身免疫性疾病、感染（艾滋病、莱姆病、麻风病等）
   - 包括不需要处方的药物、可引起中毒性神经病的诱因事件、药物、毒物

术语解说　传导阻滞　为了把握周围神经的状态而进行的周围神经传导检查中，出现因脱髓鞘等的神经局限性障碍导致刺激传导中断的现象。

失和 2 个及以上的肢体进行性肌力低下。

- 周围神经传导检查：电生理学检查，出现神经传导速度延迟、代表传导阻滞的 M 波振幅减小，以及 F 波潜伏期延长。
- 血液检查：GBS 急性期 50%~60% 的患者会出现血清中**抗神经节苷脂**升高。急性期时，在神经末梢中可检测出抗神经节苷脂抗体，之后会逐渐降低、消失。
- 脑脊液检查：出现细胞数增加、蛋白增加的现象，称为蛋白 - 细胞分离现象。

4 临床治疗

POINT
- 使用 IVIg 或血液净化疗法有效。
- 单独使用糖皮质激素的有效性未被认定。
- 在呼吸肌麻痹的情况下，需使用呼吸机辅助通气。

GBS 的治疗方法

医生对于 GBS 的治疗，轻症患者有时会选择自然恢复的保守疗法；如麻痹持续进展，症状出现恶化的，主要的治疗方法有 IVIg 和**血液净化疗法**［血浆置换疗法（plasma exchange，PE）］等（表 2.6.4）。

表 2.6.4 GBS 的治疗

轻度	保守治疗
中度	IVIg、PE
重度	上述的治疗 + 气管插管、呼吸机等的辅助通气

- IVIg：人血免疫球蛋白 400 mg/（kg·d）间隔 4~6 小时慢速静脉滴注，连续注射 5 天。免疫球蛋白用于减轻和预防免疫功能不全和重症感染，也用于 GBS 和川崎病的治疗。
- PE：这是一种通过血浆分离膜将抽取到体外的血液分为血细胞成分和血浆成分，然后丢弃所有分离的血浆，并补充新鲜的血浆或氨苄青霉素溶液作为替代液的治疗方法。每次按照 40 ml/kg 的剂量进行血浆处理。血浆置换包括 PE、双膜过滤和免疫吸附疗法。

5 物理治疗评估

POINT
- 根据疾病分期（急性期、恢复期）和疾病分型（脱髓鞘型、轴突型）进行评估。
- 肌肉的状态（肌萎缩、腱反射、肌紧张、肌力）、感觉、颅神经、自主神经的检查。
- GBS 的重症度分型（Hughes 功能等级量表）。
- 主观疲劳度、运动量的评价。
- 脱髓鞘型、轴突型的电生理学检查（神经传导速度检查）。

概述

在 GBS 的急性期和恢复期，物理治疗的目的和治疗的内容有所不同。因此，根据急性期和恢复期的疾病分期，物理治疗评估的要点也会有所不同。在评估时，首先应了解"处于哪期"。本节内容将描述急性期和恢复期各期中要进行的检查项目和评估时的注意事项。另外，还对理疗评价中有意义的医学信息，特别是电生理检查中的信息进行解说。

急性期的物理治疗评估

急性期理疗的主要目的是维持肌肉力量、通过保持良肢位预防挛缩、预防废用综合征。评估不仅能掌握患者目前的功能、能力障碍程度，还有助于预防废用综合征。作为评估项目，除脉搏、血压、呼吸频率、血氧饱和度等生命体征的测量外，还应包括 ROM 测定、感觉等神经系统检查、肌力测定、呼吸和吞咽功能检查，以及对每天的生活模式等日常生活状态的评价。确认疲劳感及评价日常治疗中运动量与疲劳程度之间的关系也很重要。

如果因高龄、急速的麻痹恶化、使用呼

实践

临床建议

GBS 的预后

如果 GBS 患者经历从急性期到恢复期的单相性过程，一般来说"预后良好"。但在急性期，也有严重到需要呼吸机辅助通气的患者和死亡的患者。进入恢复期后，很多患者即使所患是轻型 GBS 也会感到疲劳，或者其体力仍然低于患病之前。实际上，有时会对日常生活造成影响，有时需要辅助步行。从康复的角度来看，很多患者的反应显示其预后可能并不良好，所以在评价前应有心理准备。

吸机辅助通气、轴突变性等出现恢复不良时，可根据急性期理疗评价结果进行评估。无论是哪期或哪型的 GBS，在设定目标或制订治疗计划时，都要注意避免超负荷。

GBS 的主要症状是周围神经损伤引起的肌力低下。肌萎缩的评估和肌力的测定是必要的。肌萎缩的评估以四肢周径值为指标。肌肉状态的评估，可以结合腱反射或肌张力可能检查进行。腱反射可能出现下降或消失，肌张力可能出现降低或迟缓。因此，在进行 ROM 测量等必须牵拉肌肉时，应注意使用温和的手法以避免张力引发肌肉疼痛。

通过 MMT 评估肌力。对于典型的 GBS，运动麻痹一般始于下肢，并且受损肌肉主要在远端而非近端。在严重的情况下，上肢和躯干的肌肉也可能受损。

当怀疑躯干肌肉肌力降低时，尤其是膈肌、腹直肌、腹内外斜肌或与呼吸有关的肌肉（如胸锁乳突肌）出现肌无力时，应进行肌力评估。可使用胸部扩张差值（最大吸气时和最大呼气时的胸围差）评估内侧肋间肌和外侧肋间肌。

握力也是衡量物理治疗效果或掌握疾病进展情况的便捷且良好的指标，但是如果肌无力严重以致无法用正常的握力计进行测量时，可使用血压计代替（图 2.6.5）。

与运动障碍相比，感觉障碍程度较轻。易受影响的是深感觉，而不是浅感觉。另外，与近端部位相比，远端部位更容易发生感觉障碍，因此被称为手套、袜套样感觉障碍。GBS 的感觉障碍不符合脊髓神经的皮肤分节（皮节）。因此，可以通过图表来记录每位患者发生感觉障碍的身体区域。

感觉障碍通常是麻木（异常感觉）或疼痛，但也可能是感觉迟钝或丧失。当出现疼痛和感觉异常时，还应明确是静止状态下疼痛、运动过程中疼痛还是负重状态时疼痛（压痛）。

有些患者可能有脑神经症状或自主神经病变。大约一半的 GBS 脑神经症状表现为双侧面神经麻痹。此外，还应对视神经、听神经等其他脑神经一同进行检查。如伴有构音障碍和吞咽障碍等球麻痹症状，还应对这些障碍进行评估。自主神经症状包括心律不齐、体温调节功能障碍以及体位性低血压（应在起居动作开始前确认）。

PS 被认为是 GBS 的一种亚型，其三大典型症状是腱反射消失、眼外肌麻痹引起的复视，以及共济失调。当观察到这些神经系统症状时，应对其程度和性质进行评估。

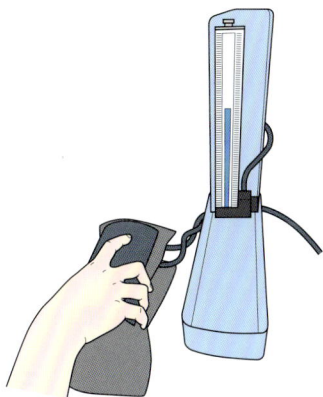

让腕带膨胀起来，记录握紧腕带时血压计增加的刻度（单位：mmHg）

图 2.6.5　使用血压计测量握力

临床建议

GBS 评估的目的

日本神经学会制订的《吉兰－巴雷综合征、Fisher 综合征诊疗指南 2013》中指出，康复是需要根据个人的实际情况制订计划，没有统一的训练计划。实际上，根据每位患者的病情不同，其障碍部位和出现的神经症状程度也不同，所以应尽可能准确地掌握患者当前的病情。同样是"废用综合征"，由于病程不同，其性质和影响程度也会有所不同。是关节挛缩或骨骼力线的问题，还是肌肉的萎缩或缩短的问题，是呼吸、循环功能的问题大，还是神经症状本身的影响大，有必要对每位患者进行评估。虽然也适用于其他疾病，但是对于 GBS 应特别强调是以"根据每位患者不同的问题结构，制订训练方案"作为物理治疗评价的目的。

GBS 的重症度分类

Hughes 功能分级量表用于评估 GBS 的重症度（**表 2.6.5**）。

前面提及的 GBS 的治疗指南指出：如果不需要辅助通气，发病后经过 6 个月以上时，是可以达到使用步行器或其他支具完成步行 5 m 以上水平的功能恢复的；但如果需要辅助通气，则生命预后、功能预后均属于不良。是否使用呼吸机辅助通气也是是否会恢复不良的预测因子。

恢复期的物理治疗评估

恢复期应该评估的检查项目与急性期基本相同（**图 2.6.6**）。如果从急性期开始持

表 2.6.5　Hughes 功能分级量表（functional grade, FG）

FG 0	正常
FG 1	轻度的神经症状
FG 2	使用步行器，或者使用相当于步行器的支撑用具（拐杖等）可以步行 5 m
FG 3	使用步行器，或者有支撑的情况可以步行 5 m
FG 4	只能在床上或者轮椅上（有支撑用具也不能步行 5 m）
FG 5	需要辅助通气（呼吸机）
FG 6	死亡

续进行物理治疗，那么从发病初期就应开始观察变化。如果从恢复期开始接受物理治疗，则首先应进行评估，以区分由疾病症状本身引发的功能障碍和因废用综合征导致的功能低下。另外，在恢复期，为了准备回归社会，对于居住环境、生活条件或重返工作岗位的评估也必不可少。以患者当前的体力评价为基础，设定耐力和应该完成的动作等目标。

一般来说，物理治疗的目的，在急性期时是维持肌力，进入恢复期后，可逐渐增加负荷，向强化转变。此时，应避免过量的肌肉强化训练。关于肌力，应观察 MMT 的变化，可从是否得到了合适的效果，或者是否出现过度使用性肌力低下等角度进行评价。

运动负荷是否过大的指标是主观疲劳感。但是，也不能说疲劳感只因运动负荷量的增加而产生。如果不是伴有过劳性肌力低下，可以考虑是精神上、心理上的疲劳。因此，在疲劳感强的情况下，使用步数器和活动监视器等分析实际运动量和疲劳度之间的关系也是有必要的。疲劳度评价方法有疲劳严重程度量表。另外，Borg 量表也被用于评估运动时和运动后的疲劳度。如果以日记的形式持续记录包括日内变动在内的白天状态的变化，用面部表情分段评分或 VAS 等疼痛评价量表代替疲劳度评价量表也是非常方便的。

另外，还可将 CK 作为参考指标使用。CK 是存在于骨骼肌或心肌的一种酶，可在增加肌肉力量时起到重要作用。血清中 CK 浓度增加意味着肌肉纤维发生损伤。另外，在激烈运动中 CK 值也增加，因此，有时将 CK 值用作运动负荷过重的评价标准。但

实践

临床建议

注意神经疲劳

GBS 因为属于神经疾病，往往会出现肌肉疲劳，同时也应注意神经疲劳。也就是不要施加过度的压力。有压力的人会出现失眠，第 2 天依旧残存疲劳等主诉。这些也常见于其他神经疾病。如果进行运动训练时，至第 2 天仍有疲劳的主诉，应确认是否存在超负荷的情况。

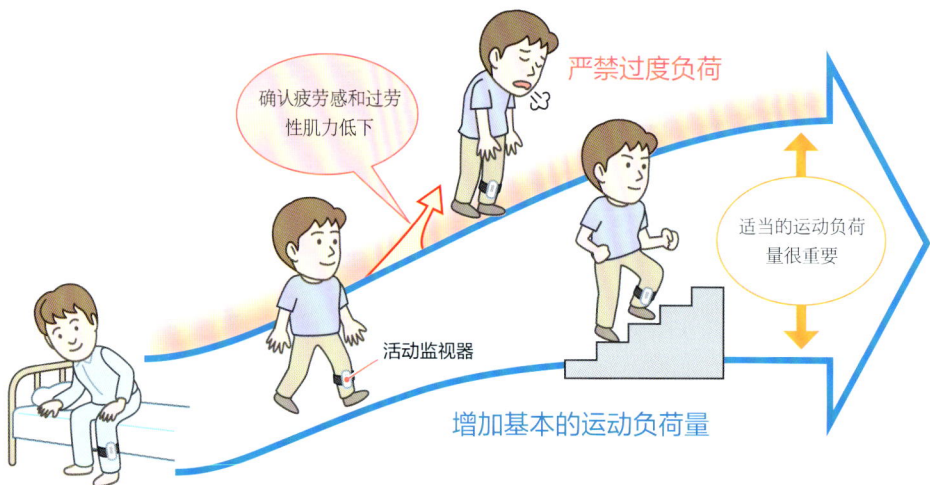

确认疲劳感和过劳性肌力低下

严禁过度负荷

适当的运动负荷量很重要

活动监视器

增加基本的运动负荷量

图 2.6.6　恢复期的物理治疗和评估

是，CK 值因肌肉量或运动习惯不同，变化方式也不同，运动负荷的增加和 CK 值变动之间的关系一般没有统一的标准。众所周知，肌肉营养不良时 CK 值增加。但是，日本神经学会修订的《Duchenne 型肌营养不良的治疗指南 2014》中指出，在临床上使用 CK 值判断运动强度是非常困难的，应慎重处理。而且，在 GBS 的治疗指南中，虽然提到 CK 值和疼痛程度有相关性，但是并没有将其作为判断运动强度的指标。

设定目标耐力时，在患者原本有一定程度的体力，或者因并发症、高龄等原因而处于低体力的情况下，设定的目标耐力也应随之变化。此时，评估预备或潜在的体力水平是十分重要的。

预备或潜在的体力可以通过测量最大摄氧量或进行 3 分钟或 6 分钟的步行试验等检查来评价。此时，低体力的原因不一定是疾病本身。

例如，废用性的体位性低血压会导致自主神经系统功能下降，无法适应运动负荷，尤其是处于抗重力姿势，或者因高龄引起心输出率下降等时，这些均可导致低体力。另外，除了呼吸、循环功能外，肌肉本身的耐力低下或外周性运动麻痹和由此产生的代偿性动作引起的运动效率低下等也会导致低体力。

以改善体力为目标，在患者现有的体力范围内设定运动负荷量或生活负荷量。综合如上所述的各种因素，进行评估并制订治疗方案。

GBS 电生理学检查

在电生理学检查中，对 GBS 的评估可使用神经传导速度检查（图 2.6.7）。神经传导速度检查有运动神经传导速度（motor conduction velocity，MCV）检查和感觉神经传导速度（sensory conduction velocity，SCV）检查。根据 MCV 和 SCV 的检查结果，可以知道运动神经或感觉神经障碍的程度。GBS 的特征是运动神经障碍，即 MCV 明显下降。

神经传导速度检查中测得的波形，可以分为轴突型和脱髓鞘型。GBS 亚型中的脱髓鞘型和轴突型也可根据神经传导速度检查结果进行鉴别。接下来，我们通过 MCV 检查中测得的复合肌动作电位波幅（CMAP）说明脱髓鞘型和轴突型各自的特征。

在发生脱髓鞘的神经中，电位传导速度会出现减慢。即使是包括 CMAP 在内的运动单位电位传导中，脱髓鞘的神经传导速度也会减慢。因此，CMAP 的潜伏期（从电刺激到活动电位开始的时间）也会延长。脱髓鞘的程度并不是所有神经都相同，传导速度会发生偏差（时间分散）。由于时间的分散，原来聚合在一起的电位会通过各自的神经传递时序发生偏差。因此，波幅（波形的大小）减小。另外，波形的持续时间（从活动电位开始到结束的时间）会变长，会出现多相性波形。脱髓鞘现象明显的部分，有时电位会在传导途中首先出现传导阻滞。CMAP 中包含的电位出现传导阻滞时，CMAP 的波幅会减小。

术语解说 **神经传导速度检查** MCV 是：①刺激神经进行评估并制订治疗方案；②神经传导电位；③传递至肌肉；④直到出现肌肉的活动电位的时间。SCV 是：①刺激神经后；②其电位传导神经；③达到记录部位的时间。
运动单位电位和复合肌肉活动电位 MCV：对一条神经的两个不同位点分别进行刺激，记录其所支配的远端肌肉的复合肌肉动作电位。

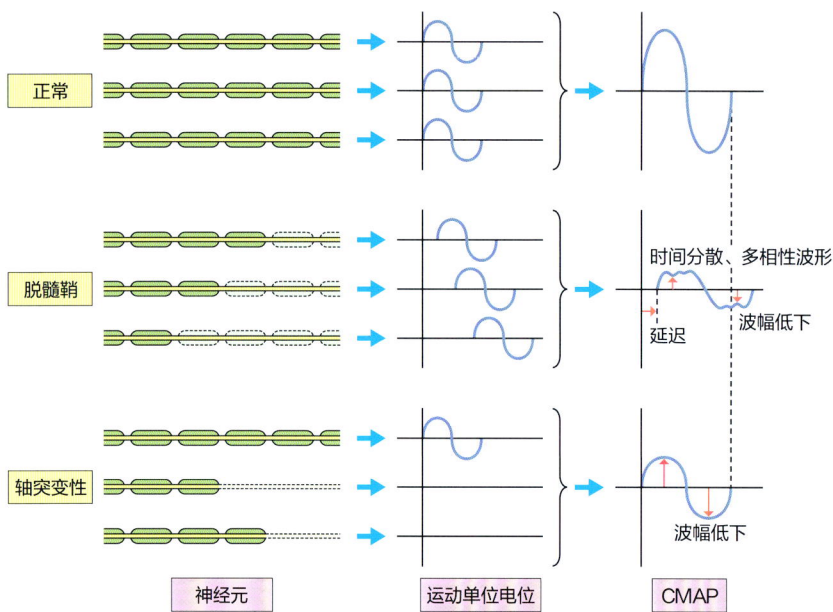

图 2.6.7 **GBS 脱髓型和轴突型的神经传导速度检查的特征**

轴突损伤的神经细胞无法进行电位传导。正常情况下 CMAP 中虽含有运动单位电位，但是来自轴突变性的神经电位不能传导。不过由于没有受到损伤的神经中的电位是能正常传导到肌肉的，所以，当神经发生不完全性轴突变性时是可以观察到 CMAP 的。正是因为存在诸如此类的可以正常传导到肌肉的电位，波形的潜伏期和持续时间与正常情况下观察到的相同。原本 CMAP 中包含的部分电位消失，CMAP 的波幅（波形的大小）减小。

6　物理治疗

POINT

- 不同疾病分期对应的物理治疗。
- 急性期的风险管理和二次损伤的预防。
- 恢复期的过度训练会阻碍神经再生。
- 改善活动受限、参与能力受限，使用辅助支具和环境改造等方法进行个体化治疗。

目标设定

周围神经的康复有 2 个大的目标。

- 尽可能恢复到早期、病前（受伤前）的状态。

- 如果会残留一部分功能障碍，尽可能在接近正常的功能上下功夫。

对于从急性期中的恶化期到恢复期的患者，对其疾病所处的分期的变化观察是十分重要的，不同的分期对应的理疗目标也是不同的（表 2.6.6）。

急性期的目标

急性期理疗的目标是风险管理与二次损伤的预防。注意炎症反应的激增、疲劳的累积及自主神经症状的同时出现。

风险管理

■ 目的：预防深静脉血栓和肺栓塞、呼吸循环障碍。

• 出现下肢严重麻痹时，由于存在深静脉血栓和肺栓塞的风险，应使用弹力袜（弹力绷带）对下肢进行压力治疗，或是使用间歇性空气压迫等物理治疗。还要注意自主神经损伤引起的心律不齐或是心搏骤停的可能性，与护士随时沟通。

良肢位摆放与肺炎的预防

■ 目的：预防关节挛缩和改善气道间隙。

• 急性期出现呼吸障碍时有必要进行气管插管和呼吸机辅助通气。进行呼吸机辅助通气时，为了预防肺不张和肺炎，需要进行体位呼吸治疗从而达到气道间隙改善的目的。另外在与被子接触而感受到疼痛时，或为预防下肢麻痹而引起足关节底屈曲时，需要使用离被架（图 2.6.8）。

ROM 训练

■ 目的：预防关节挛缩。

• 在 ROM 训练时，进行神经的牵伸时要动作轻柔，用手指轻轻按压需要伸张的肌肉起止点的肌腱部与肌腹部，确认疼痛与感觉异常后设定 ROM 训练的角度。其中，必须持续关注仰卧位时容易发生挛缩的阔筋膜张肌、腘绳肌、小腿三头肌、手指屈肌群等双关节肌肉的伸展性。

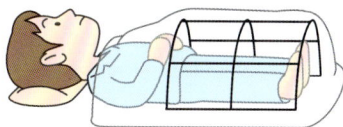

图 2.6.8　离被架

表 2.6.6　GBS 的特征和各病期的物理治疗

疾病分期	期间（通常）	特征	物理治疗		
			目标	内容	风险
急性期	发病开始至第 4 周	全身状态不稳定，辅助通气	• 呼吸功能的保持 • 二次损伤的预防（挛缩、压疮） • 疼痛的管理	• ROM 训练动作要轻柔 • 呼吸功能的物理治疗 • 配置 • 弹性绷带 • 温热疗法 • 按摩	• 呼吸肌麻痹 • 肺栓塞 • 心搏骤停 • 低温等
高峰期	第 4 周	症状停止进展，症状稳定	• 呼吸功能的改善（呼吸机的拔管） • 二次损伤的预防 • 基本动作的改善 • 疲劳的管理	• ROM 训练（被动训练、辅助性主动运动训练） • 肌力恢复（主动运动）	• 肌疲劳（运动引起的缺血会阻碍神经再生） • 体位性低血压
恢复期至生活期	第 4 周开始至几个月后	症状改善	• 肌力的恢复 • 活动参加级别的恢复 • 回归社会	• ROM 训练 • 肌力增强练习（低负荷、高频率） • 有氧运动 • 支具、辅助用具的活用	• 肌疲劳、过度伸展，注意避免过度使用

从高峰期到恢复期的目标

恢复期的物理治疗的目标是，尽快改善功能障碍和自我护理、恢复活动受限和参与受限。

肌力增强训练

■目的：恢复到病前肌力。

· 肌力增强训练应根据 MMT 进行，增加运动量时要慎重。注意过度疲劳，选择低强度，可以减少每次的运动量或减少运动次数，进行短期观察。确认第 2 天不会疲劳并且肌力不会降低，同时可阶段性地增加训练的运动强度、运动量、次数（表2.6.7）。

呼吸功能的物理治疗

■目的：改善呼吸功能。

· 脱离呼吸机后，为了确保胸部的顺应性，应进行胸廓、脊柱的 ROM 训练，并根据恢复情况进行腹式呼吸练习。

低频刺激和按摩

■目的：促进轴突、髓鞘等的神经再生。

· 通过被动地收缩发生损伤的神经，促进神经纤维周围的血液循环，预防水肿或结缔组织增生等，间接促进髓鞘和轴突的再生。

生物反馈疗法

■目的：根据肌力情况进行适度的肌肉训练。

· 为了能够顺利地进行目标运动，应在确认肌肉状态不同时，进行各种必要的训练。

基本动作练习

■目的：自我护理自立的获得。

· 一边注意体位性低血压和疲劳，一边开始坐位或辅助下立位等与自我护理直接相关的动作练习。在运动中，过度的运动负荷

表 2.6.7　恢复期的肌力增强训练

MMT	训练内容	注意点
0	被动运动，经皮神经电刺激疗法（TENS）	过度伸展 × 要考虑痛感 √
1	辅助性主动运动、功能性电刺激（FES）	
2	解除重力位的主动运动、主动辅助运动	过度 × 低强度 √ 充足的休息 √
3	抗重力位的主动运动	
4	抗重力位的抗阻运动	要考虑运动后的疲劳 √ 第二天没有残留疲劳 √
5		

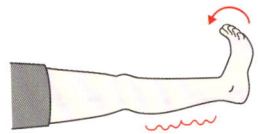

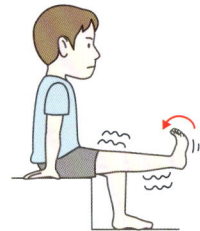

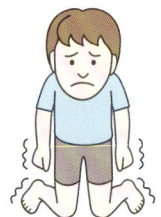

会增加疲劳感，因此避免发生第2天仍有疲劳感的情况，是很重要的。**评估疼痛和疲劳程度可以使用 Borg 指数，以13左右的"稍微疲劳""感觉有点疼"为宜。**另外，出现心律不齐或血压不稳定等自主神经障碍时，应予以床旁循环动态（心率、血压、眩晕等）监测。

- 出现体位性低血压时，可通过腹带、下肢的弹性绷带或踝关节主动运动等促进静脉回流量的方法进行治疗。

- 在**步行练习**中，可参考 EGOS 得分。EGOS 是根据年龄、腹泻等前驱症状的有无，住院2周后的 GBS 的重症度，来预测6个月后能否步行的指标（**表2.6.8**）。

- **下肢支具**用于补充下肢的稳定性或防止肌肉过度拉伸。步行时踝关节不稳定，或者踝关节运动时出现肌腱拉伤的情况，则可使用短下肢支具（AFO）。对于可保持小

表2.6.8 EGOS 评分

影响因素		得分
发病年龄	>60岁	1
	40~60岁	0.5
	<40岁	0
腹泻或先行感染	无	0
	有	1
Hughes 功能等级量表（入院22周后）	0级或者1级	1
	2级	2
	3级	3
	4级	4
	5级	5
合计 =EGOS 得分		1~7

注：关于6个月后不能行走的概率，EGOS 得分为3以下概率是5%以下，得分为7时概率约为87%。详见参考文献[18]。

腿三头肌肌力但出现足下垂的患者，可选用弯曲型塑料 AFO。对于因肌力低下导致膝关节不稳定的患者，则推荐使用长下肢支具（膝踝足矫形器）。注意，**肌力低下时，宜使用塑料等轻量的材料**，因为存在肌力恢复的可能性，所以最好尽早使用。如果佩戴部位有异常感觉或神经障碍性疼痛，就要考虑对使用支具的部位进行除压或调整支具的角度等方法。

改善活动受限和参与受限

■ 目的：恢复到病前生活状态，最大限度地改善功能障碍，以回归社会生活为目标。

- 大部分患者的功能障碍可以全部改善，为了恢复到病前的社会生活状态，可进行有氧运动等提高运动耐力的运动，以及持续注意疲劳的同时进行增强肌力的训练。如果运动麻痹改善效果不佳或肌力恢复缓慢，还可以考虑使用下肢支具、步行器、拐杖进行步行训练。

环境调节

■ 目的：在恢复缓慢、延迟出院或留下后遗症的情况下，应调整生活、居住环境。

- 如存在吃饭不能完全自理的情况，可将饭桌高度降低或使用防滑的碟子、便于握力低的人群使用的辅助用具。

- 如存在穿脱衣困难时，可以尝试将袖口变宽或选择弹性较大的衣物。

- 如存在洗澡和排泄困难时，就要考虑设置栏杆和板凳。另外，在家务、就业、就学方面，个人的意愿因年龄和生活条件有很大不同，因此个别辅助是必要的。

总结

- 什么是多发性神经病（第 116 页）。
- GBS 和 CIDP 的区别是什么（第 116 页）。
- GBS 的病理学特点是什么（第 116 页）。
- GBS 的病程是什么样的（第 118 页）。
- GBS 治疗中有效的治疗方法是什么（第 121 页）。
- GBS 的物理治疗评估中有哪些检查项目（第 121 页）。
- Hughes 功能等级量表是什么（第 123 页）。
- 对于 GBS 的"疲劳"问题，制订评估及治疗项目时应该如何处理（第 124 页）。
- GBS 运动强度的目标是什么（第 125 页）。
- 神经传导速度检查所显示的脱髓鞘型 GBS、轴突型 GBS，其各自的特征是什么（第 125 页）。
- GBS 的物理治疗有哪些（第 126 页）。
- 什么是 GBS 的风险管理（第 127 页）。

【参考文献】

[1] 濱口勝彦：ギラン・バレー症候群 . 日本内科学会雑誌 91(8), 138-142, 2002.
[2] 木村　淳 ほか：神経伝導検査と筋電図を学ぶ人のために , 第 2 版 , 医学書院 , 2010.
[3] 国分則人：ギラン・バレー症候群の神経生理 . BRAIN and NERVE 67(11), 1321-1328, 2015.
[4] 潮見泰藏 編：ビジュアルレクチャー 神経理学療法学 . 233-242, 医歯薬出版 , 2017.
[5] デニス L カスパーほか 編 , 福井次矢ほか 日本語監：ハリソン内科学 第 5 版 , 2736-2739, 2755-2760, メディカル・サイエンス・インターナショナル , 2017.
[6] 奈良信雄 編：疾患からまとめた病態生理 FIRST AID. 526-529, メディカル・サイエンス・インターナショナル , 2007.
[7] 松尾雄一郎：ギラン・バレー症候群・慢性炎症性脱髄性多発ニューロパチーの歩行障害に対するアプローチ . MB Med Reha 171, 75-82, 2014.
[8] 山崎裕子 ほか：Guillain-Barré 症候群および関連疾患の診断と治療 . 診断と治療 105(1), 89-92, 2017.
[9] 浅川育世：ギラン・バレー症候群患者に対する発症初期から生活期までの理学療法の関わり . 理学療法 34(8), 735-742, 2017.
[10] 医療情報科学研究所 編：病気がみえる Vol. 7 脳・神経 第 1 版 , 326-329, メディックメディア , 2011.
[11] 江藤江利子 ほか：ギラン・バレー症候群に対する治療と理学療法 . PT ジャーナル 47(12), 1053-1059, 2013.
[12] エマニュエル・ルービン 編 , 鈴木利光ほか 監訳：ルービン病理学－臨床医学への基盤－ . 1269-1275, 西村書店 , 2007.
[13] 福井次矢 ほか監：ハリソン内科学 第 5 版 , 2736-2739, 2755-2760, 2017.
[14] 日本神経学会 監：ギラン・バレー症候群 , フィッシャー症候群診療ガイドライン 2013, 南江堂 , 2013.

[15] Hughes RA et al.：Controlled trial of prednisolone in acute polyneuropathy. Lancet 312, 750-753, 1978.

[16] 日本神経学会 監：デュシェンヌ型筋ジストロフィー診療ガイドライン 2014. 南江堂 , 2014.

[17] 桐山希一 et al.：慢性進行性疾患に対する理学療法効果と判定 . 理学療法ジャーナル 35(12), 885-890, 2001.

[18] van Koningsveld R et al.：A clinical prognostic scoring system for Guillan-Barré syndrome.Lancet Neurol.2007：6, 589-594, 2007.

第二章　各論

第七节　周围神经损伤（臂丛神经损伤、压迫性周围神经损伤）

1　病理特征

POINT

- 病因为神经纤维、细胞体、髓鞘（myelin 鞘）的损伤。
- 按障碍的部位、临床表现、病变部位进行分类。
- 急性周围神经损伤的 Seddon 分类、Sunderland 分类。

概述

周围神经损伤是各种原因所致的周围神经病理性改变的总称。周围神经包括脑神经与脊髓神经（脊神经）。脑神经（嗅神经、视神经的一部分除外）于脑干处由中枢分出，其运动神经核位于脑干深处，而感觉神经核则位于脑干外侧的神经节之中。脊神经以髓节为单位派生出前部（腹侧）的运动神经根与后部（背侧）的感觉神经根。传出神经始于脊髓灰质的前角细胞，传入神经的细胞体则位于脊髓后根神经节中。脊髓的前根与后根组成脊神经并通过椎间孔向外穿出。因脊髓的长度短于脊柱长度，故与脊神经相对应的椎间孔位于脊髓节段的下方。腰骶髓节段分出的神经根会形成马尾垂直向下走行于椎管之中。颈、胸、腰骶神经在末梢部汇合成神经丛，并从神经丛中发出分支，分布至 1 m 之外的外周效应器。所以，"周围神经"这一术语一般是指神经根、神经丛远端的脊神经。

周围神经是直径为 0.5~20 μm 的神经纤维束，包括感觉神经、运动神经、自主神经等多种神经纤维（表 2.7.1）。粗纤维有骨骼肌（梭外肌纤维）的运动神经 Aα 纤维、肌梭的 Aα 纤维（Ia），高尔基腱器的 Aα 纤维（Ib），与肌梭的压力、痛觉相

表 2.7.1　神经纤维的种类、传导速度和功能的关系

神经纤维的种类	有髓/无髓	直径（μm）	传导速度（ms）	分布、功能
Aα	有髓	15~20	70~120	运动神经：骨骼肌
Aα（Ia）	有髓	15~20	70~120	感觉神经：肌梭螺旋末梢
Aα（Ib）	有髓	15~20	70~120	感觉神经：高尔基腱器
Aβ（Ⅱ）	有髓	5~10	30~70	感觉神经：肌梭散花状末梢，压力、触觉
Aγ	有髓	3~6	15~30	运动神经：梭内肌纤维
Aδ（Ⅲ）	有髓	2~5	12~30	感觉神经：痛觉、温度觉
B	有髓	<3	3~15	自主神经：节前纤维
C	无髓	0.5~1	0.5~2	自主神经：节后纤维
C（Ⅳ）	无髓	0.5~1	0.5~2	感觉神经：痛觉

关的 Aβ 纤维（Ⅱ），梭内肌纤维传入神经 Aγ 纤维，与痛觉、温度觉相关的 Aδ 纤维（Ⅲ）。细纤维有自主神经相关的 B 类纤维和 C 类纤维、痛觉相关的 C 类纤维（Ⅳ）。传导速度具有粗纤维较快、细纤维较慢的倾向。

周围神经损伤是神经纤维、细胞体或髓鞘等部位受损的结果（图 2.7.1）。缺血、外伤等原因导致神经纤维向末梢的轴突断裂时，神经细胞的轴突会从远端开始坏死，出现 Waller 变性。神经细胞胞体因为代谢障碍导致神经营养物质缺乏，轴突会从远端开始逐渐向近端发生变性，出现从远端到近端的代谢性神经损伤的表现。髓鞘的损伤，不管是直接原因还是 Schwann 细胞或神经细胞受损所致的间接原因，最终都会发生髓鞘脱失和神经传导速度减慢。Schwann 细胞会以 1 节为单位在神经纤维上形成髓鞘，故 Schwann 细胞的损伤会引起节段性脱髓鞘。

周围神经损伤的分类

周围神经损伤可根据损伤的分布、临床表现、病变部位进行分类。

根据损伤的分布可分为多发性神经病、单神经病、多发性单神经病。多发性神经病的运动障碍、感觉障碍在四肢的远端更加明显，特别以四肢远端的严重感觉障碍最常见（手套样、袜套样感觉障碍）。各种遗传性神经病、糖尿病性神经病之类的代谢性神经

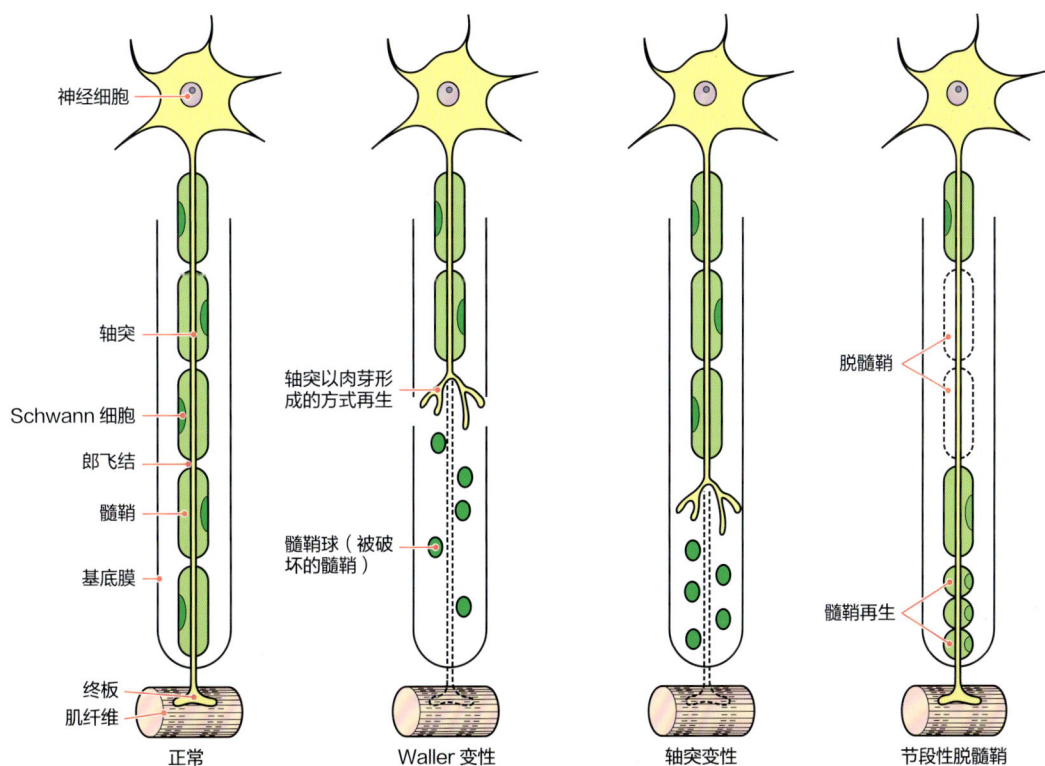

图 2.7.1　周围神经损伤的 3 种类型

神经细胞

轴突
Schwann 细胞
郎飞结
髓鞘
基底膜

轴突以肉芽形成的方式再生

髓鞘球（被破坏的髓鞘）

脱髓鞘

髓鞘再生

终板
肌纤维

正常　　Waller 变性　　轴突变性　　节段性脱髓鞘

病、中毒性神经病、GBS 等疾病均属于该类型。

单神经病多见于外伤或压迫性神经损伤，仅发生单神经支配区域的感觉障碍或支配肌的运动麻痹。桡神经麻痹、正中神经麻痹等疾病属于该类型。多发性单神经病是指同时出现多个单神经病的情况。以周围神经营养血管损伤为主要原因的胶原病性神经病和糖尿病性神经病的特殊类型属该类型。

根据临床表现可分为运动障碍为主的运动性神经病和感觉障碍为主的感觉性神经病。

根据病变部位进行分类，主要有神经细胞损伤（neuronopathy，周围神经病）、轴突变性损伤（axonopathy，轴突病）、脱髓鞘损伤（myelinopathy，髓鞘质病）。神经细胞损伤常发生于一级感觉神经元，病变部位为后根神经节的神经细胞胞体。轴突变性损伤是以轴突部位受损为主要原因的疾病。轴突的变性一般从远端逐渐向近端发展［逆死性神经病（dying back axonopathy）］，主要表现为四肢远端的感觉障碍（手套样、袜套样感觉障碍）。中毒性神经病、糖尿病性神经病之类的代谢性周围神经病，以及 Charcot-Marie-Tooth 病之类的周围神经系统的变性疾病属于这一类型。脱髓鞘损伤，是以髓鞘和 Schwann 细胞为损伤部位的疾病。髓鞘受到损伤时会出现节段性脱髓鞘，从而影响运动神经的正常功能。常见疾病为 GBS。

还有将急性周围神经损伤按临床表现进行分类的 Seddon 分类和 Sunderland 分类（表 2.7.2）。Seddon 分类包括以下 3 种类型：无轴突断裂的神经传导功能暂时性阻断，又称一过性神经传导障碍［神经失用（neurapraxia）］；轴突连续性中断而 Schwann 管（神经内膜）及神经束膜仍完整的轴突断伤（axonotmesis）；轴突与神经外膜失去肉眼可见的连续性或被瘢痕组织分隔的神经断伤（neurotmesis）。

Sunderland 分类将急性周围神经损伤分为 5 度。Ⅰ度损伤为一过性神经传导障碍，Ⅱ度损伤与轴突断伤相同。

表 2.7.2　Seddon 分类和 Sunderland 分类

Seddon 分类	Sunderland 分类	病变	Tinel 征	恢复模式	手术治疗
一过性神经失用	Ⅰ度	传导障碍，无轴突断裂	-	2 个月以内明显改善	-
轴突断伤	Ⅱ度	轴突断裂，Schwann 管保持完整	+	轴突以 1 mm/s 的速度由近端向远端生长	-
	Ⅲ度	Schwann 管断裂，神经束膜完整	+~-	轴突以 1 mm/s 的速度生长，但不能自行恢复	+~-
神经断伤	Ⅳ度	神经束膜断裂，有瘢痕组织	+	不可自行恢复	+
	Ⅴ度	神经外膜断裂	+	不可自行恢复	+

2　症状、障碍

POINT

● 周围神经损伤不仅涉及运动神经和感觉神经，还包括自主神经损伤。

运动神经、感觉神经、自主神经损伤的相关内容

周围神经损伤的症状包括运动神经损伤、感觉神经损伤和自主神经损伤。

运动神经损伤会导致肌力降低和运动障碍，偶尔会伴有肌张力降低并进展至肌萎缩。失神经支配的肌肉会发生肌束颤动。

感觉神经损伤主要表现为麻木等感觉异常。多发性神经病常出现手套样、袜套样感觉障碍（图2.7.2）。神经因压迫或外伤等原因被切断或发生轴突变性时，其断端与再生神经远端部分对机械性刺激的敏感性会增高，对该区域给予轻微刺激也会发生明显的放射性疼痛。这一现象称为 Tinel 征（图2.7.3）。

自主神经损伤的主要症状有体位性低血压、排尿障碍、便秘、瞳孔异常、血管运动神经异常、皮肤的营养与排汗障碍等。

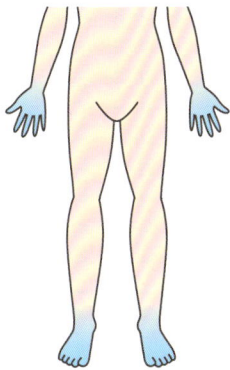

图2.7.2　手套样、袜套样感觉障碍

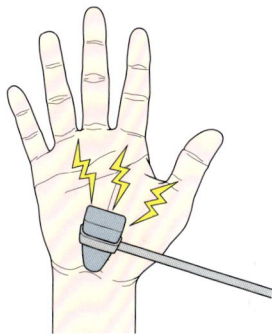

图2.7.3　Tinel 征

3　临床检查

POINT

● 自主神经检查应在神经损伤后 6 个月以内进行。
● 针电极肌电图检查可作为神经再支配的指标。
● 神经造影检查可判断神经断伤部位的详细情况。

各种检查内容

医学检查包括肌力检查、感觉检查、自主神经功能检查、电生理学检查、神经造影检查、MRI 检查、通过肌肉活检进行的组织病理学检查等。肌力检查和感觉检查在物理治疗评定部分进行阐述。

自主神经检查包括发汗试验与皮肤褶皱试验（wrinkle test）。发汗试验是将手指

放在溴酚蓝试纸上观察颜色变化的方法，正常情况下出汗的部位会显色，但神经损伤致无汗的部位则不会显色。也可将 Minor 液涂于手的表面，并涂撒淀粉观察出汗的情况。皮肤褶皱试验是将手浸入 40℃温水中，30分钟后观察皮肤褶皱情况的方法。正常部位会出现皮肤褶皱，但失神经支配的皮肤则不会出现皮肤褶皱。该试验的优点在于无法进行感觉检查的幼儿也能通过皮肤褶皱试验判断神经功能。需要注意的是，自主神经检查应在神经损伤后 6 个月以内进行。主要原因为神经损伤超过 6 个月时，自主神经会从周围再生而影响该试验的准确性。

电生理学检查部分有物理治疗师能做的检查和不能做的检查。物理治疗师能做的检查包括周围神经传导速度检查（图 2.7.4）、F 波检查（图 2.7.4）、躯体感觉诱发电位检查（图 2.7.5）。物理治疗师不能做的检查则有针电极肌电图检查（图 2.7.6）。这里将对针电极肌电图检查进行说明。神经切断超过 3 周以后，失神经支配的肌肉可检测出纤颤电位（fibrillation potential）、束颤电位（fasciculation potential）、正尖波（positive sharp wave），这些属于失神经电位（图 2.7.7）。在神经再生的过程中，再生神经到达目的肌肉时可观察到多相性复合电位（complex NMU potential）。此可作为代表神经再支配的有效指标。

神经造影检查一般用于临床检查和电生理学检查无法确定的神经断裂部位。在神经根的神经外膜（epineurium）下方间隙注入造影剂，利用造影剂的流动停止现象确定神

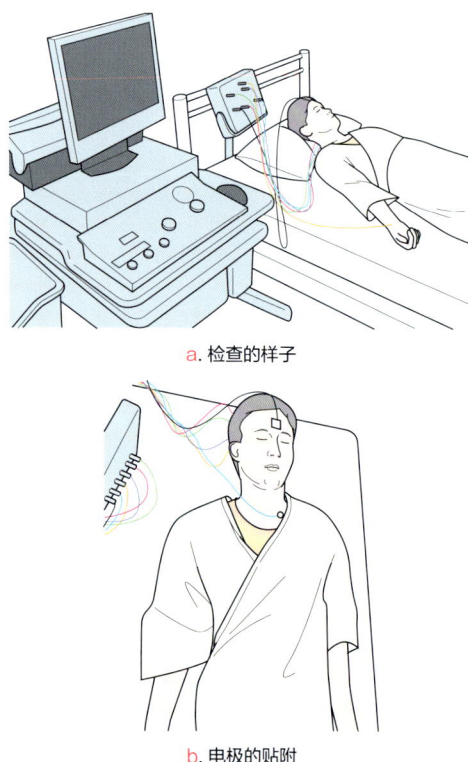

a. 检查的样子

记录电极（-） 接地电极 刺激电极

记录电极（+）

b. 电极的贴附

图 2.7.4　周围神经传导速度检查、F 波检查

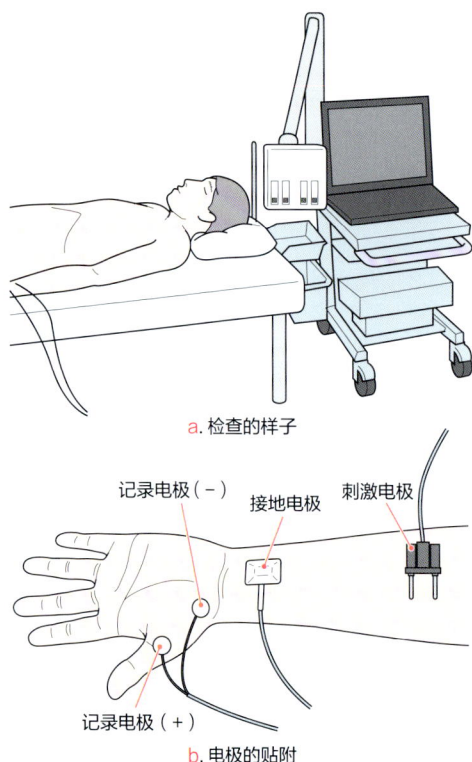

a. 检查的样子

b. 电极的贴附

图 2.7.5　躯体感觉诱发电位检查

经断伤的部位。颈髓部位发生的神经根牵拉性损伤也可采用脊髓造影检查进行诊断。

MRI 检查对血肿等原因引起压迫性周围神经损伤的诊断非常有效。但对直径在 1 mm 以下的神经无法进行准确鉴别。

肌肉活检。对于是通过神经缝合术还是行肌腱移位功能重建术使失神经支配的麻痹肌肉恢复功能这样的情况，不仅可以通过临床检查结果，还可以通过组织病理学检查结果来判断。

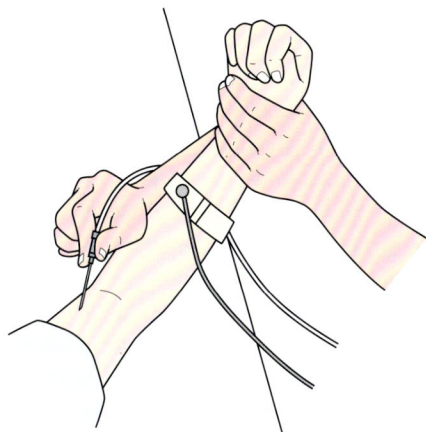

图 2.7.6　针电极肌电图检查

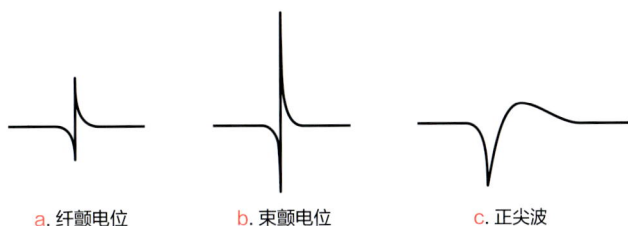

a. 纤颤电位　　　b. 束颤电位　　　c. 正尖波

图 2.7.7　失神经电位

4　临床治疗

POINT

● 药物治疗：为保证神经细胞胞体的活性化，给予维生素 B_{12}。
● 外科治疗：肌力恢复不明显时可行神经松解术、神经缝合术、神经移植术及功能重建术等。

治疗种类和内容

开放性神经断伤原则上应直接进行神经修复术。闭合性神经损伤应先进行保守治疗，观察肌力的恢复情况以及 Tinel 征是否出现轴突向远端移行，再考虑是否进行外科治疗。一般经过 3 个月的恢复，症状仍无明显改善时应考虑进行外科治疗。

对于保守治疗，有物理治疗，还应给予维生素 B_{12} 等药物保证神经细胞胞体的活性。

外科治疗包括神经松解术（neurolysis）、神经缝合术（neurorrhaphy）、神经移植术（nerve grafting）、神经移位术（nerve transfer）和属于功能重建术范畴的肌（腱）移位术 [muscle (tendon) transfer]、肌肉移植术（muscle transplantation）、肌腱延长术（tendon lengthening）等。

神经松解术是对瘢痕组织、肿瘤等压迫的部位，采用外科的方法进行剥离、松解，常用于治疗神经压迫性损伤、不完全麻痹等肉眼可见的连续性尚完整的神经损伤。神经缝合术一般用于治疗神经干完全断裂或神经松解术中发现神经束断裂的神经损伤。神经移植术一般用于存在较大缺损的神经损伤；

对于非紧张状态下无法进行神经缝合术的情况，可采用自体神经进行移植。自体移植时可用腓肠神经和前臂内、外侧皮神经等进行移植手术。神经移位术一般用于无法采用神经缝合术与神经移植术治疗的神经损伤，是一种为恢复受损神经的重要功能，切断具有不同功能的健康神经，将其断端中枢侧与损伤神经的末梢端进行吻合的手术方法。若出现即使进行神经手术治疗运动功能也无法恢复或恢复需要较长时间的情况时，可以将功能正常的邻近肌肉转移到损伤部位代偿麻痹肌的功能。肌（腱）移位术、肌肉移植术及肌腱延长术属于此类方法。以肌（腱）移位术为例，有在腋神经损伤导致三角肌麻痹时，将斜方肌的肩峰附着处移位至肱骨近端进行固定，恢复肩上提的 Bateman 手术，还有在桡神经麻痹出现垂腕时，采用正中神经或尺神经支配的肌腱进行移位治疗的 Riordan 手术等方法。肌肉移植术，有当陈旧性臂丛神经麻痹时，将股薄肌或股直肌移植至前臂，同时将肋间神经作为供体进行神经移植，以重建肘关节屈伸功能的方法。肌腱延长术的具体案例有对于足下垂所致的马蹄内翻足畸形进行的跟腱延长术等。

5　物理治疗评估

POINT

- ROM 检查。
- 肌力检查。
- 感觉检查。
- 电生理学检查。
- 特殊体位。
- 诱发试验。

ROM 检查、肌力检查、感觉检查

物理治疗评估包括 ROM 检查、肌力检查、感觉检查及电生理学检查。此外还需了解周围神经损伤时出现的手部畸形和诱发试验等情况。

周围神经损伤会引发肌肉的平衡失调，ROM 检查可快速发现废用性挛缩等异常。当发生外伤性周围神经损伤时，常因肿胀等原因导致手指处于不良肢位（指伸屈肌腱缩短：掌指关节伸展、近端指间关节屈曲）发生挛缩，下肢则易发生踝关节背屈受限，需要用恰当的评估方法进行评定。

肌力的检查，常用 MMT 将肌力分为 0~5 级共 6 个级别进行评定。为客观评价肌力的减少程度，可用握力器（Jamar 握力器、水银握力器等）及 pinch meter（图 2.7.8）等仪器进行定量。

感觉的检查。皮肤以外的组织，如关节

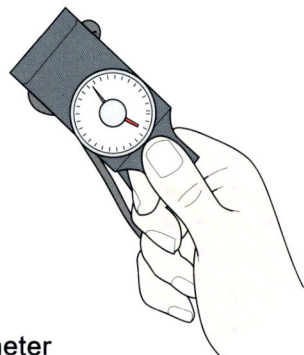

图 2.7.8　Pinch meter

囊的 Ruffini 小体、韧带的高尔基感受器等感觉神经末梢，以及肌梭牵张感受器会与皮下脂肪组织、筋膜、骨膜产生的压力感觉之间相互作用，导致深感觉障碍。但是，通过浅感觉检查也能判断感觉障碍的程度。进行浅感觉检查时，触觉检查对损害部位的判断较痛觉检查更加准确。主要原因为一条周围神经所支配的感觉区域，在边缘部分会与相邻神经支配区域发生重叠。而触觉重叠范围较痛觉重叠范围狭小（图 2.7.9）。所以，当周围神经损伤时，触觉减退区域较痛觉减退区域更大。不仅如此，皮肤在狭小区域内受到较强的压迫时会表现为痛觉，故推荐使用触觉检查进行评定。

两点辨别觉检查是判断触觉感受器密度的方法，而 Semmes-Weinstein 试验是检查感受器阈值的方法。Semmes-Weinstein 试验是用不同粗细的丝状塑料纤维压迫手指，然后，观察皮肤可识别的最小纤维型号，来判断感觉阈值是否正常的检查方法。两点辨别觉检查是判断外伤性周围神经损伤最有效的方法，而对于压迫性周围神经损伤早期，Semmes-Weinstein 试验具有更高的灵敏度。两点辨别觉检查检查的是皮肤表面所特有的功能，最敏感的部位为指尖的指腹部，两点之间距离 3 mm 以下能自然分辨的情况为正常，两点之间距离超过 10 mm 不能自然分辨的情况属于病理性表现。

周围神经损伤时的皮肤温度觉障碍的范围一般与触觉障碍的范围基本一致，故通常可用触觉检查代替皮肤温度觉检查。

电生理学检查

物理治疗师能做的电生理学检查包括周围神经传导速度检查、F 波检查和体感诱发电位检查。

周围神经传导速度检查分为运动神经传导速度检查与感觉神经传导速度检查。进行运动神经传导速度检查时，不仅需要对传导速度进行测定，还需将波形的最大振幅、持续时间、终末潜伏期等数据进行整理与记录。如图 2.7.10 所示，周围神经损伤时，髓鞘受损（节段性脱髓鞘）与轴突受损（轴突变性）会出现 2 种不同类型的电生理学信号。节段性脱髓鞘为髓鞘的变性而非轴突损伤，所以，神经传导在脱髓鞘部位出现阻滞（阶段性脱髓鞘），但未脱髓鞘区域的神经传导速度几乎不受影响。进行运动神经传导检查时，损伤部位近端的刺激所产生的波形会呈现脱髓鞘性波形离散，损伤部位远端的刺激因无脱髓鞘改变而不会出现明显的潜伏期延长、振幅减小及波形离散等结果。轴突变性时，随着轴突的原发性损伤，髓鞘也会发生变性并发生神经传导阻滞，检查结果

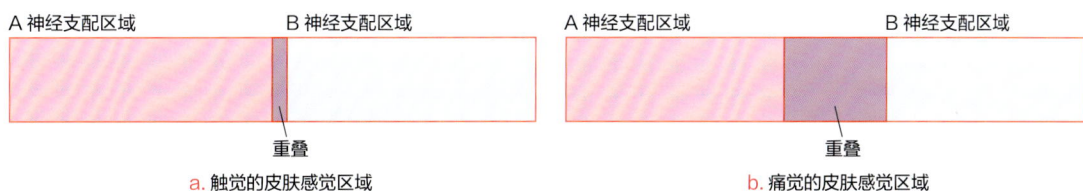

a. 触觉的皮肤感觉区域   b. 痛觉的皮肤感觉区域

A 神经支配区域　B 神经支配区域　重叠

图 2.7.9　周围神经损伤时触觉与痛觉的皮肤感觉区域的差异

仅能反映残存神经纤维的传导功能，所以不管给予近端刺激还是远端刺激，均会出现潜伏期延长和波形离散。

与运动神经动作电位相同，感觉神经动作电位的神经传导速度也会出现异常，波形会呈现传导阻滞和时间分散。但因感觉神经动作电位在正常情况下也可出现生理性的时间分散与相位抵消（phase cancellation）情况，故有时难以对两者进行鉴别。

对正常人进行神经传导速度检查有时也会出现时间分散，其原因是传导速度的差异性导致神经纤维之间动作电位的同步性发生错位。时间分散还可能会使神经纤维的动作电位阴性部分与阳性部分相互抵消。这种现象在进行感觉神经传导检查时更加明显。主要原因是感觉神经纤维的动作电位持续时间较短，易因传导速度的变化而发生波形相互抵消的情况。因疾病的状态不同，神经电生理学的检查结果也会出现变化，所以，进行

神经传导检查时，不仅需要测定传导速度，还需对波的振幅、形状以及变异情况进行整理与记录，然后综合分析神经的传导状态。

F波（图2.7.11），对运动神经给予最大电刺激时会激活所有的运动神经，这一神经冲动不仅会发生顺行性传导，同时还会沿着轴突发生逆行性传导。大部分逆行性冲动会在脊髓前角细胞的轴丘、离前角细胞最近的髓鞘、郎飞结上出现阻抗失调，导致细胞膜兴奋阈值无法继续上升，脊髓前角细胞无法兴奋。但当神经冲动超过细胞膜的兴奋阈值时，冲动会流入细胞内，到达树突并产生细胞体 - 树突峰。所以即便处于不应期，脊髓前角细胞仍会根据逆行性冲动再次激活轴丘发出顺行性动作电位，传至肌肉作为肌肉动作电位被记录。F波的产生与抑制性中间神经元（Renshaw细胞）也有重要的关系。F波检查是临床判断脱髓鞘性神经病的有效方法。脱髓鞘性神经病患者进行F波检查

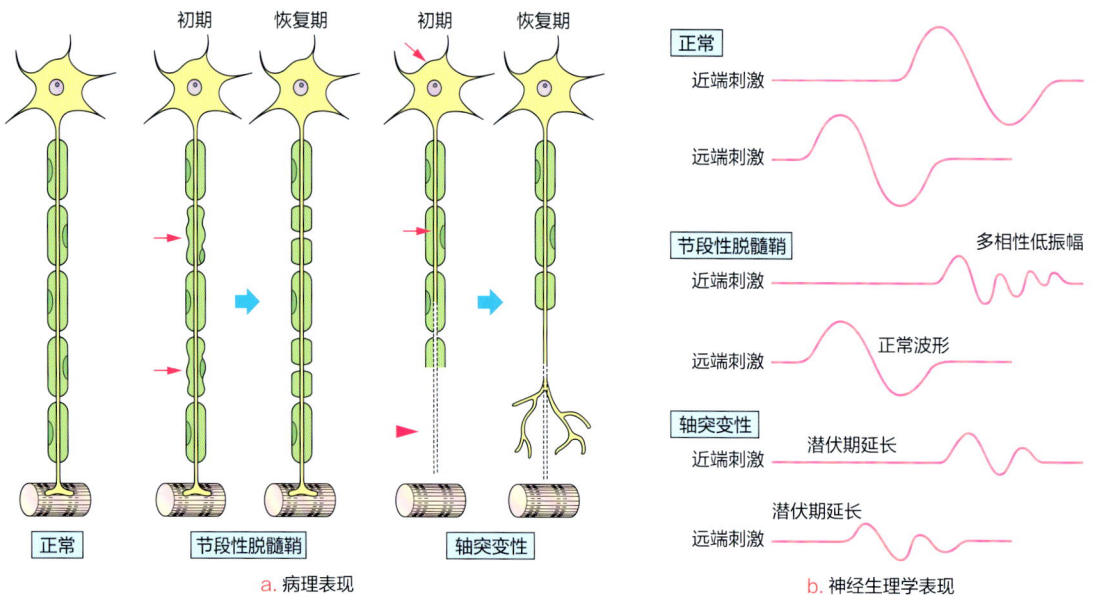

a. 病理表现

b. 神经生理学表现

周围神经损伤主要有节段性脱髓鞘与轴突变性两种病理变化（a）。b是两种病理变化所表现出的神经传导差异

图2.7.10　周围神经损伤的2种类型

时可以观察到明显的 F 波潜伏期延长。急性炎症性脱髓鞘性多发性神经病是以 F 波潜伏期延长为特征的神经传导功能受损为主的疾病，而慢性炎症性脱髓鞘性多发性神经病患者进行 F 波检查时，则会出现 F 波偶尔消失的情况。通过 F 波与 M 波潜伏期之差可计算出 F 波的传导速度，近端运动神经发生压迫性损伤时会呈现出 F 波传导速度减慢的特征。

躯体感觉诱发电位（体感诱发电位），是刺激周围神经所诱发的脑电波在头皮部位记录到的电活动，主要体现周围神经与中枢神经之间的连接性。可用于臂丛神经损伤时神经根的牵拉伤与神经断伤的鉴别。

特殊体位、诱发试验

常见的压迫性神经损伤疾病有腕管综合征、肘管综合征、桡神经麻痹、腓总神经麻痹等。掌握这类周围神经损伤的特殊体征、检查方法及特殊体位的物理治疗评估非常重要。

腕管综合征是由于经过腕管的正中神经受到压迫导致麻痹引起的。主要症状是正中神经支配的手掌外侧的拇指到中指间的区域的疼痛、麻木等感觉异常，以及正中神经支配肌群的运动障碍。感觉障碍的范围有时不仅限于正中神经的支配区域，还可能波及全手掌甚至前臂。在进行理疗评估的感觉检查时，不应仅对正中神经支配区域进行检查，对周边部位也应同时进行检查。疼痛与感觉异常一般在夜间更加明显，夜间闭目后常出现揉手或甩手的动作（Flick 征）。鱼际肌萎缩导致拇指对掌功能障碍，如拇指与示指握圈（perfect O）不完整，以及拇指的体位与手掌处于同一平面，该畸形称为"猿型手"（ape hand，图 2.7.12）。正中神经高位损伤还可出现指浅屈肌、拇长屈肌、示指的指深屈肌麻痹等症状。

腕管综合征的诱发试验有屈腕试验、腕关节伸展试验以及正中神经压迫试验。

屈腕试验是保持腕关节屈曲姿势 1~2 分钟，观察正中神经支配区域的皮肤及手指是否出现疼痛及麻木感的试验。腕关节伸展

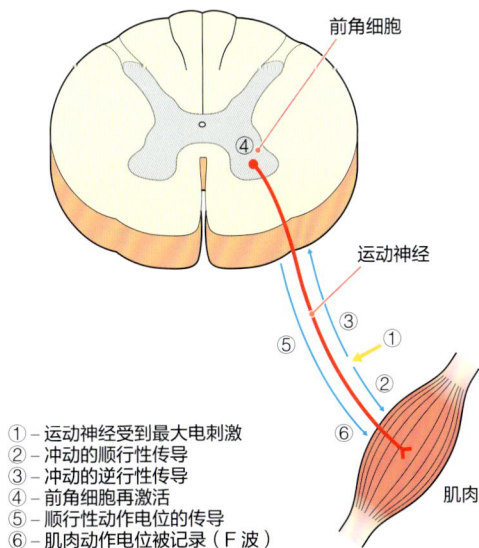

①－运动神经受到最大电刺激
②－冲动的顺行性传导
③－冲动的逆行性传导
④－前角细胞再激活
⑤－顺行性动作电位的传导
⑥－肌肉动作电位被记录（F 波）

前角细胞
运动神经
肌肉

图 2.7.11　F 波的产生

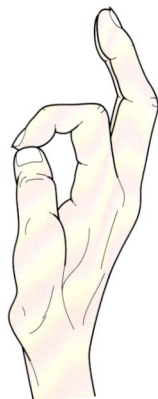

图 2.7.12　正中神经麻痹时的猿型手

术语解说　压迫性神经损伤　周围神经于生理性狭窄部位受到压迫导致神经损伤的总称。包括斜角肌综合征、腕管综合征、肘管综合征、尺神经管（Guyon 管）综合征、梨状肌综合征、踝管综合征等。

第二章　各论

141

试验是使腕关节维持过伸位 1~2 分钟，观察麻木或疼痛是否加重的试验。正中神经压迫试验是腕关节处于屈曲位时持续压迫正中神经，观察支配区域皮肤、手指的麻木感及疼痛是否加重的试验。

肘管综合征是外伤等原因所致，以尺神经麻痹为主要症状的肘部综合征。尺神经在通过肘部尺神经沟时容易发生压迫。尺神经在尺神经管（Guyon 管）处也有可能发生压迫、麻痹。主要表现为尺神经支配区域的感觉障碍、运动障碍，以及支配肌的肌萎缩等症状。首发症状一般以手背侧第 4、5 指的感觉异常为主。运动障碍主要有小指内收障碍（Wartenberg 征）与手指的精细运动障碍。还可能出现背侧骨间肌与小鱼际肌的萎缩，导致第 4、5 指伸展不全呈爪型手（图 2.7.13）。拇指内收肌的肌力降低使拇长屈肌代偿性运动，导致拇指与示指夹物体时拇指的指间关节发生过度屈曲，出现 Froment 征（图 2.7.14）。

桡神经麻痹是由于长时间靠椅背、枕腕以及肱骨干骨折等原因，导致上臂中部压迫而引起的。主要表现为桡神经支配区域的运动障碍、感觉障碍。上臂中部压迫引发的桡神经损伤常导致肱桡肌、腕关节背伸肌群的损伤，当腕关节与掌指关节无法背伸时会出现垂腕（图 2.7.15）。支配桡侧腕长伸肌的运动支由肘关节近端分出，当位于肘关节远端的桡神经发生损伤，以及骨间后神经发生麻痹时，会出现腕关节可伸展但拇指与示指无法伸展（垂指）的表现。

腓总神经麻痹是由骨筋膜室综合征所致的腓总神经压迫，以及腓骨头与床面长期接触导致腓浅神经压迫等情况引起的。主要表现为腓总神经支配区域的运动障碍、感觉障碍。当腓深神经支配的胫骨前肌、蹈长伸肌、趾长伸肌发生麻痹时，会出现足下垂。

骨间前神经麻痹时，拇长屈肌、示指的

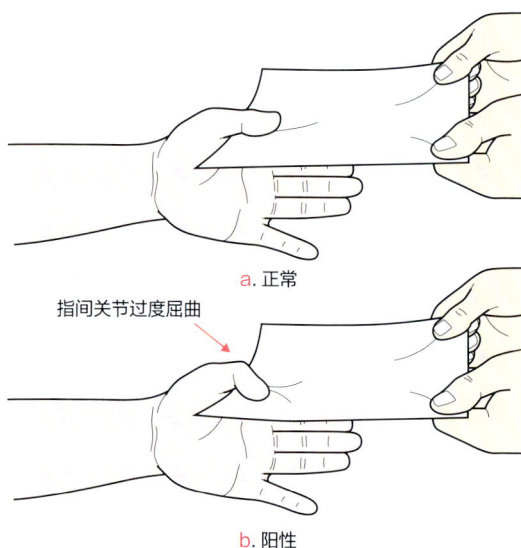

a. 正常

指间关节过度屈曲

b. 阳性

图 2.7.14　Froment 征

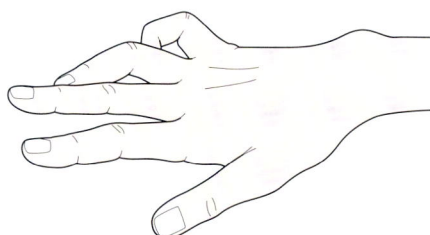

图 2.7.13　尺神经麻痹时的爪型手

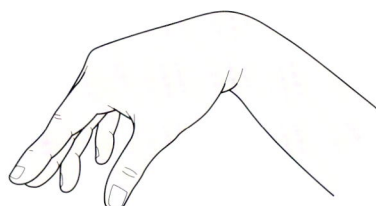

图 2.7.15　桡神经麻痹时的垂腕

术语解说　骨筋膜室综合征　四肢的肌肉、血管、神经被骨、筋膜、骨间膜等结构包围，这种结构称为骨筋膜室（compartment）。骨折、重度的挫伤或挤压伤等原因发生骨筋膜室内压力增高时，骨筋膜室内走行的血管被压迫产生局部循环障碍，导致肌肉、神经功能障碍，这些症状称为骨筋膜室综合征。

指深屈肌发生功能障碍，表现为拇指与示指进行握圈动作时，因拇指的指间关节与示指的远端指间关节屈曲功能受限，出现泪滴征（tear drop）（图 2.7.16）。

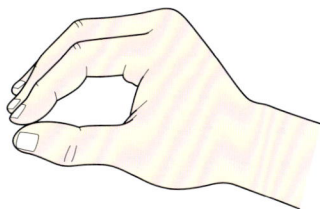

图 2.7.16　泪滴征

6　物理治疗

POINT

- ROM 训练。
- 肌力增强训练。
- 表面肌电生物反馈疗法。
- 治疗性电刺激。
- 感觉再教育训练。
- 支具疗法。
- 动作指导。

概述

物理治疗师需要参与的治疗有 ROM 训练、肌力增强训练、表面肌电生物反馈疗法、治疗性电刺激、感觉再教育训练、支具疗法、动作指导等。

ROM 训练

周围神经损伤会出现肌肉失衡（imbalance），导致该病特有的 ROM 受限表现。下肢周围神经损伤时以踝关节的背屈受限最为常见。进行踝关节 ROM 训练时，应握住足跟部对跟腱进行充分的伸展。仅对前足底进行踝背屈方向的运动容易导致扁平足。关节挛缩会影响功能恢复，所以在疾病的早期就应进行 ROM 训练。

增加 ROM 需要对已缩短的肌肉进行适当的牵伸，选择合适的牵伸运动方式是 ROM 训练的关键。牵伸运动的方式有多种，对于周围神经损伤，应采用以 ROM 增加为目的的牵伸运动训练，如持续牵伸法和直接牵伸法。

持续牵伸法也叫静态牵伸，是沿肌肉的长轴方向进行缓慢牵伸的方法。生理学机制为肌肉的缓慢牵伸引发高尔基腱器的向心性应答（Ib 抑制），使肌紧张受到部分抑制，从而改善肌肉的短缩状态。

直接牵伸法是通过皮肤及周围组织对肌纤维给予直接压迫的方法。根据对肌纤维的施力方向分为垂直施力和平行施力 2 种方法。

实践

临床建议

牵伸运动的种类

临床常用的牵伸方法除了本书介绍的持续牵伸法、直接牵伸法以外，还有快速牵伸法、PNF 牵伸法、压缩牵伸法等。其中的快速牵伸法主要是利用肌肉快速牵伸时，肌肉出现反射性收缩来达到治疗的目的。进行快速牵伸法应了解，其主要目的不在于牵伸肌肉，而是诱发肌肉的收缩从而达到训练的目的。

肌力增强训练

肌力增强训练需要根据目前的肌力选择相应的训练方法。MMT 4 级以及 MMT 5 级时进行抗阻运动，MMT 3 级时进行主动运动，MMT 1~2 级时适合进行辅助主动运动，而 MMT 0 级时适合进行电刺激疗法。

进行抗阻运动时可选用徒手、沙袋以及弹力带施加运动阻力，但需要考虑阻力的强度、应用部位以及阻力方向等因素。阻力的强度可基于超量恢复（over load）原则进行制订。**渐进性抗阻训练（progressive resistance exercise）**是针对废用性肌萎缩开发的肌力训练法，也可应用于偏瘫侧肌肉麻痹。具体方法为，先测量可完成 10 次 ROM 全范围运动的最大负荷量（10 RM），每日训练时按 10 RM 的 50%、75%、100% 的顺序逐渐增加负荷，各负荷量完成 10 次，共计完成 30 次抗阻运动。每周进行 5 次训练，并重新测量 10 RM，以此逐渐增加负荷量。**递减式抗阻训练（regressive resistance exercise）**也叫 Oxford 法，是将运动负荷量从 10 RM 逐渐减少的训练方法。制订抗阻强度时，应先明确训练目的是增加肌力还是增加肌肉的耐力。以增加肌力为目的时应给予高强度低重复的训练方式，而以增加肌耐力为训练目的时则应采用低强度高重复的训练方式。周围神经损伤时进行过度的负荷训练可能使神经细胞、轴突的代谢功能和轴突内物质转运发生障碍，进而影响神经再生功能导致肌力进一步降低。训练时还需注意过负荷运动导致的疲劳残留现象。

抗阻部位的不同会使运动过程所动员的肌肉发生变化。进行抗阻运动时，一般对分节运动的远端施加阻力。需要确认目标肌肉是否参与运动，同时对抗阻部位进行调节。当然也要注意阻力的方向。抗阻方向一般遵循反作用力原则，应在分节回旋运动的切线方向施加反方向的阻力。

主动运动是无任何外力作用的运动方式。除了具有增强肌力的作用外，还具有促进肌肉收缩的再学习、相邻关节固定作用的再学习，以及利用肌肉泵作用促进静脉回流等作用。

辅助主动运动是在外力辅助下进行的运动方式。与主动运动相同，具有促进相邻关节固定作用的再学习以及利用肌肉泵作用促进静脉回流的作用。

表面肌电生物反馈疗法

肌肉仅能完成轻微收缩时，肌腹上贴附的电极会读取表面肌电，并将肌电信号显示于示波镜进行视觉反馈，或用声音进行听觉反馈的一种治疗方法。

实践

临床建议

适度的肌肉负荷量

在以增强肌力为目的进行运动治疗时，运动负荷量可以运动疲劳是否持续至次日为参考指标进行制订。

基础知识

以增强肌力为目的时的电刺激参数（频率）

为防止发生肌萎缩，可将电刺激的频率设为 10 Hz 左右。以增强肌力为主要目的时，频率可设为 40~50 Hz 或 50~60 Hz。有力的随意收缩初期，给予频率为 30 Hz 的电刺激更为有效。有研究指出，对包含 Type 1 纤维的腓肠肌，给予频率为 15 Hz 的电刺激所产生的效果最明显。

治疗性电刺激

适用于 MMT 0 级的患者。周围神经损伤出现失神经支配时，通过电刺激诱发肌肉收缩可预防肌萎缩的发生。失神经支配的肌肉容易发生疲劳现象进而加重神经变性，所以要注意电刺激的强度。通常采用持续时间为 50~200 ms，间隔 200 ms 的 10 Hz 左右的矩形波。刺激强度也不应过强，麻痹肌能达到充分收缩即可。治疗时间的设定应充分考虑疲劳因素，1 天进行 10~20 分钟最为合适。

感觉再教育训练

周围神经损伤的感觉再教育训练包括周围神经的再生促进和中枢认知系统的中枢神经适应性（central adaptability）。感觉再教育训练分为早期训练与后期训练。早期训练是使功能不完善的感觉感受器重新学习情报的训练。后期训练主要是学习立体感觉，通过视觉对物体进行确认后，再通过接触进行感知的训练。后期训练的具体方法是利用视觉反馈，先用眼对物体的位置、大小、形状进行确认后，再通过用手触摸、捏等方式对物体进行感知。进行数次练习后，闭眼对该物体进行相同的感知，从而提高立体感觉、位置觉、浅感觉感受能力。

支具疗法

周围神经损伤时常常需要对患者开具支具的处方。其目的主要是对外伤部位的保护、维持良肢位、预防挛缩畸形和代偿肢体功能等。

正中神经麻痹时的猿型手需要使用短对掌矫形器（图 2.7.17）。尺神经麻痹时的爪型手需要使用蚓状肌部位带把手的短对掌矫形器或指关节弯曲器（Knuckle Bender）（图 2.7.18）。桡神经麻痹时的垂腕应给予维持腕关节背屈和掌指关节伸展的托马斯型悬架矫形器（图 2.7.19）。腓总神经麻痹时的足下垂则常采用塑料踝足矫形器。

动作指导

为使日常生活变得更加顺利，物理治疗过程中还需对异常动作进行纠正和指导。随着周围神经损伤的恢复，运动能力也会有所提升，此时要注意运动能力的提升是正常功能的恢复还是异常动作的代偿性结果所致。在初始阶段，可能需要部分代偿性动作弥补功能障碍，完成相应的动作。但随着代偿动

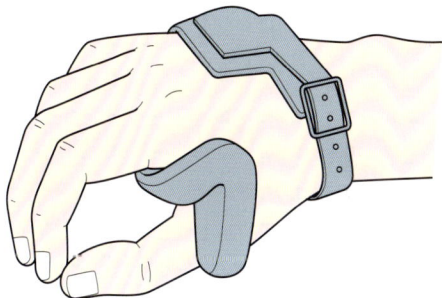

图 2.7.17 短对掌矫形器

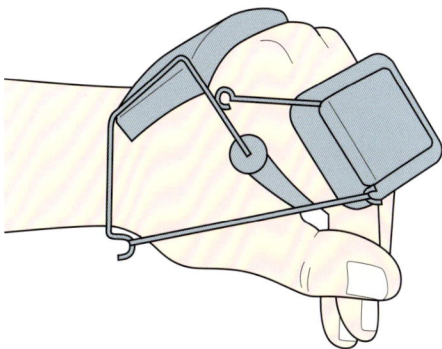

图 2.7.18 指关节弯曲器

作的加强，可能会导致原本需要锻炼的部位恢复延迟。所以在进行功能恢复训练时，指导患者以尽量减少对代偿性动作的依赖为目标。周围神经损伤患者在支具的使用过程中，有必要明确支具的使用期限。

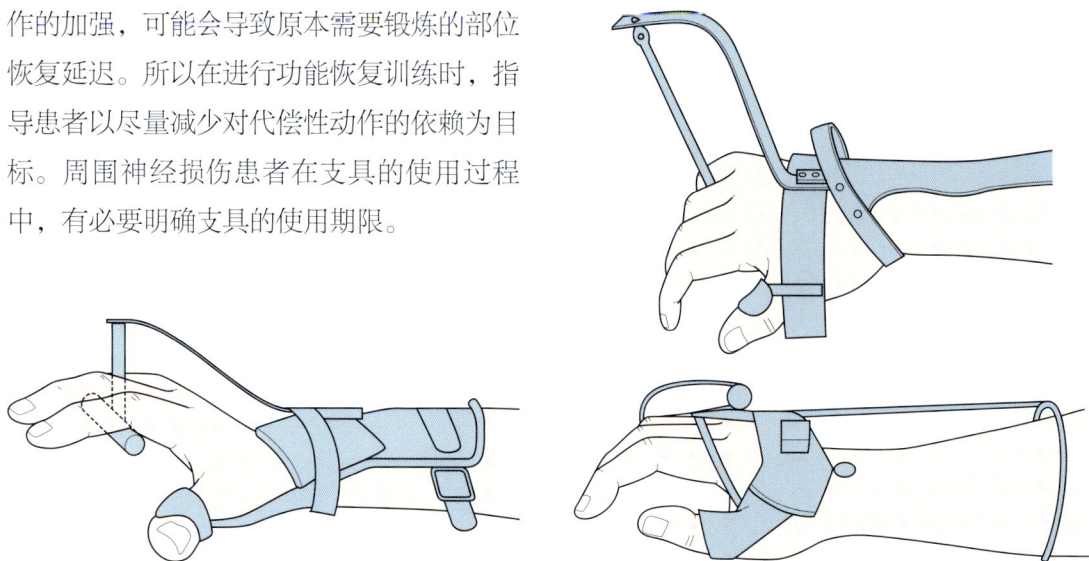

图 2.7.19　托马斯型悬架矫形器

总结

- 周围神经损伤可根据损伤的分布、临床表现、病变部位进行分类（第 133 页）。
- Seddon 分类和 Sunderland 分类的相关内容（第 134 页）。
- 周围神经损伤的症状和基本内容（第 135 页）。
- 周围神经损伤的物理治疗评定都包括哪些（第 138 页）。
- 周围神经损伤的特殊体位与损伤部位之间的关系（第 141 页）。
- 周围神经损伤的电生理学检查的目的及意义（第 139 页）。
- 周围神经损伤的症状鉴别、诱发试验与损伤部位的关系（第 141 页）。
- 周围神经损伤的物理治疗包括哪些（第 143 页）。
- 周围神经损伤的肌力增强训练需注意哪些方面（第 144 页）。
- 周围神经损伤特有的麻痹症状与相应支具的选择（第 145 页）。

【参考文献】

[1] 眞野行生：末梢神経障害のリハビリテーション . リハ医学 28(6), 453-458, 1991.
[2] 石井清一 ほか監：標準整形外科学 . 第 8 版，p701-720，医学書院，2002.
[3] 鈴木俊明 ほか監：神経疾患の評価と理学療法 . アイペック，2015.
[4] 金谷文則：末梢神経損傷の治療 . Jpn J Rehabil Med 51(1), 52-60, 2014.
[5] 藤原哲司 ほか監，関西理学療法学会 編：The Electromyography Research for Physical Therapy and Acupuncture −理学療法・鍼灸治療における筋電図研究のすべて−，p.10，アイペック，2007.

第二章

各论

第八节 脑瘫

1 病理特征

POINT
- 脑瘫的定义。
- 随着围生期医疗水平的发展而产生的发病原因的变化。
- 发病率。

脑瘫的定义

一般的脑瘫是根据 1968 年日本厚生劳动省研究组提出的"脑瘫是从受孕开始到新生儿（出生后 4 周）期间发生的脑部非进行性病变，终生伴随但是会产生变化的运动以及异常姿势。这种症状会在满 2 岁之前出现。排除进行性病变或者一过性的运动障碍以及将来会正常化的运动发育延迟"来定义的。

该定义没有限定病因发生的时间，进一步讲，排除进行性病变与一过性的运动障碍，并没有谈到伴随着的症状。历史上所定义的脑瘫发病于出生到发育的初期，以运动功能障碍为主要症状。

然而，2004 年在美国举行的研讨会再次讨论了脑瘫的定义。此次研讨会的定义为"脑瘫是集运动与姿势发育异常引起的活动受限，起因是在发育过程中的胎儿或者幼儿的脑部发生非进行性障碍。脑瘫的运动障碍同时也包括感觉、认知、交流、认识以及发作性疾病"。

根据该定义，脑瘫的病变包含了发生的时间与运动障碍。此外，根据国际研讨会的定义，还追加了感觉、认知、交流、认识与发作性疾病。

也就是说，脑瘫的定义没有了固有的原因，只有病变发生的时间与障碍的情况。因此，重新定义后的脑瘫包括了各种各样的症状与不同程度的病情（图 2.8.1）。

发病原因

从妊娠期到幼儿时期（表 2.8.1），实际上能列举出很多脑瘫发生的原因。原因按照时间可分为出生前、围生期、出生后。出生前，引发脑瘫的外因包括脑形成异常、感染、化学因素、胎儿期的缺氧症等。围生期的异常有围生期的呼吸障碍、高胆红素血症、围生期假死，以及分娩外伤所导致的颅

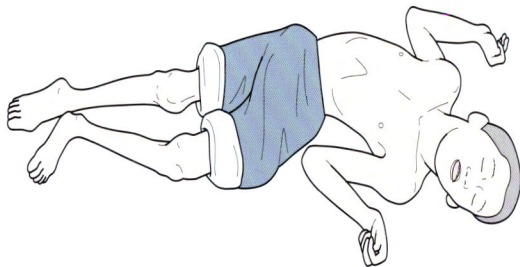

强直性脑瘫主要表现为肌肉紧张亢奋引起的四肢关节活动受限，特别是踝关节、腕关节活动受限以及脊柱侧弯的发病频率较高。

图 2.8.1 强直性脑瘫

表 2.8.1 本章涉及的从妊娠期到幼儿期的主要名词及其定义

名称	体重 / 时间
低出生体重儿	不满 2500 g
极低出生体重儿	不满 1500 g
超低出生体重儿	不满 1000 g
巨大儿	4000 g 以上
死产	妊娠 12 周以后的死胎的分娩
流产	妊娠 22 周以内的死产
正常产	妊娠 37~42 周分娩
早产	妊娠不满 37 周分娩
超早产	妊娠不满 28 周分娩
过期产	妊娠超过 42 周分娩
围生期	妊娠 22 周~出生后不到 7 天
早期新生儿	出生后不满 7 天
新生儿	出生后不满 28 天
乳儿	不满 1 岁
幼儿	上学前

内出血等。出生后的原因包括感染、急性脑炎、头部外伤、呼吸障碍、心搏骤停、反复痉挛等。

然而，脑瘫的发病原因随着围产期医疗水平的进步，也发生了很大的变化。常见的有核黄疸骤减。现在在围生期发生脑瘫的原因有很多，如低氧血症、缺血、出血等循环障碍以及感染等。如果新生儿期或者胎儿期发生假死的，脑部会发生缺氧及缺血。这被称为缺血缺氧性脑病。此外，若缺血侧血流再通，则发生颅内出血。

近些年来，低出生体重儿的存活率有了很大的提高。但是，低出生体重儿呼吸循环功能还未发育成熟，发生脑瘫的风险很高。

特别是在低出生体重儿中，就脑瘫的发病原因而言，脑室周围白质软化备受瞩目。低出生体重儿发生脑室周围白质软化的原因有很多。脑室周围白质存在于脑室侧到脑表面的动脉灌注区域内，容易产生缺血。新生儿脑部血流的自动调节功能还未成熟，容易出现由于血压低而导致的脑低灌注状态。大脑白质是由轴索、髓鞘形成的少突胶质细胞等神经胶质细胞和血管组成，易发生缺血。现在 500 g 以下的新生儿都可以存活，但是遗留重度脑损伤的病例比较多，故很多报道指出低出生体重儿在重症身心障碍患儿中的占比在增加。

补充

超低出生体重儿的预测

1990 年日本全国的对超低出生体重儿 6 岁时的调查显示，正常的占 64%，边界值为 18.2%，异常的占 17.5%。在此之后，正常的占比减少，据报道，2000 年的新生儿中，正常的占 57.4%，边界值为 16%，异常的占 26.6%。针对该结果，考虑是出生时的存活率提高导致。1999—2005 年出生的超低出生体重儿中，脑瘫在单胎的发病率为 2.6%，多胎的发病率为 11.3%，多胎的发病率比较高。

脑瘫的发病率

在日本为 1.05/1000 人，发病率随着围生期医疗的进步呈降低的趋势，但是 1981 年以后，报道称有增加的趋势，同时也指出障碍的严重程度在增加。根据 1992 年的调查显示，每 100 人当中有 0.23 人发病，与 1986 年以后的发病率的增加趋势是相同的。在日本发病率的上升趋势与瑞典、丹麦等发达国家的上升趋势是相同的。究其原因，是围生期的医疗进步使低出生体重儿的死亡率降低，导致了脑瘫发生率的增高。

基础知识

脑室

脑室是脊髓中心管随着脑的形成变形扩大而成的。左右两边是侧脑室，间脑中有第 3 脑室，中脑的延髓、脑桥、部分小脑属于第 4 脑室。

术语解说 核黄疸 胎儿的红细胞数量相对较多，在新生儿期过多的红细胞遭到破坏时，会导致血液中胆红素浓度升高。超出正常生理范围的胆红素会沉积于脑组织，引起沉着部位的黄染。由于大脑基底核经常成为黄染部，故称此疾病为核黄疸。

2 症状、障碍

POINT

- 脑瘫的类型。
- 痉挛型脑瘫的特征和分类。
- 手足徐动型脑瘫的特征。

脑瘫的类型

日本康复医学会根据脑瘫的指南、MRI提示的异常，把脑瘫分为混合型脑瘫（mixed）、四肢麻痹型脑瘫（quadriplegic）、单侧麻痹型脑瘫（hemiplegic）、双下肢麻痹型脑瘫（diplegic）。运动障碍型脑瘫[dyskunetic，手足徐动型脑瘫（Athetotic）]、低张力型脑瘫（hypotonic）。

这里列举的脑瘫分类可以按照肌肉紧张程度来分类，也可以按照脑瘫的部位来分类。如果按照肌张力的状态来分类，分为痉挛型脑瘫和手足徐动型脑瘫、低张力型脑瘫。混合型脑瘫为这里列举的各型脑瘫症状同时存在的类型。

痉挛型脑瘫的活动受限部位较多，根据活动受限部位分为单侧麻痹型、双下肢麻痹型、四肢麻痹型。运动障碍型（手足徐动型）定义为不随意运动型。

手足徐动型脑瘫的特征

是以反复出现的不随意肌肉紧张、迟缓为特征。在新生儿期，肌肉的紧张程度比正常范围要低因而呈现低紧张的情况要多一些，随着月龄的增加出现不随意运动，在出生后1年左右，会呈现手足徐动型脑瘫。其中，出现腕关节的尺偏、掌屈的情况较多，这会阻碍手眼协调性的发育。手足徐动型脑瘫基本上对四肢都有影响。

但是，手足徐动型脑瘫的不随意运动也有其特点：上肢症状更重、末梢比中枢重、单侧的上下肢症状更重。代表性的姿势中可以观察到颈部、躯干、上下肢出现较强的旋转方向的肌紧张。有时会伴随很强的肌紧张。

痉挛型脑瘫的特征

痉挛型脑瘫是以伸肌反射释放现象为主要症状，伸肌反射亢进、肌肉高度紧张会阻碍关节的正常运动。

痉挛型脑瘫的分类

强直型脑瘫在四肢、躯干等不同部位表现的程度也不尽相同。根据麻痹的程度可以分为：单瘫型、截瘫型、偏瘫型、三肢瘫型、四肢瘫型、双瘫型、双重性偏瘫型（图2.8.2）。

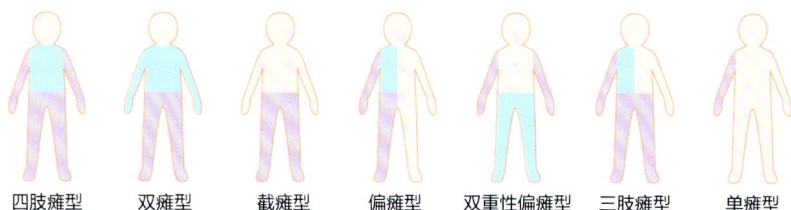

四肢瘫型	双瘫型	截瘫型	偏瘫型	双重性偏瘫型	三肢瘫型	单瘫型
						（四肢中任一肢体受累）

图2.8.2 痉挛型脑瘫的分类（根据麻痹部位）

3 临床特征

- 手足徐动型脑瘫的特征。
- 合并症。
- 痉挛型脑瘫的特征。

手足徐动型脑瘫

手足徐动型脑瘫是由核黄疸所引起的。其原因是核黄疸基底核病变。手足徐动型脑瘫除了由黄疸引起以外，外伤也是其重要病因，不随意运动可引起基底核机能异常。

基底核是尾状核、壳核、苍白球、丘脑底核的总称，其中包括中脑的红核和黑质。基底核作为**锥体外系**的中继站，控制肌张力、调节**不随意运动**等。锥体外系功能受损常常会引发帕金森病，手足徐动型脑瘫同样会引发肌张力控制障碍（**图 2.8.3**）。

痉挛型脑瘫

锥体束障碍是痉挛型脑瘫发生的原因。**锥体束**是**大脑皮质运动区**的起始点（**图 2.8.4**），从这开始沿着脊髓直至前角细胞。

补充

手足徐动型脑瘫的合并症

手足徐动型脑瘫的成年患者中，主诉颈部、肩胛带、腰部疼痛的较多。因为疼痛引起 ADL 能力低下、精神痛苦，进而导致生活质量降低。这种疼痛是手足徐动型脑瘫的特有症状导致的肩关节不随意运动、椎间盘变形、力线异常所引起的。肩关节、髋关节等部位的疼痛，需要观察是否有半脱位的情况。特别是在颈椎、腰椎处的椎间盘变形可能存在脊柱椎管狭窄、寰枢椎半脱位，对于这类患者要观察四肢、躯干的感觉异常、运动麻痹的情况，患者的运动能力会极度低下。

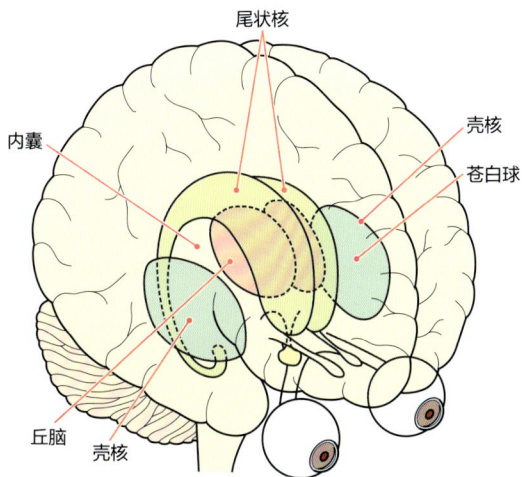

图 2.8.4 **锥体束**

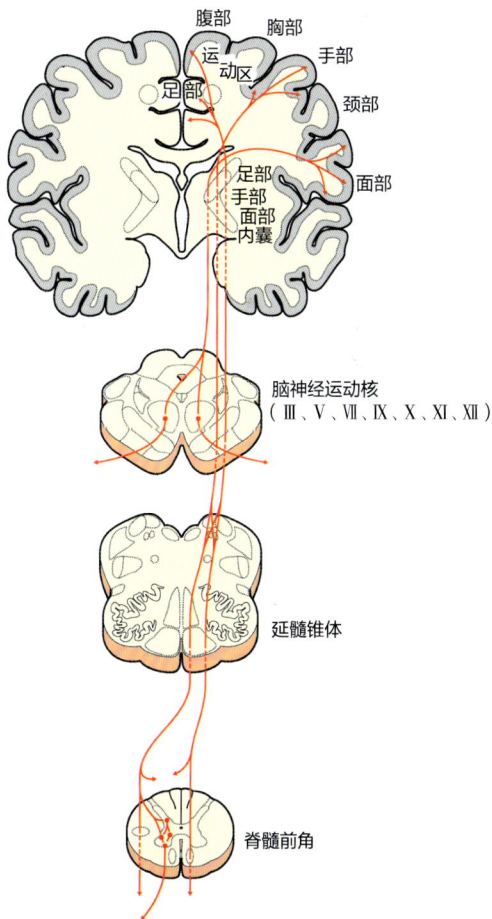

图 2.8.3 **大脑基底核**

从脊髓前角细胞延伸出来的运动神经直接连接骨骼肌。如该通路所示，锥体束是随意运动的通路。运动神经是从脊髓发出通向骨骼肌的离心性通路，而从肌肉内感受器出发通向脊髓的神经通路则是向心性通路。向心性通路与离心性通路在脊髓前角细胞处连接，形成反射弧。该现象被称为伸肌反射（腱反射）。伸肌反射通过上位中枢的控制来保持骨骼肌一定的张力。上位中枢受损的时候，未受损部位（下位中枢）的活动从上位中枢的抑制中解放出来，呈现出过反应状态。

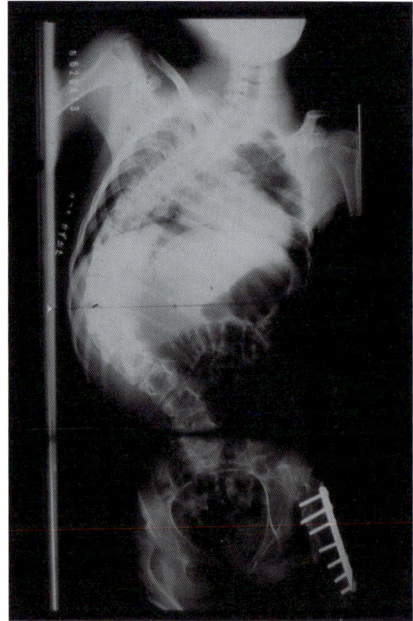

图 2.8.5 脊柱侧弯

4 临床治疗

POINT
- 肉毒毒素治疗。
- 鞘内巴氯酚注射疗法。
- 选择性背根切断术。
- 整形外科治疗。

肉毒毒素治疗

肉毒毒素是一种具有高蛋白生物活性、可引起肉毒中毒的毒素。毒素作用于运动神经的时候，可通过神经末梢的受体进入神经内。此时，其可阻滞乙酰胆碱的释放，进而阻断神经的传导（图 2.8.6）。因为乙酰胆碱的释放受阻，引起肌肉麻痹。之后，蛋白再生、肌肉力量恢复。进行肉毒毒素肌内注射治疗，其效果出现在数天之后，并可以持续数月。如果效果减弱，可根据患者的病情去相关机构接受再治疗。

作为脑瘫的适应证，下肢挛缩会伴随着

尖足，同时会有上肢或者下肢的挛缩。此外，也有脊柱侧弯的相关报道。在该报告中，长期的预后并不是很明确，长期的预后效果影响因素较多。

日本康复医学会的指导意见指出，A 型肉毒毒素注射治疗挛缩，对于四肢的挛缩、肌张力过高、ROM 活动受限都有效果，有利于步行的改善，有助于患者的康复治疗（A 级）。如前面所述，短期内的治疗效果较好，但是长期的效果存疑。针对儿童的肉毒毒素治疗，如果注射 2~3 次，应注意由于可引起肌肉的变化，患儿的肌肉生长会延迟，所以应谨慎对待儿童的长期肉毒毒素治疗。

综上所述，肉毒毒素治疗在短期内是有效果的，但是随着时间的推移效果会减弱。此外，过度的重复注射会影响治疗的效果，特别需要谨慎对待的是儿童的肉毒毒素注射治疗。如果希望短期内的治疗效果最大化，同时长期维持好的治疗效果，物理疗法是不可或缺的。

鞘内巴氯酚注射疗法

鞘内巴氯酚注射是 30 多年前以缓解挛缩为目的，将口服巴氯酚改为髓腔内直接注射的一种选择性治疗方法。神经末梢的 I a 纤维作为向心性通路可抑制脊髓反射（图 2.8.6）。相关研究发现用相当于口服量的 1/1000 的剂量就可缓解挛缩。

治疗在全身麻醉下进行，将髓腔内留置的导管与腹部皮下埋进的真空泵相连接。术后，开始持续注射巴氯酚，一段时间后效果就会显现。过度注射会引起意识降低、呼吸

功能降低、血压下降。此外，若因导管断裂等导致注射中断，则会引起显著的挛缩反弹。此时存在引发横纹肌脱离症的可能性。

日本康复医学会的指导意见指出，该手术推荐用于大范围的难治性挛缩治疗（B 级）。对于可以步行的病例也可以使用，但是对于功能改善证据不充分（C 级）。

选择性背根切断术

选择性背根切断术（SDR）是对脊髓背根选择性地切除 50%~60%，通过减轻过度的脊髓反射来缓解挛缩。该方法适用于 10 岁以下的脑瘫患者。对于少儿脑瘫患者，因为神经的再生能力强，比起选择性周围神经切断术更应该选择 SDR。

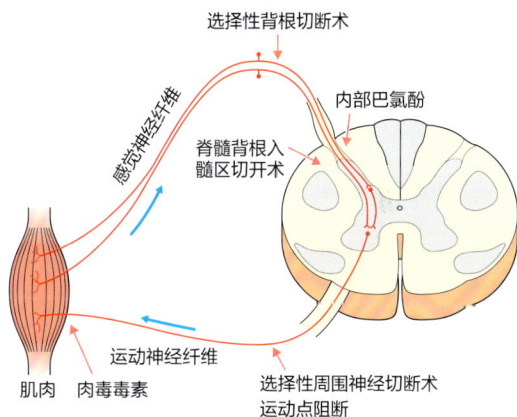

图 2.8.6　各种挛缩治疗方法的作用部位

补充

神经外科的治疗（图 2.8.6）

现行运用的神经学治疗方法有选择性周围神经缩窄术（SPN）、选择性背根切断术（SDR）、脊髓背根入髓区切开术（DREZ）等。

SPN 是对支配局部挛缩部位的神经进行选择性地切断，减少神经束内的神经纤维，使肌肉松弛。

DREZ 是通过破坏脊髓后角的疼痛神经细胞，来缓解疼痛和挛缩。其可有效缓解挛缩，但是只适用于下肢功能丧失的成年患者。

SDR疗效明确。如果术后物理治疗运用得当，挛缩的复发率可以控制在2%~3%，而且可以期待永久疗效。为了提高SDR的术后效果，一般情况下，在术后6~12个月要连续进行康复治疗。术后，挛缩可以得到缓解，但是在术后3个月之内还是会存在步行、移动困难的情况。也就是说，在挛缩得到缓解的同时还要积极地进行随意运动练习。

日本康复医学会指导意见指出，在对手术对象和目的慎重考虑后，方可进行SDR（B级）。

外科治疗

在脑瘫患者中，因为肌力不均衡导致关节变形的情况很多。由于小腿三头肌短缩而出现尖足变形的情况较多。除此之外，还会出现胫骨后肌短缩导致足内翻、腓骨长短肌短缩导致足外翻。挛缩会加重肌肉的不均衡，儿童随着成长，骨也在不断生长发育，

这样就会加重关节变形。

对于已经发生关节变形的患者，使用肉毒毒素治疗等以改善肌张力的方法多数都无法改善其情况，此时应考虑进行外科治疗。

代表性的**小腿三头肌延长术**包括**跟腱延长术、胫骨后肌延长术、腓肠肌延长术**（图2.8.7）。

进行术前评价的时候，如果发现只有腓肠肌短缩，比目鱼肌没有短缩，可选择腓肠肌延长术。如果腓肠肌、比目鱼肌都有短缩，可选择跟腱延长术。此时，如果存在足外翻，远位切开处应该是外侧。相反的，足内翻时，远位切开处应该是内侧。对于足内翻，胫骨后肌延长术可以与其他手术联合进行，也可单独进行。

目前正在推广以改善步行能力为目的的"一期多部位手术"。日本康复医学会指导意见指出，对于脑瘫患儿，一期多部位手术可以改善步行能力而被推荐使用（B级）。

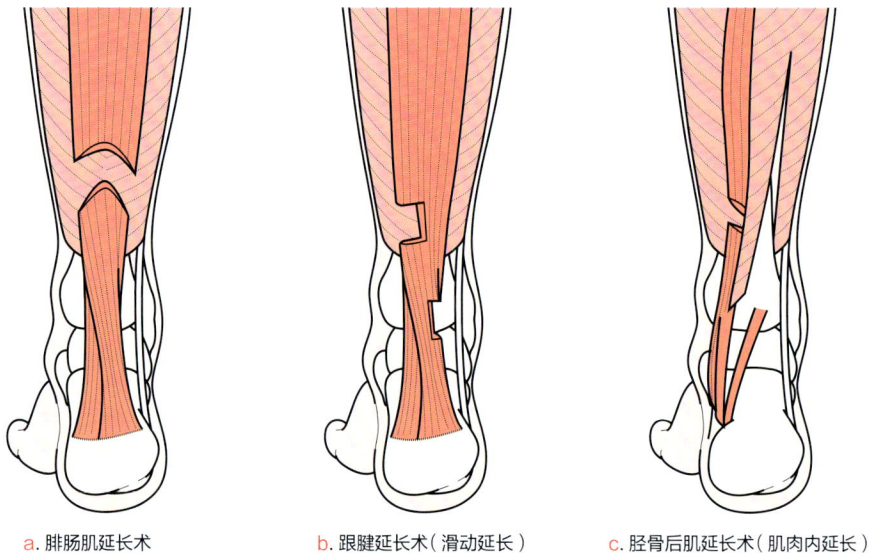

a. 腓肠肌延长术　　　　b. 跟腱延长术（滑动延长）　　　　c. 胫骨后肌延长术（肌肉内延长）

图2.8.7　小腿三头肌延长术

临床建议

术后物理治疗

医生的治疗是针对肌张力异常的基本治疗。临床治疗是针对脊髓以下的周围神经纤维、肌肉、肌腱，以抑制挛缩、不随意运动引起的肌张力过高为目的。目前有多种治疗方法，也存在各自的优缺点。相同的是，短期内的治疗效果明确但效果不会持久，经过一段时间后，治疗效果就会消失。外科针对肌肉长度的矫形手术也是如此，随着患儿的生长治疗效果可能会消失。

随着临床治疗的开展，引入物理治疗是必要的。通过手术治疗，肌张力即使可以趋近于正常，也存在运动功能低下的情况。此时，需要引入物理治疗，如拉伸、步行练习、ADL 指导。通过进行这些物理治疗，可以使手术治疗的效果延长。

5　物理治疗评估

POINT

- 评价的意义。
- 运动发育的过程。
- 评价尺度。
- 姿势反射。
- 动作解析。

运动发育评价的意义

各种发育障碍并不会在患儿刚出生时就出现，而是随着患儿的生长发育而逐渐出现。人类获得步行的基本能力大约是在出生后的第 12 个月。在这个时期，发生较大变化的基本运动被称为"粗大运动"。

脑瘫的定义是姿势与运动障碍，出生时完全无法保持住姿势并不是什么问题。但是人类在出生 12 个月后可以保持站立位，产生步行可能的状态要经过阶段性的变化。脑瘫所呈现出来的姿势、运动的问题，是指在某个时间点对患儿的异常姿势、运动进行初次评估、判断时的状态。因此，对患儿的运动发育状态的评价是极为重要的获得信息的方法。

运动发育与月龄

在正常的运动功能发育过程中月龄与可能的粗大运动的关系已经很明确（图 2.8.8）。这种月龄与粗大运动的关系在运动发育过程中是里程碑式的评价指标。以下为月龄与粗大运动关系的一些代表性例子。

新生儿时期

■仰卧位

- 肩关节外展，髋关节屈曲，髋关节外展、外旋幅度比俯卧位时小。头部没有翻正动作，拉起双手时头部会向后仰（图 2.8.9）。

出生 1 个月

■仰卧位

- 姿势呈现出在接近伸展位时依然存在非对称性的特点，头部无法保持在中立位。

出生3个月

■仰卧位

· 能达到左右对称的姿势增多。头部与双肩可以上举。此外，双下肢也可同时上举。双上肢可以在胸前交叉合拢，可以进行一些捏握的游戏。

■俯卧位

· 头部可以稳定地抬起来（图2.8.10）。

出生6个月

■仰卧位

· 让婴儿的肩关节、髋关节屈曲，四肢一起进行上举游戏（图2.8.11）。此外，将婴儿的脚放在地板上，呈桥式，可以进行躯干旋转运动。

■俯卧位

· 四肢可以自由地抬起。双肘关节伸展时上半身稳定。上肢能够够取前方的玩具（图2.8.12）。此外，四肢活动的时候可以同时伴随移动。

· 到6个月时，还不能顺利地前进。

■翻身

· 从仰卧位开始伸展一侧下肢，接触地面后可以稳定地翻身。可以自由地在仰卧位、侧卧位、俯卧位之间转换。

■坐位

· 坐位时可以伸展脊柱。坐位时稳定，双上肢可以自由地活动。双手可以玩玩具。

· 失去平衡的情况变少，有时会有向后跌倒

图2.8.9　新生儿的拉起检查

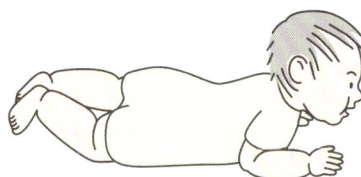

图2.8.10　3个月婴儿的俯卧位

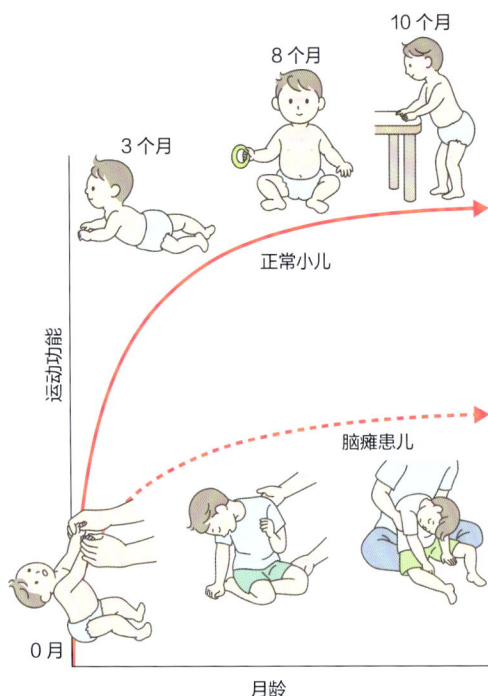

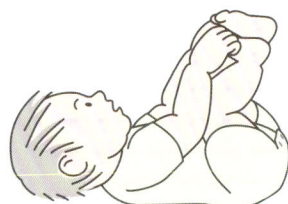

图2.8.8　正常小儿与脑瘫患儿的运动功能发育

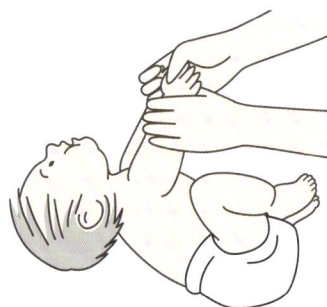

图2.8.11　6个月婴儿的仰卧位

的情况（图 2.8.13）。

出生后 8 个月

■俯卧位

- 经常以俯卧位方式玩耍，从腹部爬行变为四肢稳定爬行。此外，从四点支撑位骨盆向后倾倒坐下。

■坐位

- 在坐位时脊柱可以完成伸展。坐姿平稳时双上肢也可以实现活动自如。可以用双手玩玩具。平衡稳定时，也有可能发生向后倾倒的现象（图 2.8.14）。

■爬行

- 8 个月的时候可以进行手膝支撑，但是不能保持稳定。在 10 月龄左右逐渐可以稳定地爬行。

■站立位

- 可以借助抓握物体而站立起来。因为下肢还不稳定，所以婴儿需要腹部靠着桌子才

能短时间站立。

10 个月之后

■坐位

- 跌倒的情况已经没有了。可以通过旋转躯干够到后方的玩具。骨盆可以前后倾中立位，脊柱明确地呈现出"S"形。

- 可以以不同的方式坐起来，在躯干旋转、一侧上肢伸展的情况下也可以稳稳地坐起来。

■爬行

- 可以顺利地用四肢支撑爬行。在坐位、四肢支撑爬行姿势与躯干旋转之间可以自由顺利地进行切换。此外，使用膝盖的四肢支撑逐渐变化为使用脚掌的四肢支撑（图 2.8.15）。

■站起

- 可以抓着桌子站起来。可以在下蹲、坐位、四肢支撑、起立间进行动作变换。

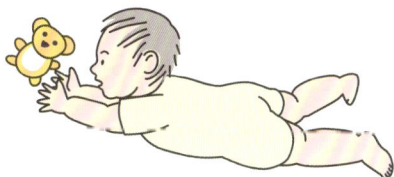

图 2.8.12　6 个月婴儿俯卧位下的够取动作（脊柱伸展动作）

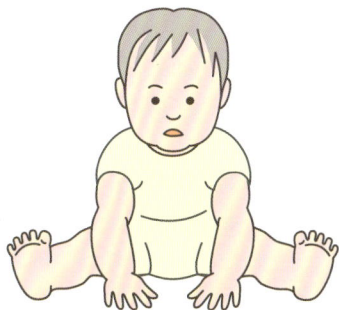

图 2.8.13　6 个月婴儿的坐位

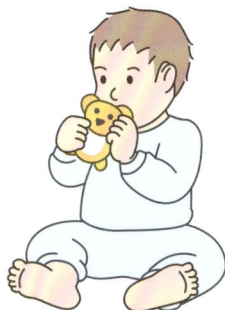

图 2.8.14　8 个月婴儿的坐位

■步行

• 可以借助桌子步行（图 2.8.16）。

12 个月之后

■起立

• 不需抓桌子，通过从坐位到四肢支撑，重心向下肢移动就可以站立起来。

■步行

• 不需抓桌子就可以独立步行。此时，可以出现双上肢举到头部两侧的高度紧张姿势（图 2.8.17）。

• 步宽要比肩宽略微宽一些，呈现大步宽步行。步行时看不到躯干的旋转，呈现罗盘状左右摇摆的不稳定步行。容易失去平衡，跌倒较多。

14 个月之后

■步行

• 即使在室外也可以自由地步行。步行时伴随的躯干旋转依然可以看到，步行虽然比较稳定，但是依然有失去平衡跌倒的情况。出现双上肢在腰间的中度紧张姿势较多。

18 个月之后

■步行

• 步行变得更加稳定，失去平衡跌倒的情况

减少。抓着扶手可以一个人上下台阶。

24 个月之后

• 可以步行，可以双足跳跃。

36 个月之后

• 可以单脚站立。

代表性的评价量表

丹佛发育筛查测验（DDST）

DDST 将发育分为粗大运动、手的精细动作、语言、社交四部分，将发育的月龄进行阶段化的判断。

根据 Bobath 的"婴儿运动发育表"

Bobath 是根据格赛尔发育量表与 llingworth 等做成的发育评价。从俯卧位、仰卧位、坐位、站立位与步行、手部动作六大部分去评价运动发育。

粗大运动功能量表（gross motor function measure, GMFM）

GMFM 是记录阶段式运动功能的完成度。包括 5 个部分：①卧位与翻身；②坐位；③手膝跪位与跪立位；④站立位；⑤步行与跳跃。共 88 个项目。正常 5 岁儿童具有完成全部粗大运动测试的能力。评价分为 4 个程度：①完全不可以；②稍微可以完

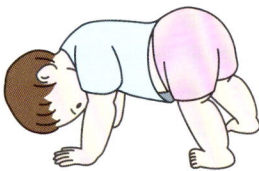

图 2.8.15　10 月龄婴儿的爬行姿势

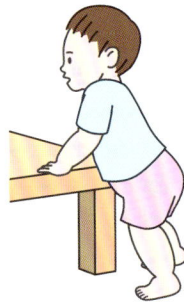

图 2.8.16　10 月龄婴儿的辅助步行姿势

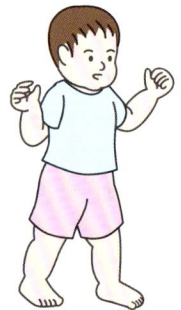

图 2.8.17　12 月龄婴儿的步行姿势

成；③可以完成一部分；④完全可以。

粗大运动能力分类系统（GMFCS）

这是专为脑瘫患儿制作的 GMFM。以坐位（躯干控制）或者步行为重点的粗大运动能力为标准，将脑瘫分为 5 个级别。

姿势反射

出生后的 1 年间，伴随着神经系统的成熟，出现各种反射。脑瘫患儿在中枢神经系统成熟的过程中存在异常，就是偏离了正常发育。若要观察反射，首先要熟知发育成熟的状态，要理解姿势反射发育与运动发育的关系。

姿势反射的大分类

姿势反射是包括反射、反应的广义概念。其中有原始反射、翻正反应、平衡反应等分类。姿势反射有各自的固有名词，大致分为 3 类（图 2.8.18）。

■ **原始反射**（primitive reflex，**表 2.8.2**）

出生后早期出现表面反应的反射。到了一定阶段，通过高水平的反射进行整合，反射受到的抑制，难以被观察到。虽然原始反射本身不代表异常，但若过了一定的月龄依然可以被观察到，则应怀疑中枢神经系统存在异常。

■ **翻正反应**（righting reaction，**表 2.8.2**）

• 使头部在空间中可以保持正常位置的反应。对于人类，因头部要保持正确的位置

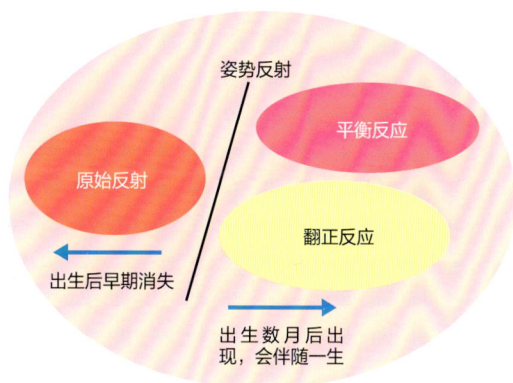

图 2.8.18　姿势反射的分类

表 2.8.2　姿势反射的分类

分类	内容
原始反射	• 阳性支持反应（positive supporting reaction） • 紧张性迷路反射（toinick labyrinthine reflex） • 手掌抓握反射（hand grasp reflex, palmar grasp reflex） • 非对称性紧张性颈反射（asymmetrical tonic neck reflex） • Moro 反射（Moro reflex） • 对称性紧张性颈反射（symmetrical tonic neck reflex） • 足底抓握反射（foot grasp reflex, plantar grasp reflex）
翻正反应	• 空间头部翻正反应（head righting reaction） • 矢状面躯干翻正反应（Landau 反应，sagittal trunk righting reaction） • 旋转翻正反应（derotative righting reaction） • 身体旋转反应（body rotative reaction）
平衡反应	• 下方保护性伸展反应（down parachute reaction） • 侧方保护性伸展反应（sideways parachute reaction） • 前方保护性伸展反应（forward parachute reaction） • 后方保护性伸展反应（backwards parachute reaction） • 倾斜反应（tilting reaction）：俯卧位倾斜反应、仰卧位倾斜反应、坐位倾斜反应、四肢支撑倾斜反应、站立位倾斜反应

而产生的反应是由视觉、迷路觉、本体感觉等感觉器官的刺激引起的。如果这个反应不良，我们无法保持头部在空间中的中立位。

- ■ 平衡反应（equilibrium reaction in standing postion，表 2.8.2）
- · 在坐位、站立位失去平衡时保持姿势的反应。被定义为失去平衡时，通过肢体位置变化，防止重心线偏离基底面，也就是防止跌倒的反应。如果没有这个反应，就无法稳定姿势。

对脑瘫患儿的动作分析

脑瘫还有一个特征就是发育迟缓，动作模式在正常发育的过程中不容易被观察到。此时，应该记录主观的异常动作模式。如在步行时，下肢单纯地向前方迈出时会伴随着髋关节外旋动作，以不随意、低效率的动作形式呈现。

异常动作模式是姿势反射整合的问题。这些在观察脑瘫动作中观察到的异常姿势，可以显示姿势反射整合的未成熟性。

临床动作分析

翻身、俯卧、爬行等基本动作也可作为分析对象。此外，关于 ADL，不要评价患儿能否独立，而应分析以怎样的动作模式去实现目的动作。脑瘫患儿的动作是多种多样的，采用与正常动作模式完全不同的方法去完成目的动作的情况也很多。记录动作的多样性时，要思考患儿用什么样的方法可能独立完成动作，这是非常重要的信息。

实践

临床建议

分析顺序

（1）动作观察

观察动作，或者记录运动发育的程度。比如，"坐位保持能力水平""立位保持能力水平""独立步行能力水平"。记录的时候，要参考月龄。

之后要观察分析相应的动作。此时，要将与正常发育的动作不同的动作记录下来。

（2）发现异常动作

记录是否存在与正常发育动作不同的动作，而且要整理、记录具体的动作。

（3）讨论

再次观察脑瘫患儿的动作，讨论整理的内容是否正确。

（4）分析

在分析动作记录的基础上，还应分析正常发育中观察不到的异常动作。这些异常动作，与其说是不随意的低效动作，不如说是被掩藏、修饰的动作。影响动作的因素有 ROM 受限、肌力、疼痛等。此外，姿势反射未成熟对动作也有很大的影响。因此，还要检查影响动作的姿势反射。

6　物理治疗

POINT
- 功能改善。
- 抑制、促进姿势反射。
- 基本动作。
- ADL 改善。

功能改善

脑瘫是表现为运动障碍的中枢性疾病。因此，会发生直接的、间接的运动功能障碍。具体而言，除姿势与运动障碍以外，ROM 受限也是比较重要的问题。

拉伸

因为挛缩导致的肌张力异常是 ROM 受限的原因。进一步讲，ROM 受限是姿势异常、运动功能障碍的原因。因此，最大限度地维持 ROM 是物理治疗的基本课题，有必要对其进行深入了解。

ROM 受限好发部位有踝关节、膝关节、髋关节、肩胛骨、肩关节，肘关节常不受限。对于少年儿童，即使未发现 ROM 受限，随着骨骼的生长，也有可能出现 ROM 受限。因此，即使是没有受限也要坚持做拉伸训练。

姿势反射的抑制与促进

抑制原始反射，引发翻正反应与平衡反应是一个关注点。抑制原始反射可通过去除诱发反射的刺激来实现。此外，为了引发翻正反应及平衡反应，可给予相应的刺激引发反应。这样就可达到抑制原始反射，强化翻正反应、平衡反应的治疗目的。

实践　**临床建议**

四肢拉伸的注意事项

挛缩的肌肉对伸肌反射是非常敏感的。此外，姿势反射，特别是原始反射还有保留。因此，拉伸要注意以下几点。

①不要刺激伸展反射。

②要考虑姿势反射。

关于伸展反射的位置，关节运动的速度是一个值得注意的问题，要尽可能缓慢地进行。肌张力常会发生变化，要细心体会肌张力的抵抗感。

关于姿势反射，要尽可能地发现患儿的放松姿势，在此姿势稳定的基础上进行拉伸训练。

实践　**临床建议**

姿势反射的变化

在翻正反应与平衡反应中，刺激与反应的关系并不是完全的"on""off"关系，对于一定的刺激，反应的强度也会有变化。在反应表达的初期，给予一定的刺激可能也只是观察到模糊的反应。此外，翻正反应在初期要仔细观察动作姿势的变化。随着发育成熟，即使是急剧的姿势变化，也能够做出反应。

第二章　各论

颈部固定

空间的翻正反应（图2.8.19），是颈部可以维持头部垂直于地面的反应。翻正反应是在出生后8个月慢慢发育完成的。仰卧位或者俯卧位头直立时，可观察到随着月龄的增加，头部稳定性也在逐渐增加。

实践

临床建议

对于原始反射的反应

原始反射、翻正反应、平衡反应可以由同一刺激诱发。此时，哪个反应先发生就先观察哪个反应。

无法去除刺激时，通过抑制原始反射的反应姿势，破坏典型的刺激与反应之间的联系。也就是说，被动性抑制原始反射的反应方式有四肢、躯干的运动，防止完成完全的反射姿势。具体而言分为2点：①以抑制非对称性紧张性颈反射为目的，旋转头部时，面侧肢体伸展，枕侧肢体屈曲；②以抑制阳性支持反应为目的，抑制髋关节内收。

基本动作

每一个具体的发育都需要与之匹配的相应的运动发育阶段。脑瘫患儿运动发育迟缓，对于自然动作中出现的各种姿势、运动都会呈现出经验不足的状态。因为要捕捉这些状态，治疗师要有意设定各种状况。因此，应阶段性地让患儿增加各种姿势、运动经验。在增加患儿运动经验的过程中要阶段

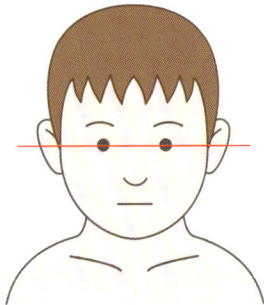

保持头部垂直，双眼与床面平行，口部位于双眼下方的状态

图2.8.19　翻正反应

性地减少外部辅助量，加快促进患儿的功能发育。介入也可以考虑根据希望其获得的能力将动作分解为小步骤进行。

方案的选择

根据患儿的状态，选择相应的物理治疗方案。下面是对于不同状态的患儿推荐采用的训练方案。

■对于不能翻身的患儿的方案

· 握住膝关节后方，双下肢左右摇摆以旋转骨盆，促进躯干、肩胛带的旋转（图2.8.20）。

■对于不能稳定头部的患儿的方案

◀ 仰卧位

· 四肢呈屈曲位，在避免肩胛带向后方拉伸的同时握住患儿双肩，从仰卧位开始慢慢地拉起患儿。此时，应促使头部或者颈部靠近躯干的正中线。

· 如果拉起患儿上半身但还会出现头部后仰不能直立时（图2.8.21），可预先让患儿头部或者上半身处于垂直位，然后促进其保持该姿势。如果患儿能保持，可缓慢地

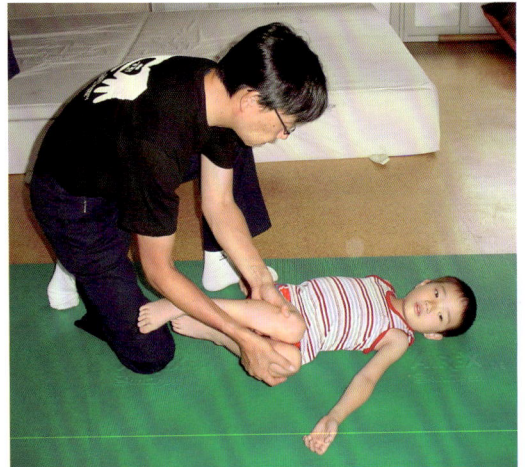

图2.8.20　躯干旋转

向前后左右移动其躯干，促进其在姿势变化时头部保持直立。

◀ 俯卧位

- 促进仰头。此时，如果患儿存在仰头困难，可以利用三角巾、毛巾悬吊其上半身，让患儿双肘撑地呈现出接近于俯卧位的姿势。

- 以促进仰头为目的让患儿向前方注视，在其前方能触及的范围内放置玩具。如果患儿四肢、躯干伸肌肌张力过高，可将其躯干的一部分置于一个较高的台子上，让其髋关节、膝关节呈屈曲位，可预先缓解伸肌的肌张力（图 2.8.22）。

■ 对于不能保持坐位的患儿的方案

- 让患儿在球上呈坐位，稳定住患儿的骨盆或者大腿，使其上半身进行缓慢的左右移动，促进其头部、躯干保持直立的能力。进一步讲，就是相对于左右重心的移动，左右倾斜可以促进上肢的伸展（图 2.8.23）。

■ 对于椅子坐位、辅助立位不能保持平衡（足底抓握反射阳性）的患儿的方案

- 让患儿在滚筒上呈椅子坐位，髋关节、膝关节屈曲大约 90°，使其前脚掌与地面接触。稳定患儿的骨盆或者大腿。如果头部、躯干翻正反应不成熟，治疗师应在后面调整辅助力度。如果头部、躯干不稳定，让患儿呈骨盆、脊柱、头部与地面垂直的姿势，并促进患儿保持该姿势。如果患儿头部、躯干的支持能力较弱，屈曲倾向比较强，应使其保持双肩在躯干后方，促进头部、躯干的伸展（图 2.8.24）。

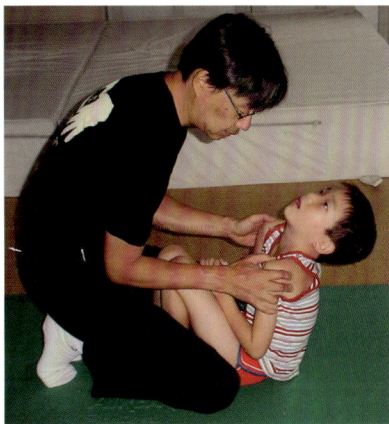

图 2.8.21　拉起

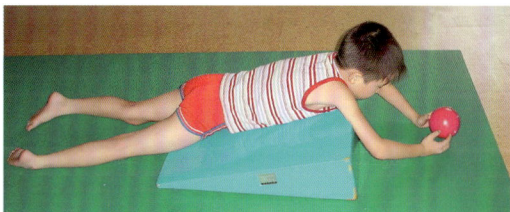

图 2.8.22　俯卧位保持头部上抬

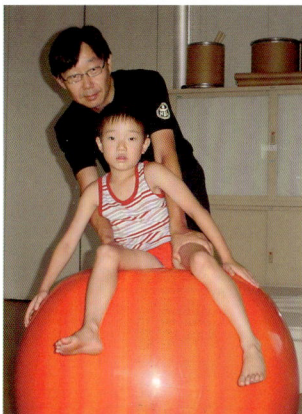

图 2.8.23　保持坐位

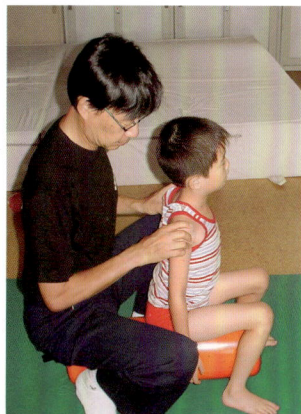

图 2.8.24　保持椅子坐位

- 坐位在一定程度上比较稳定时，缓慢地向左右移动患儿的重心，促进其头部、躯干的直立能力。此时，如果患儿的下肢肌张力亢进，应使其整个足底与地面接触，保持髋关节的轻度外展。

■ 对于不能保持站立位的患儿的方案

- 让患儿呈手扶前方球的站立姿势，并在球上患儿可触及的范围内放置玩具，让患儿玩玩具。此时，如果患儿翻正反应不成熟，不能稳定保持站立位，其会不自觉地让腹部贴近球，这时治疗师应该从后面给予患儿骨盆支持，支持力度的大小应根据患儿的状态来变化。

- 如果患儿阳性支持反应导致下肢肌张力亢进，可保持髋关节轻度外展以抑制内收肌肌张力亢进。如果患儿下肢的支撑力较弱，需固定膝关节来支撑整个体重，使其保持膝关节轻度屈曲位。

- 如果患儿站立位保持能力比较稳定，治疗师应减少辅助量，让患儿呈腹部与球分离、只有上肢触碰球的姿势。进一步讲，就是让患儿前后左右移动重心，保持躯干直立，促进迈步（图 2.8.25）。

辅具的灵活使用

痉挛型脑瘫患儿出现进行性关节变形可能性比较高，特别是脚的跖屈、内翻，或者是外翻时 ROM 受限。

进行步行等运动时，需要动作位的控制能力。以异常步态为例，足跟接触地面时若没有踝关节的背屈，踝关节则是跖屈状态。对于这个情况，使用辅具可以一定程度地限制足跟触地时的跖屈（图 2.8.26）。

对于 ADL 的治疗方案

脑瘫患儿过了 10 岁想要有大幅度的功能改善一般比较困难。婴幼儿时期的治疗方案要以正确的运动方式指导为主，而对于年长儿而言就要注重实用性，根据不同的情况，以促使其利用代偿动作来独立完成日常生活为治疗目标。

对于年龄较大的手足徐动型脑瘫患者，要以通过各种方法来实现日常生活自理为目的。此时多数生活活动要靠代偿动作来完成。由于是代偿动作，要把每一个不同的动作联合起来是比较困难的。因此，指导方法要因人而异，因时而异。

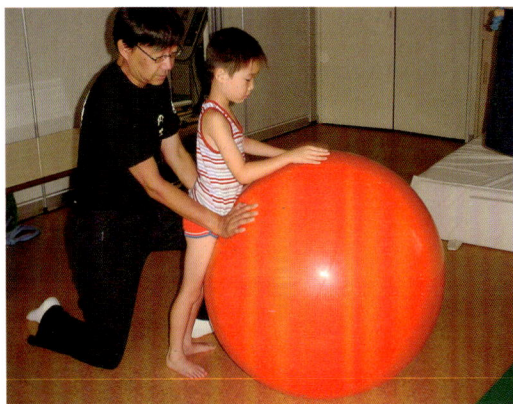

图 2.8.25 保持立位

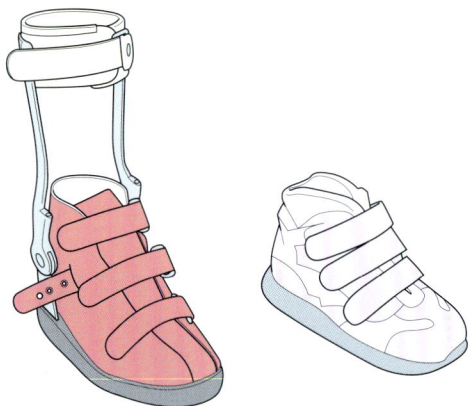

图 2.8.26 辅具

进食动作

坐位时，为了保持姿势，要考虑使用固定带、垫子。此外，餐具的固定台、特殊的勺子等可根据实际情况灵活使用（图 2.8.27）。

更衣动作

图 2.8.28 展示的动作是卧位下的穿衣动作，请注意图中患者的下肢动作。因为患者上肢的随意性较差，所以要用这种动作来完成穿衣。

向轮椅转移的动作

如图 2.8.29 所示，因为患者无法站立，主要靠上肢来完成转移。用扶手或轮椅靠背来支持上肢，使肘关节或全身屈曲，一边转身一边从轮椅上坐起来。

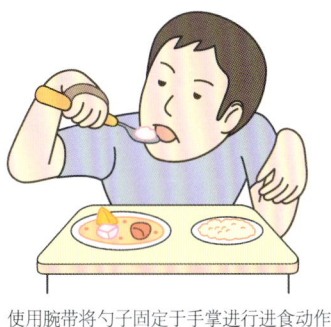

使用腕带将勺子固定于手掌进行进食动作

图 2.8.27　进食动作

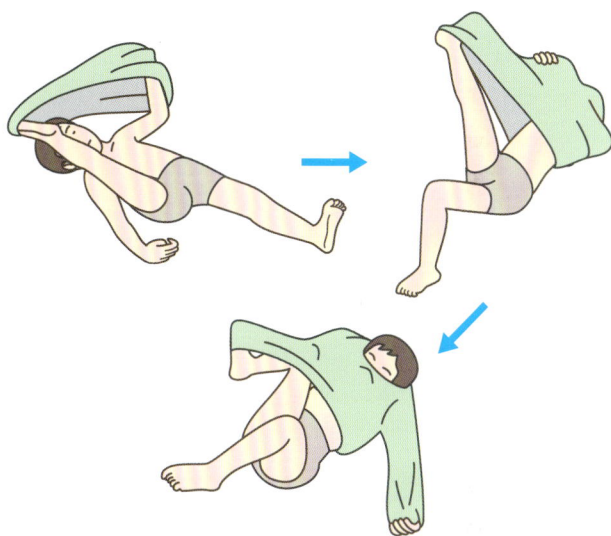

与上肢相比，下肢灵活性更高的病例采取的穿衣动作

图 2.8.28　卧位穿衣动作（以下肢为例）

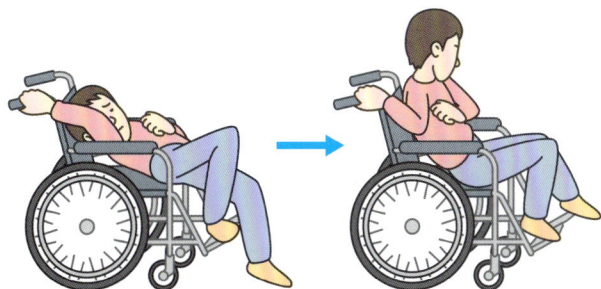

无法起立时，从床边向轮椅转移的动作

图 2.8.29　向轮椅转移的动作

轮椅调整的注意点

　　使用保持坐位的椅子、轮椅等时，一定要先详细地评估患者的运动功能，选择最合适的器具。

　　如果患者的情况是需要使用下肢来驱动轮椅，这种轮椅的座位要比一般轮椅的座位低，地面到座位的高度要匹配患者小腿的长度。

总结

- 脑瘫的定义（第 148 页）。
- 手足徐动型脑瘫的特征（第 150 页）。
- 痉挛型脑瘫的特征（第 150 页）。
- 月龄与运动发育的关系（第 155 页）。
- 保持坐位的必要姿势反射（第 159 页）。
- 拉伸时的注意事项（第 161 页）。

【 参考文献 】

[1] 伊达雅之 ほか：新生児脳障害の発生要因，産婦人科治療 79(6)，702-706，1999.

[2] 渡辺とよ子：オーバービュー-NICU を取り巻く現状と課題，JOURNAL OF CLINICAL REHABILITATION 22(6)，540-546，2013.

[3] 奥村知子 ほか：脳性麻痺の発症要因と新生児医療，脳と発達 25，532-536，1993.

[4] 石井 要 ほか：就学前の在宅重心障害児の療育状況 – 名古屋市における過去 12 年間の調査 –，重症心身障害研究会誌 17(1)，34-38，1992.

[5] 竹下研三：発達障害の疫学，発達障害医学の進歩，診断と治療社，1992.

[6] 日本リハビリテーション医学会：脳性麻痺リハビリテーションガイドライン第 2 版，金原出版，2014.

[7] 津山直一：脳性麻痺研究，p.170，同文書院，1985.

[8] 杉浦和朗：イラストによる中枢神経の理解，p.68，医歯薬出版，1998.

[9] 浦野典子 ほか：アテトーゼ型脳性麻痺を伴う頚椎症の術後成績不良例の治療経験，整形外科と災害外科 56(4)，612-614，2007.

[10] 真島英信：生理学 改訂第 18 版，p.255，文光堂，1986.

[11] 目崎高広：ボツリヌス治療，神経治療 33(5)，153，2016.

[12] 根津敦夫：麻痺性脊柱変形に対するボツリヌス療法，JOURNAL OF CLINICAL REHABILITATION 25(7)，661-668，2016.

[13] 日本リハビリテーション医学会監修：脳性麻痺リハビリテーションガイドライン第 2 版，金原出版，2014.

[14] 内山卓也 ほか：痙縮の病態と治療法の選択，脳神経外科速報 16(6)，717-720，1999.

[15] 武内俊明 ほか：痙縮治療 - 従来治療から最近の動向まで -，MB Med Reha 180，1-7，2015.

[16] 高橋秀寿：脳性麻痺に対する痙縮治療の対象と方法，JOURNAL OF CLINICAL REHABILITATION 21(10)，961-970，2012.

[17] 落合達宏：脳性麻痺の足部病変と病態と治療，MB Med Reha 128，55-61，2011.

[18] 柳澤 健：理学療法学ゴールド・マスター・テキスト中枢神経系理学療法学，メジカルビュー社，2010.

第三章

病例集

帕金森病（轻度、门诊患者）

■PD 患者，发病 7 年，长期来院门诊治疗，病情稳定。

　　患者（女性，70 多岁）与母亲（90 岁左右）2 人共同生活。无业，靠养老金生活。持有自家房屋产权，经济上没有问题。6 年前在家绊倒次数增加，母亲建议就近就医。当时，由于确认存在静止性震颤，需要进行精细检查，该患者被转诊到相关医院。家务主要由母亲负责，可进行少量的厨房工作。让患者比较困扰的事情是经常发生跌倒问题。

首诊时康复科医生的处方

- Hoehn & Yahr 分期为 stage Ⅰ，UPDRS 评分 12 分（存在震颤、动作迟缓、步行时的冻结步态等）。
- 未见双侧障碍，但是日常生活能力下降。
- 现阶段，因为患者在神经内科进行药物治疗，之后将改为门诊治疗，故进行门诊随访。未来想就近就医，在那之前，希望能够得到包括废用综合征的各种问题在内的居家康复指导。

物理治疗评估

【首诊时物理治疗评估】

■生命体征：无异常

■静止性震颤：左手可见，除左手外的同侧、对侧均未见异常

■强直：被动肌张力检查未见异常，无 ROM 受限

■运动迟缓：可见站起延迟、步行速度减慢、步幅减小及起步困难。说话和说话时的表情未见异常

■姿势反射障碍：未见

■基本动作：翻身、坐起时要借助床边扶手（ABMS2 为 28 分）

■步行速度：1.5 m/s

■MMT：髋关节屈曲 4 级，伸展 4 级，髋外旋 4 级，膝关节伸展 4 级，屈曲 4 级，踝关节跖屈 4 级，腹肌 4 级

■单脚立位平衡：右侧 16 秒，左侧 3 秒

■ADL 评估

- BI：100 分。

■问题点：下肢肌力下降，躯干肌力下降，站起动作不稳定，独立自主翻身、坐起，单足站立可见左右差别

生活功能分类（ICF）

- 见图 3.1.1。

物理治疗方案

■不活动是肌力低下的主要原因，规律地进行自主训练，进行定期评估。以提高柔韧性和提高肌力为目标进行训练

- 下肢肌力强化（利用沙袋进行开链运动与以蹲、踮脚尖等动作为主的闭链运动）。
- 躯干肌力强化（腹肌、腹斜肌）。

从确诊到 6 年后（现在）的物理治疗评估（就近持续物理治疗中）

- 生活背景无大变化。
- 从发病开始到现在，于家中多次发生绊倒，但尚未发生骨折等大的损伤。
- 就近的康复机构进行每周 1 次的康复治疗，物理治疗师进行评估及检查运动功能，并给予康复指导。现在症状稳定。
- 患者诉偶有腰痛，医生检查见脊柱稍侧弯。
- Hoehn & Yahr 分期未见变化。

■ 药物治疗（*L*-dopa）：未见精神症状及药物的副作用（如"开关"现象、剂末现象、运动障碍）

■ 静止性震颤：未见明显变化，对侧下肢未见

■ 强直：稍可见 PD 特有的"齿轮"现象，但未见 ROM 受限

■ 运动迟缓：较之前出现坐位下迟缓；可见站起、起步延迟，以及步幅减小。面部表情稍有僵硬，但开始说话后就会变得丰富

■ 姿势反应障碍：出现平衡反应。在后拉测试中没有看到向后倾倒，转换方向时不稳定

■ 基本动作：能独立完成包括翻身、坐起等动作（ABMS2 为 30 分）

■ 步行速度：1.1 m/s

■ MMT：等级未见变化

■ 单足立位平衡：右侧 18 秒，左侧 12 秒（左侧提高）

■ BI：100 分（无变化）

■ 问题点：跌倒史（＋），下肢肌力下降，单足站立左右存在差别（无变化）

现在的物理治疗方案

• 肌力提高，但 MMT 未见变化（要进行首次 HHD 测定）。

• 虽然会定期确认康复情况且确保每周进行就近康复治疗，但是依然有腰痛、脊柱侧弯的问题。

• 跌倒数次，故评分、评估指标变化无法确定。

今后的治疗

• 经过 6 年，未出现大的活动性变化，可认为是就近持续康复的效果。应注意步行速度下降、方向转换时的不稳定性等问题。

• 虽然药物治疗效果理想，但随着年龄增长，已经经历过数次跌倒。需要引起注意的是步行速度减小与肌力未有提高的问题。

• 因为年龄增加，害怕跌倒而不活动产生了恶性循环，却在一定程度上避免了因跌倒引起的骨折。作为同居者的母亲年事已高，建议家务劳动、购物等活动利用社会资源，最好聘请家庭护理人员。

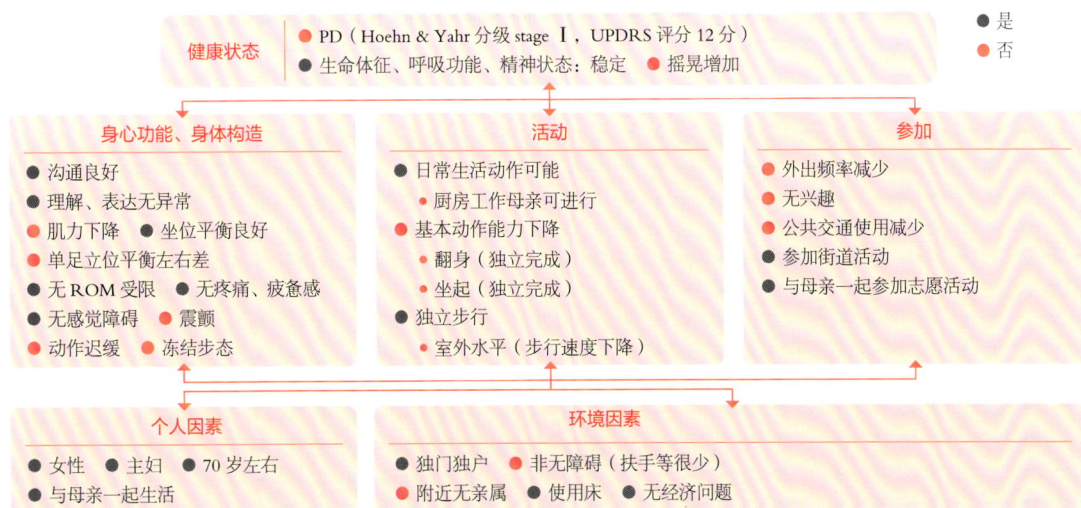

图 3.1.1 ICF

帕金森病（轻、中度）

■ PD 患者，以震颤为契机进行精细检查而入院。

患者为 60 岁左右的男性。退休后，因之前诊断为双膝关节退行性病变，为进行外科手术治疗入院检查，检查过程中发现静止性震颤，可见步行时轻度的前冲现象，怀疑为 PD 相关疾病，故请神经内科会诊。

首诊时

【康复科医生的处方】

· 在治疗骨科疾病的同时，以 PD 评估、动作能力评估以及提高 ADL 能力为目的进行康复治疗。

【其他科信息】

· 神经内科医生：Hoehn & Yahr 分级 stage Ⅰ，UPDRS 评分 8 分，进一步检查的同时开始服药治疗。

· 骨科医生：针对双膝关节退行性病变，施行人工膝关节置换术。术后预后良好。之后定期在门诊复查。

· 病房护士：病房 ADL 独立。财务管理、自我服药管理独立。

· 作业治疗：MMSE 30/30，FAB 18/18，可见认知功能下降以及高级脑功能障碍。

【检查】

· MRI：其他的 PD 表现为阴性。

· 脑纹状体闪烁显像：可见右侧纹状体密集度下降。

· ^{123}I-MIBG 心肌显像：可见心纵隔比下降。

物理治疗评估

【首诊时（神经内科转诊时）的物理治疗评估】

■ 生命体征：未见体位性低血压等异常

■ 关节活动度：左膝关节 ROM 轻度受限（-15°~130°）

■ 感觉：正常

■ 肌力

· MMT：髋关节屈曲 5 级、伸展 4 级、外旋 4 级；膝关节伸展右侧 5 级、左侧 4 级（HHD 右侧 2.02 N·m/kg、左侧 1.03 N·m/kg），屈曲 4 级；踝关节跖屈 5 级，背屈 5 级；上肢 5 级；躯干 5 级。

· 握力：右侧 38 kg，左侧 30 kg。

■ PD 四大特征

· 静止性震颤：除左手可见搓丸样运动外，未见其他异常。

· 强直：左下肢。

· 运动减少、运动迟缓：无异常。

■ 姿势反射障碍：pull 测试（-）

■ 平衡：单脚站立右侧 20 秒、左侧数秒

■ 基本动作：独立（ABMS 30/30 分）

■ 步行：无辅助器具下可独自在院内步行，可见左足冻结步态

■ 步行速度：1.7 m/s，连续步行距离在 300 m 以上（可在院内独立步行）

■ ADL：功能评估（BI）100 分，使用扶手可上下楼梯，若用右侧优势侧，可一次上 2 级台阶

生活功能分类（ICF）

· 见图 3.2.1。

物理治疗方案

· 考虑到存在左上肢意向性震颤以及下肢僵硬，以维持和提高四肢肌力为目标进

行训练。此外，为防止发生继发性废用，应进行以提高活动性为目的的全身运动训练。

过程

- 通过上述精细检查，诊断为 Hoehn & Yahr 分级 stage Ⅰ 的 PD。开始内服抗 PD 药物 L-dopa，静止性震颤消失。口服药起效果，入院治疗 2 周后出院回家。

- 虽然治疗过程良好，但也应该充分考虑骨科疾病的影响，目标是改善左膝关节 ROM 和增强肌力。两者均有改善（左膝关节 $-10°\sim135°$，膝关节伸肌肌力 HHD 右侧 2.46 N·m/kg、左侧 1.13 N·m/kg），冻结步态减轻，步态得到改善。

- 然而，左下肢仍残存强直，步行时，左侧冻结步态轻度残存。此外，单脚站立仍残存左右差别。

目前的物理治疗方案

- 可见下肢肌力增强但存在左右差异，增加以延长保持单脚站立的时间为主的训练，继续进行全身运动。出院回家后，要养成散步的习惯等，指导以维持活动性为目标的训练方案。

今后的治疗

- 本病例是在进行其他疾病治疗中怀疑 PD，经过精细检查后确诊并进行药物治疗。重症度为轻度，ADL 可独立。神经内科医生给予抗 PD 药物，今后主要以对症治疗为主。康复方面，为预防继发性功能障碍和延缓症状进展，要进行以着眼于未来为主的环境调整等。此外，该患者现阶段虽然可独立完成步行，但是在 PD 患者中也存在不少虽是轻症但也会发生跌倒的病例，故物理治疗应以改善平衡、改善冻结步态为主，同时以维持和提高步行功能为目标。

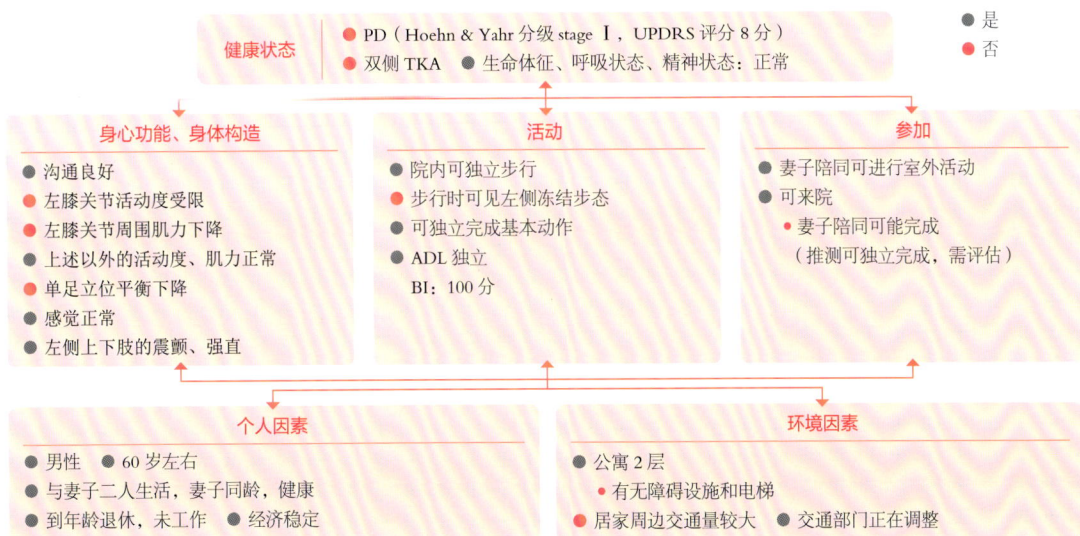

健康状态
- PD（Hoehn & Yahr 分级 stage Ⅰ，UPDRS 评分 8 分）
- 双侧 TKA　● 生命体征、呼吸状态、精神状态：正常

● 是
● 否

身心功能、身体构造
- 沟通良好
- 左膝关节活动度受限
- 左膝关节周围肌力下降
- 上述以外的活动度、肌力正常
- 单足立位平衡下降
- 感觉正常
- 左侧上下肢的震颤、强直

活动
- 院内可独立步行
- 步行时可见左侧冻结步态
- 可独立完成基本动作
- ADL 独立
  BI：100 分

参加
- 妻子陪同可进行室外活动
- 可来院
  • 妻子陪同可能完成
    （推测可独立完成，需评估）

个人因素
- 男性　● 60 岁左右
- 与妻子二人生活，妻子同龄、健康
- 到年龄退休，未工作　● 经济稳定

环境因素
- 公寓 2 层
  • 有无障碍设施和电梯
- 居家周边交通量较大　● 交通部门正在调整

图 3.2.1　ICF

帕金森病（重度）

■PD 患者以幻觉和易跌倒为主要症状。

　　患者为 70 岁左右的女性，与丈夫二人一起生活。5 年前自觉易摔倒，就近就医确诊为 PD，开始口服抗 PD 药物。第 2 年出现幻觉和焦虑，药物调整为 L-dopa 以及盐酸多奈哌齐。幻觉消失，但自觉静止性震颤加重。之后，反复发生遗忘和跌倒，ADL 差，做家务困难，能够利用访问服务和短期入住的设施。结合症状调整口服用药，但偶有幻觉，可见移动困难等症状，到本院神经内科会诊，增加精细检查入院。

首诊时

【康复科医生的处方内容】

■针对功能能力评估，进行以提高 ADL 能力、防跌倒的步行方法为主要内容的讨论

【其他部门的信息】

■神经内科：Hoehn & Yahr 分级 stage Ⅳ，UPDRS 评分 67 分，以调整药物后出院为目标

■病房护士：病房 ADL 仅需要在进食、洗脸时辅助到坐位，转移需要轮椅，需要他人辅助步行。定向功能下降、有幻视，出现杂乱语

■作业治疗：MMSE 24/30，FAB 8/18，可见注意障碍及短时记忆障碍等

【检查】

■MRI：未见脑萎缩。否认其他 PD 症状

■脑纹状体闪烁显像：可见左侧优势位双侧纹状体低密度影

■^{123}I-MIBG 心肌显像：可见心脏交感神经功能下降

物理治疗评估

【首诊时的物理治疗评估】

■生命体征：血压偏低，无其他问题

■ROM：可见胸椎伸展受限

■感觉：四肢远端感觉异常

■肌力：运动减少导致最大肌力无法充分发挥

* MMT：下肢右侧 3～3+ 级、左侧 3+～4 级。

* HHD：膝关节伸展右侧 0.42～0.55 N·m/kg、左侧 0.58～0.87 N·m/kg。

* 握力：右侧 8～12 kg，左侧 8～10 kg。

■身体组成测定：根据年龄比，上肢肌肉量为 70%、躯干肌肉量为 81%、下肢肌肉量为 98%

■PD 四大症状

* 静止性震颤：未见震颤。

* 强直：可见于四肢躯干。

* 其他：有颈部的运动障碍。

■运动减少、运动迟缓：可见于动作开始时

■姿势反射障碍：pull 测试（+++）

* 平衡：端坐位、立位能保持，单足立位困难。

■基本动作

* 坐位保持、站起、立位保持：看护。

* 翻身、坐起：轻度辅助（ABMS 18/30 分）。

■步行：可见冻结步态、小碎步及前冲步态。在室内可看护。未使用步行辅助器具

■步行速度：1.2 m/s，连续步行距离为看护下可行数步

■ADL：功能评估（BI）65 分，经常需要看护和部分辅助

生活功能分类（ICF）

* 见图 3.3.1。

物理治疗方案

- 一方面要保持相对的肌容量，另一方面由于动作迟缓的影响，可见肌力动作时的协调性下降，可利用功率自行车等改善灵敏性。此外，对于翻身和坐起动作，也会受动作迟缓的影响，故需要进行重复动作练习来改善这一问题。

过程

- 经过 2 周的药物调整，已经出院回家。PD 症状可在一天中发生变化，有药效减退现象（剂末现象），但药物调整后有改善。
- 肌力方面，HHD 右侧 0.96~1.18 N·m/kg、左侧 0.84~1.17 N·m/kg。根据年龄比，身体组成测定上肢肌肉量 69%、躯干肌肉量 80%、下肢肌肉量 102%，可见下肢肌力提高。
- 利用上肢支持后，可独立完成翻身和坐起动作。动作开始时的运动减少症状有所改善，翻身时的躯干旋转可变得更加顺利。
- 步行方面，可见步行开始时的冻结步态，3~5 秒可迈出步子。此外，听觉刺激比较有效，故在迈步开始时进行出声提醒等，并对家属进行相关指导。
- 其他方面，未见运动障碍，平衡下降导致的单足站立困难等有所改善。

现阶段的物理治疗方案

- 可见肌力增强练习和提高灵敏性运动训练有效果。另外，疾病本身的症状对平衡等方面的影响，未见明显改善。

今后的治疗

- 患病已经 5 年，长期服用抗 PD 药物，会产生剂末现象、"开关"现象，今后的治疗主要是对药物进行调整的对症治疗。
- 物理治疗方面，以尽可能地维持功能为目标进行。若药物调整顺利，相对动作功能较好的一侧在理疗后若肌力提高，可期待步伐加快的可能性。
- 跌倒风险依然很高，今后的重要治疗内容是对常规防跌倒措施进行充分的准备。例如，为缓冲跌倒的冲击，设置地板材料和站起时必要的椅子等，携带用于跌倒后呼救的蜂鸣器、智能手机等。

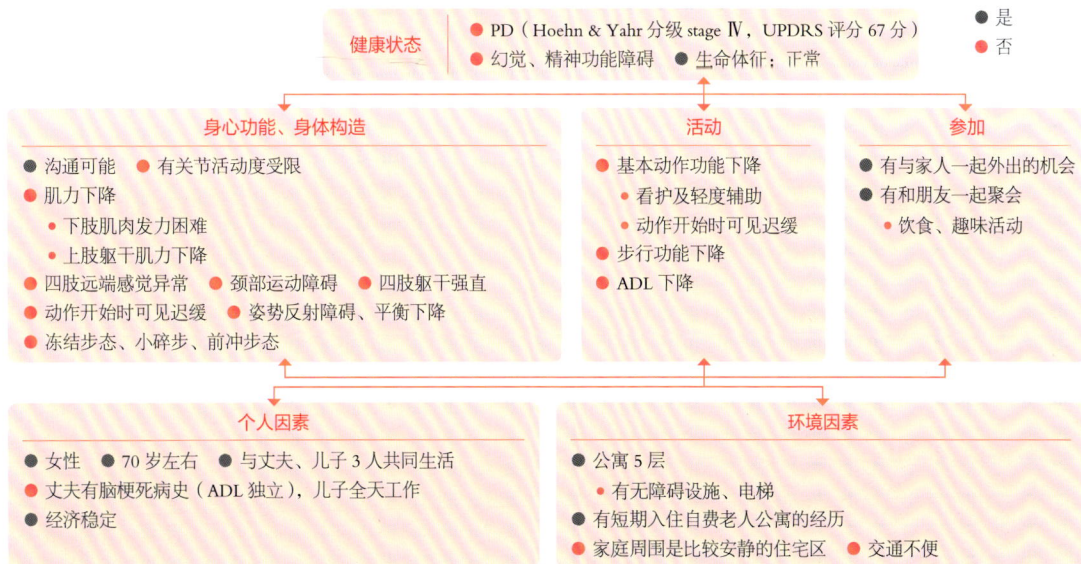

健康状态
- PD（Hoehn & Yahr 分级 stage Ⅳ，UPDRS 评分 67 分）
- 幻觉、精神功能障碍 ● 生命体征：正常

● 是
● 否

身心功能、身体构造
- 沟通可能 ● 有关节活动度受限
- 肌力下降
  - 下肢肌肉发力困难
  - 上肢躯干肌力下降
- 四肢远端感觉异常 ● 颈部运动障碍 ● 四肢躯干强直
- 动作开始时可见迟缓 ● 姿势反射障碍、平衡下降
- 冻结步态、小碎步、前冲步态

活动
- 基本动作功能下降
  - 看护及轻度辅助
  - 动作开始时可见迟缓
- 步行功能下降
- ADL 下降

参加
- 有与家人一起外出的机会
- 有和朋友一起聚会
  - 饮食、趣味活动

个人因素
- 女性 ● 70 岁左右 ● 与丈夫、儿子 3 人共同生活
- 丈夫有脑梗死病史（ADL 独立），儿子全天工作
- 经济稳定

环境因素
- 公寓 5 层
  - 有无障碍设施、电梯
- 有短期入住自费老人公寓的经历
- 家庭周围是比较安静的住宅区 ● 交通不便

图 3.3.1　ICF

脊髓小脑变性

■SCD 患者，存在步行障碍、精细运动障碍，仍正常工作。

　　患者男性，与妻子 2 人共同生活在 4 楼的公寓里。建筑业经营者。10 年前开始出现易跌倒的症状。6 年前亲属发现其有构音障碍故入院就诊，MRI 检查可见小脑轻度萎缩，诊断为 SCD。本次为调整药物及评估症状而入院。

首诊时康复科医生的处方

- 现阶段疑似为 SCD 6 或散发性萎缩性小脑萎缩。
- 本次入院的目的是调整 SCD 治疗用药，时间为 1 周左右。因此，PT 及 OT 需要在给药前后的评估以及患者今后的生活方面进行指导。

物理治疗评估

【首诊时的物理治疗评估】

■生命体征：与仰卧位、坐位、立位等体位无关，血压 140/80 mmHg

■脑神经评估

- 存在运动性构音障碍（语言清晰度为 2）。
- 无窗帘征。
- 可以伸舌，舌头无偏移，无舌萎缩。
- 无失声和吞咽障碍。
- 眼球运动正常，无眼球震颤。

■肌力评估

- 双侧上下肢 MMT 均为正常。
- 握力：右侧 34 kg，左侧 29 kg。
- 协调运动评估：可见双侧指鼻试验；跟膝试验均有异常，左侧优势侧症状明显。

■平衡功能评估

- 有躯干失调。
- Romberg 征阴性。
- Mann 肢位可保持 1 分钟以上。
- 不能单足立位。

■四肢功能

- 无感觉障碍。
- 可见双侧深部腱反射亢进。

■基本动作

- 完全独立（ABMS2 为 30 分）。

■步行能力

- 5MWT，最大步行速度为 1.15 m/s，步幅平均为 0.5 m。
- TUG：左右均为 13.5 秒。
- 失调步态，可见躯干的摇摆、步幅及步间距不一致（图 3.4.1）。

■日常生活活动能力评估

- BI：95 分（需要在看护下进行上下台阶，减 5 分）。

生活功能分类（ICF）

- 见图 3.4.2。

物理治疗方案

- 由于还有一些老顾客，患者希望可以继续工

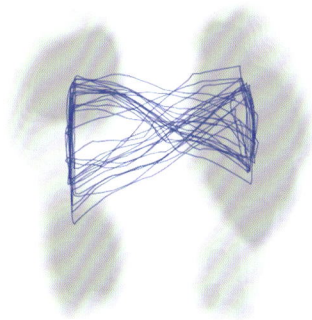

[使用 zebris FDM-T、FDM-SYSTEM（Zebris）制作而成] 中心的蝶形线所示为身体重心移动的轨迹。步行周期中身体重心移动距离很大，可以看出其步态失调

图 3.4.1　步行时的重心移动轨迹

作。患者诉在工作中，最大的困扰是平衡能力下降和上肢的精细运动障碍，PT主要以提高平衡能力和步行能力为目标进行训练。

■ 躯干功能的训练
• 四点跪位保持。
■ 平衡训练
• 在平衡垫上坐位及立位的保持。
■ 应用步行
• 采用半串联步行（一侧踇趾摩擦另一侧脚跟内侧的步态）进行训练，其目的为提高扶拐步行以及在狭窄的基底面上的平衡能力。

物理治疗的过程

■ 给药前后感觉无明显变化
■ 脑神经、肌力、协调运动、平衡功能、基本动作：与初期评估无明显差异
■ 四肢功能：与初期评估相比无明显变化。STEF 为右侧 89 分、左侧 81 分
■ 步行能力
• 最大步行速度：1.19 m/s。
• 步幅：5 MWT 步行时平均为 0.5 m。
• TUG：向左转 15.3 秒，向右转 12.8 秒。

• 步态失调：与初期评估时相比无明显变化。
■ BI：95 分（要在看护下进行上下台阶，减 5 分）
■ 问题点：平衡能力下降，构音障碍（与初期评估时相比无明显变化）
■ 居家训练指导：以维持肌力为目的。在坐位下进行以增强肌力为目的的膝关节伸展练习。在自己家中的台阶上，利用台阶的高度进行踏步训练

今后的治疗

• 以延缓症状的发展、尽量维持现状为目标进行训练。
• 症状的发展可能会给工作带来一定的障碍，工作可能无法持续下去。退休后，可能由于活动量下降引起废用性肌力降低，进而导致症状进展加速，今后需要追加肌力增强的训练。
• 定期对症状进行评估，有必要结合病情及时调整训练方案。结合评估结果对身体障碍等级进行重新评估，提供居住环境改造建议，理疗方案应考虑到吞咽障碍。

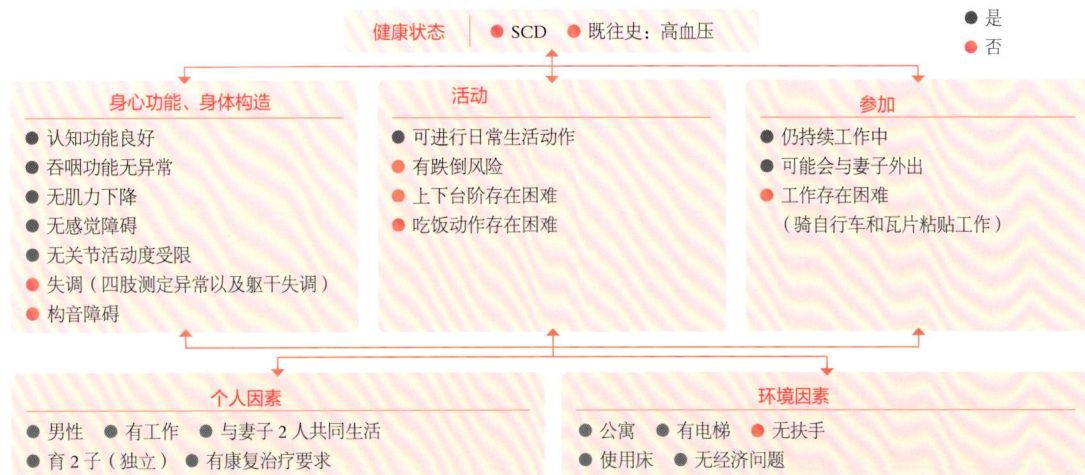

健康状态	● SCD ● 既往史：高血压		● 是 ● 否

身心功能、身体构造	活动	参加
● 认知功能良好	● 可进行日常生活动作	● 仍持续工作中
● 吞咽功能无异常	● 有跌倒风险	● 可能会与妻子外出
● 无肌力下降	● 上下台阶存在困难	● 工作存在困难
● 无感觉障碍	● 吃饭动作存在困难	（骑自行车和瓦片粘贴工作）
● 无关节活动度受限		
● 失调（四肢测定异常以及躯干失调）		
● 构音障碍		

个人因素	环境因素
● 男性 ● 有工作 ● 与妻子 2 人共同生活	● 公寓 ● 有电梯 ● 无扶手
● 育 2 子（独立） ● 有康复治疗要求	● 使用床 ● 无经济问题

图 3.4.2 ICF

多系统萎缩症

■ MSA 患者，发病 2 年余，移动手段从步行到轮椅。

　　患者男性，60 岁左右，大学教授。与妻子在公寓共同生活，通勤使用自驾车。约 2 年前出现下肢摇晃，书写困难，语调障碍，故入院就诊。精细检查后，诊断为 MSA-C。出院后开始门诊治疗。治疗初期可见轻度的失调症状，但此类症状无明显加重，另外，PD 症状逐渐加重，现在基本使用轮椅代步。

首诊时康复科医生的处方

• 主要症状为四肢躯干失调以及轻度的 PD 症状（冻结步态、wide pace 步态）。

• 由于疾病呈进行性发展，包括环境改造在内，希望能给予改善症状方面的建议和指导。

物理治疗评估

【首诊时的物理治疗评估】

■ 生命体征：无异常

■ ROM：无受限

■ 肌紧张：被动检查，可见轻度的铅管样强直

■ 失调：上肢、下肢、躯干均可见轻度的失调症状

■ MMT：上肢 5 级，下肢 5 级

■ 姿势反射障碍：存在后方迈步反应

■ 翻身：可能存在抓不住扶手的情况，缺乏躯干旋转

■ 站起：可通过多次增加动量来获得稍向后方的重心

■ 步态：无拐杖时可有 wide pace 步态，轻度重心后移，可见冻结步态

■ ADL

• BI：100 分。

■ 跌倒：发生频率为每月 1~2 次，多在台阶、坡道等处发生。主要为向后方跌倒

■ 问题点：可见在运动时的后方重心，轻度失调症状

生活功能分类（ICF）

• 见图 3.5.1。

物理治疗方案

• 每周 1 次门诊治疗，以改善动作的平稳性和重心为目标进行康复治疗。

• 定期评估。根据症状进展情况，随时调整训练方案。

■ 牵伸

• 以躯干旋转、踝关节背伸为中心进行。

■ 站起动作练习

• 坐位下，反复进行让患者有意识地将重心向前方移动的训练。

■ 步行练习

• 使用拐杖进行步行跨越各种障碍物的训练，促进重心向前方转移。

■ 使用器械的全身运动

• 对四肢、躯干使用轻负荷。

从确诊到现在的物理治疗评估

■ 逐渐发生 PD 症状（强直、姿势反射障碍）和排尿障碍，主要的移动方式从步行变为轮椅代步

■ 整体的动作缺乏平稳性，日常生活运动量减少、基本动作辅助量增加

■ 通过妻子的帮助，利用社会资源生活，可用轮椅代替电车通勤，继续工作

■ ROM（右/左）

- 颈部旋转：30°/30°，侧屈 15°/10°，踝关节背伸 10°/10°。

- 失调：与首诊时的物理治疗评估相比无变化

- 肌紧张：四肢可见显著的铅管样强直

- MMT：上肢、下肢均为 4 级

- 姿势反射障碍：直立反应、平衡反应不充分，进行 pull 测试时，无支撑下倾倒

- 翻身：仰卧位到侧卧位可独立完成，侧卧位到俯卧位，通过上肢控制姿势困难，需要辅助

- 站起：坐位下，双手在身体两侧支撑辅助，可将重心向前转移，可使躯干前倾，臀部离开支持面。整体需要较长时间

- 步行：拄拐步行需要中度辅助，可在近处看护下使用平行棒步行。可见冻结步态，后方重心明显，重心左右移动差

- 轮椅驱动：驱动轮椅时，躯干屈曲的动作减少，短距离行动也需要较长时间

- ADL（BI）：55 分（扣分项目为移乘、入浴、步行、上下台阶和排尿控制）

- 跌倒：由于使用轮椅，故无跌倒

- 问题点：可见四肢、躯干以及姿势反射障碍

现阶段的物理治疗方案

- 由于运动机会减少，干预需要增加牵伸、全身运动的时间

- 牵伸

- 重点对颈部、躯干、踝关节进行牵伸。

- 使用器械的全身运动

- 进行能够使用四肢、躯干旋转的全身运动。

- 轮椅操作练习

- 使用伴随躯干屈曲的驱动练习。

今后的治疗

- 症状进展约 1 年，明显可见身体功能下降。若今后症状仍持续进展，居家、工作的环境需要调整改造。

- 室内外移动方式以轮椅为主，因此跌倒不会发生，但运动机会减少会逐渐引发肌力下降及运动功能下降。必须设定可以定期进行牵伸及全身运动的环境。

- 患者将在 2 年后退休，故在剩下的时间里，需确保通勤方式、工作环境内的移动方式。同时也要考虑到与患者共同生活的妻子的负担，制订尽可能地利用社会资源的治疗计划。

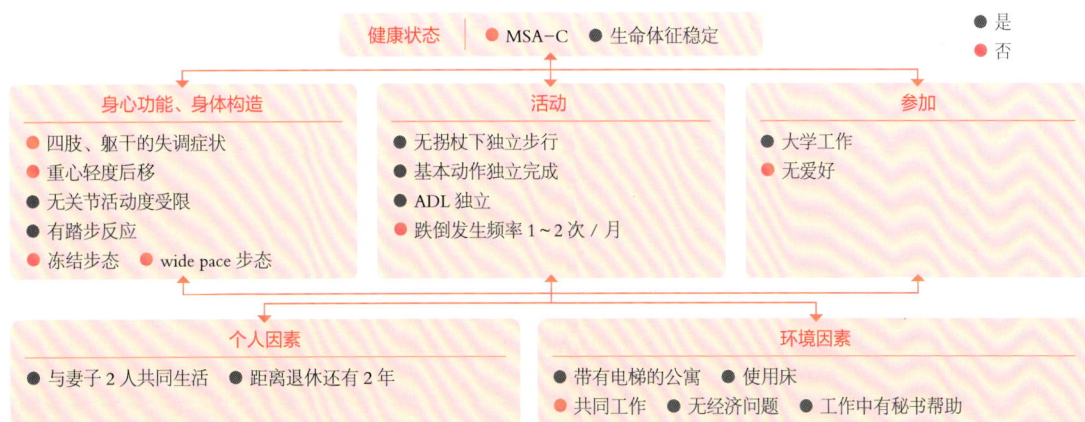

图 3.5.1　ICF

进行性假肥大性肌营养不良

■ DMD 患儿，10 岁 6 个月，独立步行时跌倒增多。

患儿在 1 岁 6 个月时，因言语发育迟缓就诊，根据遗传基因检查，诊断为 DMD。现在 10 岁半，在特殊学校上学，ADL 可完全独立，可见登攀性起立和站起时踮脚尖，尤其是独立步行时跌倒次数增加。已购入自推式轮椅。

首诊时康复科医生的处方

- Stage 3。
- 经遗传基因检查、肌电生理检查诊断为 DMD。
- 家长希望进行身体的功能评估、ADL 指导、自主训练指导。
- 智力检查：综合 IQ 70。

物理治疗评估

■ 主诉：近期跌倒增多

■ 生命体征：无异常

■ ROM（右 / 左）：踝关节背屈 10°/15°，髋关节伸展 5°/10°

■ MMT（右 / 左）：髋关节伸展 4 级 /4 级；髋关节屈曲 4 级 /4 级；躯干屈曲 3 级；膝关节伸展 4 级 /4 级；膝关节屈曲 4 级 /4 级

■ 基本动作

- 四点爬行：可以。可见翼状肩胛。
- 坐起：可以。可见登攀性起立。
- 椅子上站起：右踝关节的跖屈肌张力亢进；膝关节屈曲位下，可见重心偏向健侧的动作。

■ 步行

- 蹒跚步态，诉长距离步行会疲劳。
- 目前的跌倒频率为 2 次 / 日。
- 每 500 米左右会有强烈的疲劳感，需要休息。

■ 单足站立：双侧 2 秒

■ 上下楼梯：使用扶手可两只脚下一级台阶，移动 3 层以上时需要辅助

- ADL（FIM）：123 分，如厕、入浴、上下楼梯方面扣分。

■ 问题点：步行时跌倒增多，长距离步行时易疲劳，足 ROM 受限，站起动作不稳定

生活功能分类（ICF）

- 见图 3.6.1。

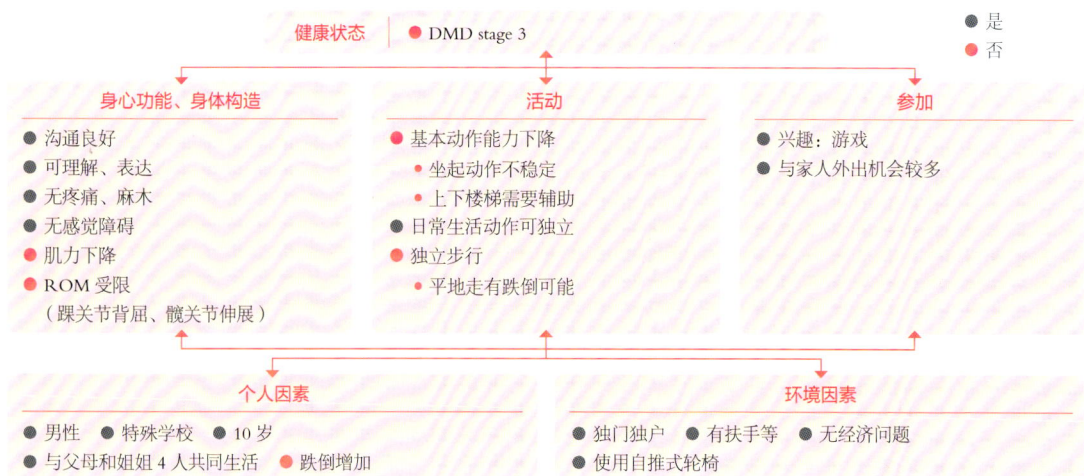

图 3.6.1　ICF

物理治疗方案

- 踝关节背屈活动度可确保足底触地时站起的 ROM，但由于站起动作时，踝关节跖屈的肌张力亢进导致站起过程不稳定。以保持站起动作的稳定为目标来指导动作练习和自主训练。

■方案

- 牵伸（小腿三头肌、髂腰肌）（图 3.6.2）。
- 坐位下前伸（图 3.6.3）。
- 站起练习：诱导足跟着地的同时进行训练。

再评估

- 轮椅站起：双足可充分接触地面站起（图 3.6.4）。

考察

- 进行一次物理治疗后，站起动作稳定、站起时间缩短等方面发生了质的改变。
- 在进行物理治疗前，患儿在足底接触地面时，虽然踝关节保持着背屈 10° 可站起，但呈踝关节跖屈位下站起。养成了这样的固定代偿动作模式，使踝关节背屈的活动度受限增加。
- 最大限度地利用残存功能，以减少非对称性的站起动作。可以修正移动动作的运动为长期目标，进行有效训练。

今后的治疗

- 患儿现在 10 岁，独立步行时跌倒次数增加，接近步行困难阶段。为阻止过度使用性肌力下降，建议不要勉强进行长距离移动，使用轮椅是十分重要的。
- 代偿动作可引发关节变形、痉挛，为保持踝关节背屈、髋关节伸展的 ROM，继续进行抗重力的活动，努力维持立位的力线。
- 在步行变得困难前，需根据情况准备下肢长支具。
- 学校的教师要保证运动强度为"到第 2 天无肌肉痛、无疲劳"。
- 到步行困难的阶段时，需与家人、医疗工作人员共同模拟日常生活动作，住宅等环境层面的问题也要提前准备改造方案。

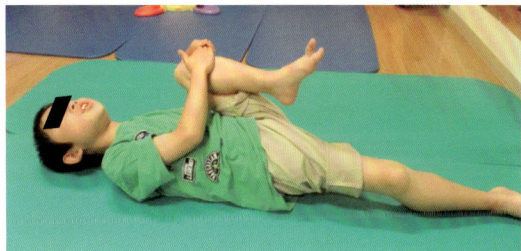

图 3.6.2　髂腰肌的牵伸

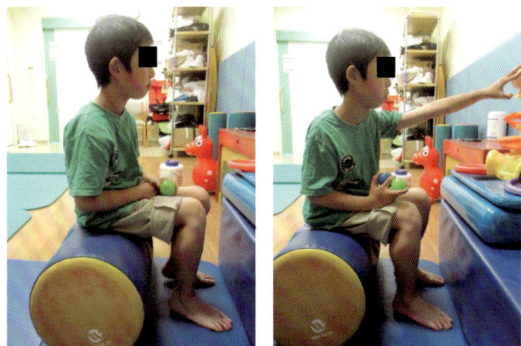

结合前伸动作促使足底负荷

图 3.6.3　坐位下前伸

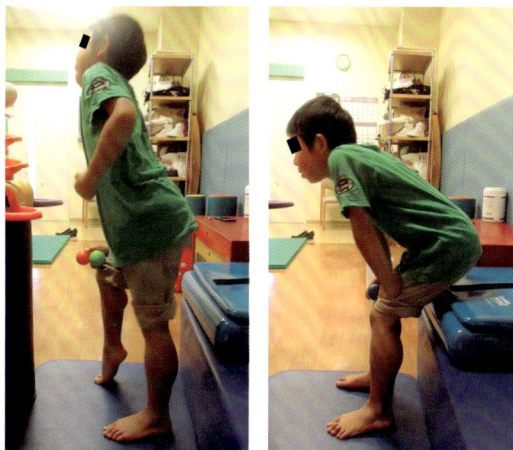

治疗前　　　　　　治疗后

图 3.6.4　站起

肌萎缩侧索硬化

■ALS 患者，气管切开，呼吸机辅助通气，进行以回归家庭为目的的物理治疗。

患者男性，60 岁左右，与妻子（60 岁左右）2 人共同生活，居家食品制造、销售的店铺经营者。2 年前，右上肢开始出现肌力下降，可见呼吸肌肌力下降，并确诊为 ALS。1 年前使用无创正压通气，9 个月前行胃造瘘术。此次入院，主因呼吸困难加重，根据本人和家人的意见，决定使用气管造口正压通气。重症度分类为 4 度，诺里斯量表四肢症状 30 分 /63 分、球麻痹症状 26 分 /39 分。

首诊康复科医生的处方

- 存在呼吸性酸中毒症状，生化检查结果未见异常，是可以离床的状态。
- 为预防肌力下降、痉挛等废用综合征以及肺炎等合并症，以出院回家为目标开始进行物理治疗。

入院前 ADL

- 对上肢依赖度很高的穿衣、进食等 ADL 需要辅助。
- 步行为独立步行，但头部下垂，故长距离移动需要使用轮椅。
- 上下台阶尽管可独立完成，但入院前 1 个月左右感受到强烈的易疲劳性，几乎需要卧床。
- 可见轻度构音障碍，但可发声进行交流。
- 吞咽功能相对保留，可在辅助下摄取切碎的食物等。
- 在使用 NPPV 前，能在可承受的范围内进行经营工作，参加商业活动等，乐于与街坊邻居交流。

物理治疗评估（气管切开后）

■整体情况

- 终日卧床。
- 需使用胃瘘获取营养。
- 排尿、排便使用导尿管、马桶。

- 左手可使用标准型护士电话，患者需要定时吸痰（约 1 小时 1 次）。
- 充分了解病情后，此次与家人共同沟通后，决定导入 TPPV。
- 自理心强，想要自己的事情尽可能自己做。
- TPPV 导入后，呼吸困难的情况得到改善，但感受到了卧床状态带来的挫折感。
- 下肢相对保持了一定的肌力，可下地自由活动，但颈部、上肢的肌力明显下降，双肩发生半脱位。

■主诉

- 本人：想要快些动起来，想要外出，自己的事情尽可能自己做。
- 家人：满足患者的生活意愿，同时给予辅助。

■意识：清楚

■交流

- 气管切开致发声困难。
- 认知功能良好，能通过眨眼、点头示意、使用交流板来传达意思。
- 包括眼球在内的面部肌群运动良好，表情丰富。

■生命体征

- 血压：120/70 mmHg。
- 脉搏：80 次 / 分。

- SpO$_2$：96%~98%。

■ 呼吸功能

- FVC：25%。

■ 血气分析

- pH：7.48。
- PaCO$_2$：36 mmHg。
- PaO$_2$：92 mmHg。
- HCO$_3$：30 mmol。

■ 呼吸机设定

- 通气模式，SIMV（辅助通气）。
- 1 次通气量 500 ml（实测值 550~600 ml）。
- 呼吸频率为 12 次/分（实测值 15~17 次/分）。

■ ROM（右/左）

- 肩关节：屈曲、外展 110°/120°，外旋 25°/35°。
- 踝关节：背伸 5°/15°。
- 无其他明显受限。

■ 感觉：无异常

■ MMT（右/左）

- 颈部周围肌：2 级。
- 上肢近端肌（1~2）级/2 级，远端肌 2 级/3 级。
- 下肢近端肌 4 级/4 级，远端肌（2~3）级/4 级。右足轻度下垂。

■ 握力（右/左）：0 kg/3 kg

■ 肌张力：右侧上肢为优势位呈迟缓样，右侧下肢亢进（MAS：1+/1）

■ 基本动作：翻身到坐起重度辅助，端坐位中度辅助，易疲劳性强，可保持 5 分钟左右

■ 步行：未实施

生活功能分类（ICF）

- 见图 3.7.1。

物理治疗的方针、目标

- 呼吸困难导致 ADL 受限，但导入 TPPV

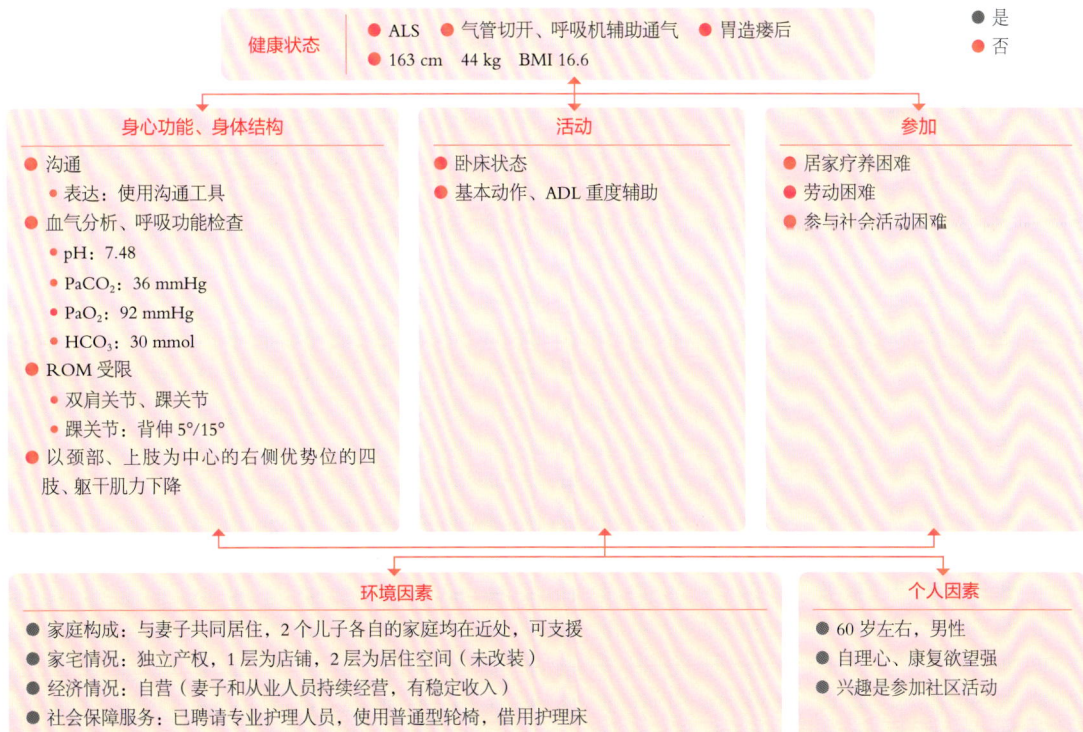

健康状态
- ALS ● 气管切开、呼吸机辅助通气 ● 胃造瘘后
- 163 cm 44 kg BMI 16.6

● 是
● 否

身心功能、身体结构
- 沟通
  - 表达：使用沟通工具
- 血气分析、呼吸功能检查
  - pH：7.48
  - PaCO$_2$：36 mmHg
  - PaO$_2$：92 mmHg
  - HCO$_3$：30 mmol
- ROM 受限
  - 双肩关节、踝关节
  - 踝关节：背伸 5°/15°
- 以颈部、上肢为中心的右侧优势位的四肢、躯干肌力下降

活动
- 卧床状态
- 基本动作、ADL 重度辅助

参加
- 居家疗养困难
- 劳动困难
- 参与社会活动困难

环境因素
- 家庭构成：与妻子共同居住，2 个儿子各自的家庭均在近处，可支援
- 家宅情况：独立产权，1 层为店铺，2 层为居住空间（未改装）
- 经济情况：自营（妻子和从业人员持续经营，有稳定收入）
- 社会保障服务：已聘请专业护理人员，使用普通型轮椅，借用护理床

个人因素
- 60 岁左右，男性
- 自理心、康复欲望强
- 兴趣是参加社区活动

图 3.7.1 ICF

后呼吸状态有所改善，血气、生化检查结果提示为可以安全离床的状态。

- 此外，还可以改善因废用引起的肌力下降而导致的基本动作、步行能力降低，使用可携带呼吸机可使活动范围扩大。
- 短期目标为早期离床，重新恢复气管切开以前的功能、能力，长期目标是维持稳定的居家生活，提高本人和家人的 QOL，以此讨论物理治疗方案。

物理治疗方案、经过

- TPPV 使用后 3 天开始进行物理治疗。
- 对四肢 ROM 受限进行持续牵伸，对双肩半脱位实施复位。
- 需注意不要引起过度使用性肌力下降，随着病情进展，以维持上肢的残存功能为目的实施自动辅助运动；而对于相对保持了一定肌力的下肢，则进行以功能改善为目的的低负荷抗阻运动。
- 为预防肺炎、肺不张等并发症，行胸廓牵伸、体位排痰、胸部压迫法进行排痰。
- 患者的 FVC 有残余，离床时，可在医师的陪同下，慢慢地间歇性脱离 TPPV，术后 2 周，可脱离 20 分钟左右。
- 提高坐位耐力，一天中尽可能地使用 5 小时左右轮椅。
- 使用 PSB，可用左手进行部分吃饭和读书活动。
- 术后 3 周，针对气管切开，佩戴颈椎支具可进行 100 m 左右的步行，可利用病房内厕所完成如厕。
- 吞咽则是通过提高套管的套囊压，防止误吸，可食用与气管切开前同样的食物。
- 使用 PSB 辅助进食（1 日 1 次），同时使用鼻饲保证营养摄取。

- 沟通方面，通过使用 speech cannula 重获发声功能，左手可操作传达意思的装置，练习后操作更加顺畅。
- 气管切开后，体格检查及胸部 X 线、胸部 CT 检查结果未见异常。

出院方面

- 与支具制作人员共同协作，制作可搭载呼吸机并附有颈部支撑装置的轮椅。
- 对于主要辅助者妻子来说，需要指导她学会呼吸机的装卸、急救气囊（ambu bag）的使用以及动作、转移的辅助方法。护士还要指导如何吸痰。
- 此外，主治医师、护士、康复医师需共同进行出院后的随访，与进行随访的工作人员举行会议，沟通信息。
- 居住方面，居住空间应向 1 层店铺的深处转移，消除上下台阶的级差，调整环境。

今后的治疗

- 在使用 TPPV 后 2 个月出院回家。
- 气管切开后 2 年，应以维持步行能力、吞咽功能、发声功能为目标。
- 使用装配呼吸机的轮椅，可与妻子散步以及出门参加社区活动等，过着可活动性的生活。
- 气管切开后 3 年，四肢的自主运动会变得困难，可导入移乘用的梯子、护理服务。
- ALS 是一种进行性的疾病，应从改善呼吸状态从而改善 ADL 方面讨论治疗方案。
- 因此，不仅仅从治疗费用的方面考虑，更要给患者、家属带来希望，积极地采用并推进物理治疗。此外，结合症状的发展，使用辅助支具、调整环境，提高患者、家人居家疗养时的生活质量。

多发性硬化

■ MS 患者，发病 30 年，并长期跟踪随访，症状无恶化且身体功能维持较好。

患者女性，40 岁左右，高中时发病并确诊。现就职于一般企业，与母亲 2 人共同生活。发病并入院治疗共计 7 次，临床症状无明显恶化，ADL 独立。青年前期到中年期精神、身体以及社会关系发生了巨大的变化，主诉以及对物理治疗的希望是，将着眼点从身体功能恢复向身体的自我管理以及生活本身转换。针对患者日常生活中所面对的问题，PT 与 OT 评估，进行方案变更。

病史

• 患者于高三学习时出现左上肢无力感，随后自然消失。2 天后再次出现右侧上下肢无力感，第 2 天手指精细度下降。就近就医，精细检查之后转到专科医院并进行诊断。

■ MRI（图 3.8.1）：从脑室开始可见放射状广泛高信号

■ 脑脊液检查：蛋白含量增加，脑脊液 IgG 少克隆带（oligoclonal band）阳性

■ 综合功能评估：MS 综合障碍度评分 5.0（中度）

初次入院时的康复科医生处方

■ 进行功能评估；目标以维持肌力、增加耐力为主；康复训练方式为平衡训练、ADL 练习

初次入院时的物理治疗评估

■ 意识水平：GCS E4 V5 M6

■ 沟通：可交流，发音清晰度无异常

■ 生命体征：无异常

■ 主诉、愿望、需求：出院后，可继续上学，未来能够就业

■ MMT（右 / 左）：上下肢 2 级 /5 级，躯干 3 级

■ 运动麻痹：右上下肢存在运动麻痹，BRS 上肢Ⅱ – 手指Ⅱ – 下肢Ⅴ；左上下肢未见异常

■ 肌张力：右上下肢轻度下降，左上下肢

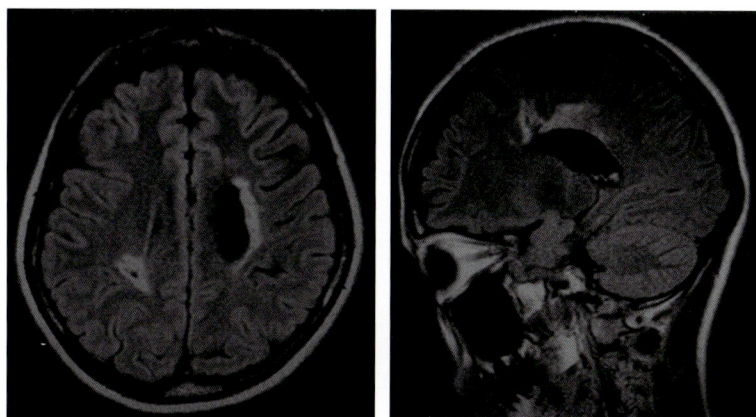

a. 横断面　　　b. 矢状面

图 3.8.1　头部 MRI 检查（FLAIR 像）

正常

■疲劳：2 天 1 夜之后，BRS 上肢Ⅲ－手指Ⅱ－下肢Ⅲ，存在功能下降

■感觉

• 触觉：右侧上下肢轻度减退。

• 痛温觉：正常。

• 深感觉：右侧上下肢轻度减退。

■ROM：无受限

■深部腱反射、病理反射

• 深部腱反射：左侧上下肢共同亢进。

• 病理反射：仅左侧霍夫曼征阳性，巴宾斯基征阳性。

■精细活动：右上肢有下降

■基本动作

• 进食：左手可使用刀叉。

• 沐浴：仅后背梳洗时需辅助。

■步行：由于存在肌张力的下降，可能需要轻度辅助

■ADL：除步行外可独立

■社会参与情况：高中生

■家宅情况：独门独户，产权房

【认知功能】

■定向障碍：无

■高级脑功能障碍：无

生活功能分类（ICF）

• 见图 3.8.2。

物理治疗方案

■目标

• 最终目标：出院回家，回归学校以及社会就业。

• 短期目标：获得站立步行，ADL 自理。

■方案

• 肌力强化：注意过度使用，以躯干和髋关节周围肌肉为中心进行。

• 立位步行练习：右足下垂需适应短下肢支具。

• 耐力训练：功率自行车以及室外步行等。

确诊后的 30 年间

• 高中毕业后，经过 2 年的居家疗养后就业。通勤通过乘坐电车完成。通勤时间为包括步行在内共 1 个小时左右。诊断为复发缓解型 MS，症状恶化共计 13 次，

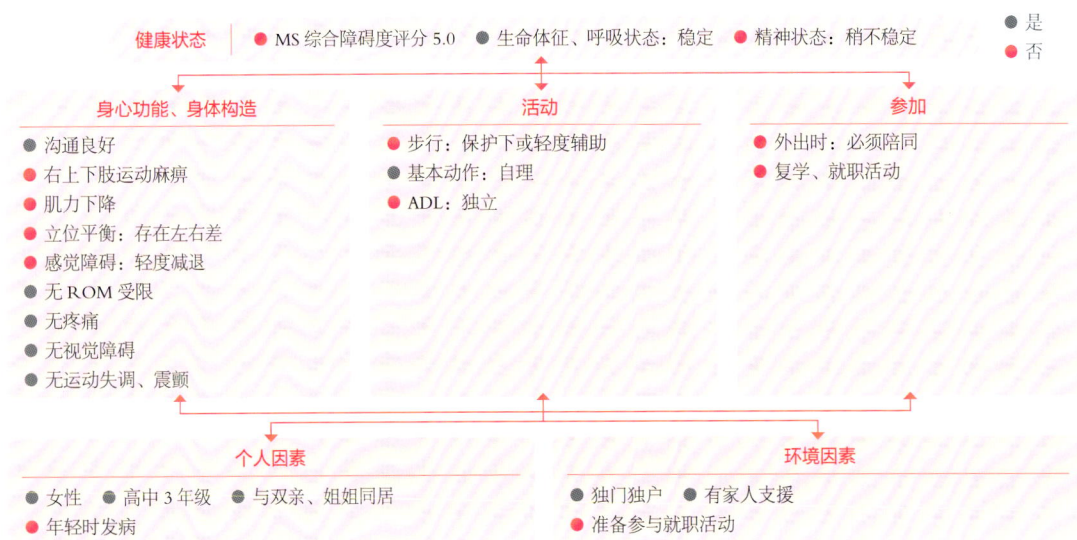

健康状态	● MS 综合障碍度评分 5.0　● 生命体征、呼吸状态：稳定　● 精神状态：稍不稳定	● 是 ● 否

身心功能、身体构造	活动	参加
● 沟通良好	● 步行：保护下或轻度辅助	● 外出时：必须陪同
● 右上下肢运动麻痹	● 基本动作：自理	● 复学、就职活动
● 肌力下降	● ADL：独立	
● 立位平衡：存在左右差		
● 感觉障碍：轻度减退		
● 无 ROM 受限		
● 无疼痛		
● 无视觉障碍		
● 无运动失调、震颤		

个人因素	环境因素
● 女性　● 高中 3 年级　● 与双亲、姐姐同居	● 独门独户　● 有家人支援
● 年轻时发病	● 准备参与就职活动

图 3.8.2　ICF

入院治疗共计 7 次。治疗从糖皮质激素冲击治疗调整为以口服糖皮质激素为主，7 年前使用干扰素。10 年前结合门诊治疗，进行约 2 个月 1 次的物理治疗和作业治疗。内容是进行功能评估以及指导自主训练。

现在的物理治疗评估

【身体功能】

■意识水平：GCS E4 V5 M6

■沟通：可沟通，语言清晰度没问题

■生命体征：无异常

■主诉、希望、需求

• 主诉：每日的工作自感过度劳累，希望能够完成自我护理。

• 需求：维持身体功能，希望能够做一些轻微的运动。

■肌力（右 / 左）

• 握力：10.9 kgf/29.5 kgf（40 岁左右女性平均为 29 kgf）。

• 膝关节伸展肌力：21.2 kgf/33.0 kgf（体重比 0.42kgf・kg⁻¹/0.66 kgf・kg⁻¹，40 岁左右女性平均 0.63 kgf・kg⁻¹）。

• 踝背伸肌力：49.0 N・m/67.6 N・m（40 岁左右女性平均为 92.6 N・m）。

■运动麻痹

• 右侧上下肢存在运动麻痹。

• BRS：上肢 V – 手指 Ⅳ – 下肢 Ⅳ。

• Fugl-Meyer 评估：45 分。

■肌张力：右侧上下肢共同使用时亢进，MAS 分级为 1~1+

■疲劳：保持同一种姿势工作一天后，前足部常难以拖动

■感觉

• 触觉：正常。

• 痛温觉：正常。

• 深感觉：右侧上下肢轻度减退。

■ROM（右 / 左）：踝关节背屈 5°/15°，肩屈曲 160°/160°，外展 140°/150°，外旋 30°/60°

■深部腱反射、病理反射

• 深部腱反射：左侧上下肢共同轻度亢进。

■精细活动（右 / 左）：STEF 18 分 /100 分

■基本动作

• 进食：左手可独立，可使用筷子。

• 沐浴：独立。

■步行：穿戴短下肢支具可独行

■ADL：独立，可用左手操作电脑，双手可系鞋带

■社会参与情况：在一般企业就职

【认知功能】

■定向障碍：无

■高级脑功能障碍：无

5 年间身体功能变化（图 3.8.3、3.8.4）

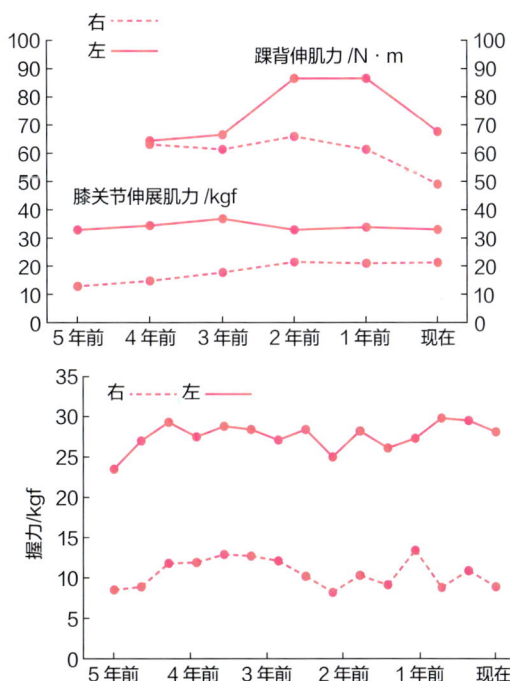

图 3.8.3　5 年前至现在肌力的变化情况

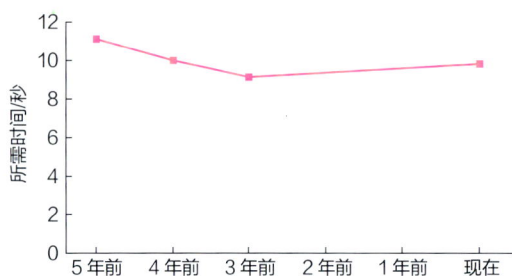

图 3.8.4　5 年前至现在 10 m 快速步行的变化情况

■肌力在这 2 年间，缓慢下降，但可满足独立步行所需的肌力的最低值（膝关节伸展肌力体重比 0.40 kgf·kg^{-1}）

■可维持步行速度

动作的姿态（图 3.8.5）

■针对右踝关节跖屈的肌张力亢进，推荐使用邓巴型短下肢支具步行

■右前足部可见拖沓样，但无跌倒

■右下肢向前迈步时，由于右上肢肌张力过高致肩关节无法伸展，从而无法获得向前的推进力。此外，躯干向右侧侧屈，骨盆轻度上抬时因右旋及髋关节屈曲而发生代偿

■通勤时左肩背着斜挎包，故重心向左偏移

■慢慢地右下肢发生肌紧张，无法直接前进，需斜向左方才可前进

现阶段的物理治疗方案

【身体功能评估】

■评估项目

· 运动麻痹、ROM、肌张力、肌力、步行速度、步幅。

【自主训练（图 3.8.6）】

· 牵伸：指导起床时和入睡前自我牵伸的方法。尤其是以发生肌张力的部位为中心进行重新调整。

· 肌力强化。

· 平衡。

【下肢支具等步行辅助器具的调整】

■确认项目

· 使用中有无疼痛，使用感受有无变化。

　→对应：调整支具以及讨论重做的必要性。

· 是否可独立穿脱。

　→对应：讨论使用自助支具等。

· 裸足的骨突出部分有无红肿。

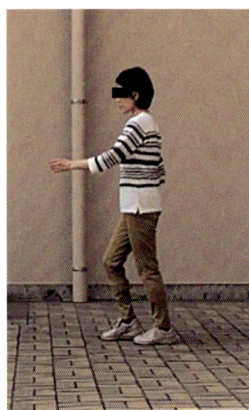

步行（矢状面）

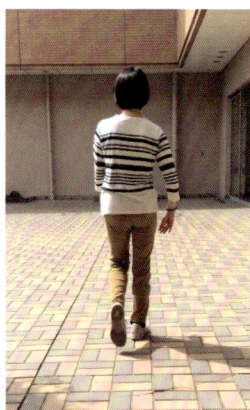

步行（冠状面）

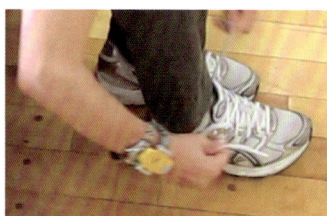

系鞋带

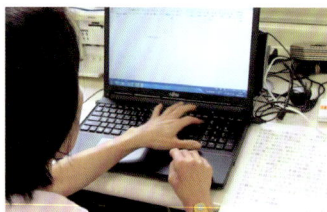

操作电脑

图 3.8.5　动作的姿态

→对应：有无产品消耗，确认步态等。

今后的治疗

■经过长期观察，症状无进展并维持为复发缓解型，身体功能无明显恶化。

■全职工作的病例，需要注意过劳的问题，以促进自我护理为目的，反复观察自主训练效果的同时注意提高身体的自我管理能力。

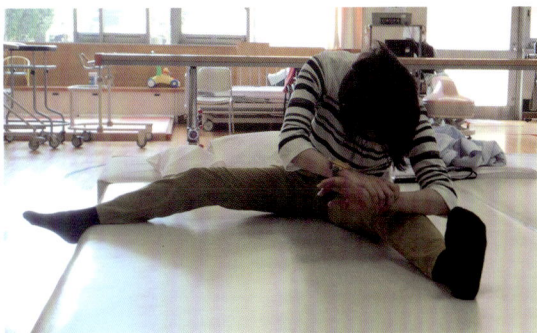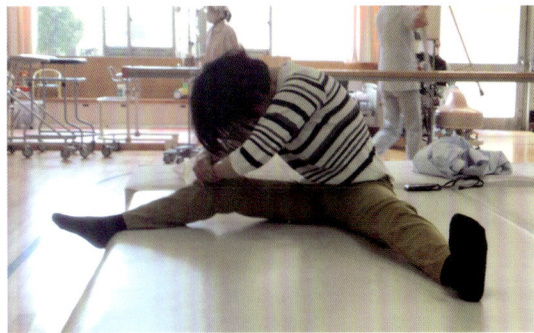

a. 腘绳肌、内收肌群

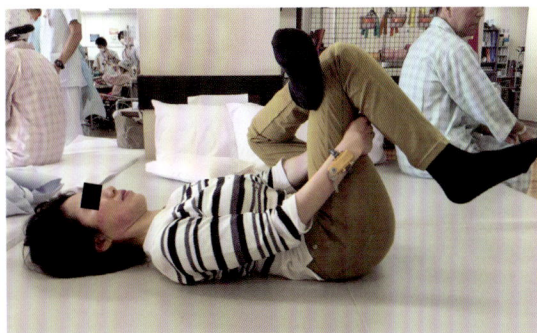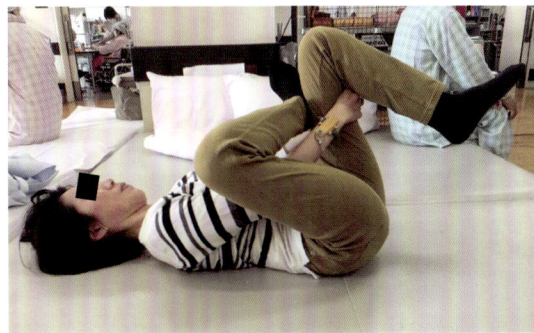

b. 臀肌

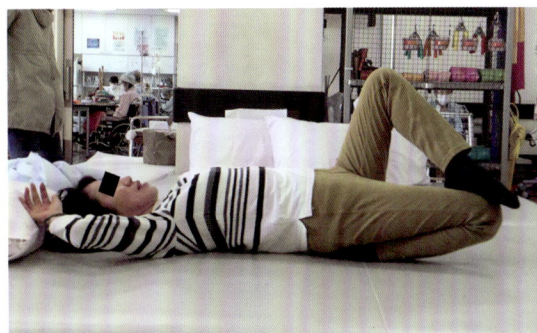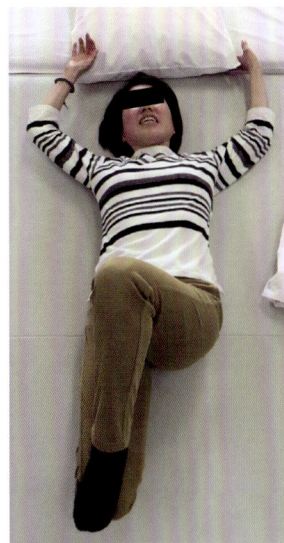

c. 股四头肌

图 3.8.6　自我牵伸

吉兰－巴雷综合征

■GBS 患者发病 1 年，生活需要他人辅助。

　　患者女性，70 岁左右。诊断为 GBS，恢复期到一般医院治疗后，开始居家生活。与女儿一家居住在一起，准备食物等方面可以得到帮助。然而，每天与 70 岁左右的丈夫两个人一起度过的时间最长，丈夫由于心血管疾病常去医院门诊，很难进行对身体负担较大的辅助。恢复期医院的 PT 在进行居家调查时，对住宅进行了改装，目前住宅内无台阶级差，设置了扶手。此外，已引入了护理用床，轮椅也已制作完成。但在实际使用中，身体功能及其他功能未达到要求水平，ADL 完全依赖。

第一位护理经理（care manager）的要求

- 包含丈夫的健康状况在内，总体大目标是要减轻家中的动作辅助量。考虑到减轻丈夫的护理负担，推荐过当地的康复中心，但本人拒绝。首先要向家庭内移动，以独立移动为目的，希望 PT 能够到家家访。

主诉

- 苦恼于身体无法顺利活动。

希望

- 希望能够独立完成如厕。
- 希望能够独立完成进食（想吃腌菜）。

首次物理治疗评估

■生命体征：无异常

■HDS-R：28 分

■ROM 测定

- 肘关节屈曲（右/左）：100°/100°。
- 踝关节背屈（右/左）：0°/0°。

■MMT：上肢/双侧均 3 级，下肢/双侧均 3 级

■握力（右/左）：5 kgf/6 kgf

■抓握动作：指尖抓握、指腹抓握困难。可侧腹抓握

■感觉障碍：四肢末梢浅感觉轻度减退

■基本动作能力

- 翻身：独立。

- 坐起：上肢屈曲，前腕通过拉拽扶手，到肘支撑的位置，可独立。之后到坐位的动作需要轻度辅助。
- 坐位保持：独立。
- 站起：前腕通过对竖状扶手的拉拽，再在腋窝下轻度辅助可完成。
- 立位保持：腋窝下轻度辅助易引起膝关节屈曲。
- 步行：无法完成。

■ADL 能力（BI）：25 分

- 进食 0 分，轮椅到床的转移 5 分，修饰 0 分，如厕动作 0 分，沐浴 0 分，步行 0 分，上下台阶 0 分，穿衣 0 分，排便控制 10 分，排尿控制 10 分。

生活功能分类（ICF）

- 见图 3.9.1。

物理治疗方案

- ROM 训练（双肘关节屈曲、踝关节背屈）。
- 前腕通过拉拽竖状扶手练习站起。
- 倚靠着横状扶手练习移动。
- 练习使用双上下肢驱动轮椅。
- 上肢功能练习（抓握球等）。

经过

■经过 3 个月左右的物理治疗，动作能力有以下几个方面的改善

- 进食：肘关节 ROM 受限，使用万能勺（universal spoon）（热可塑性把手，可以夹住手）可独立。此外，通过侧腹抓握可夹住食物，可摄取食物。
- 轮椅到床的转移：使用床上的"L"形栏杆，可倚靠着栏杆站起完成移动。
- 如厕动作：左手握住纵形扶手可完成站起、立位保持。穿内衣时，使用右拇指勾住挂钩，可能不能完整完成。
- 转移：双侧肢体驱动，在家里的室内转移（床到厕所、厕所到用餐地点）可独立。此外，扶住双上肢近端，可辅助步行。
- 关于家庭生活方面，基本可达到独立水平，推荐在保证每日活动量的基础上，以与他人交流为目的到康复中心进行康复训练。当初 PT 家访时，以"我讨厌自己什么都干不了"为由拒绝，但现在在家里生活差不多能够独立，所以没再拒绝外出，并来康复中心治疗。

居家物理治疗的职责

- 本病例属于预后较差的 GBS。虽然在医院及时进行了物理治疗，但在回归家庭期间，调整了居家环境以方便生活，但未习惯使用相关功能。居家 PT 的责任是需要评估当前生活环境下实际的生活情况，思考如何结合生活环境进行适当的支持。在生活中，也要谨记在实际生活中物理治疗可以提高身体活动能力，对疑难神经疾病的患者进行生活上的支持是十分重要的。

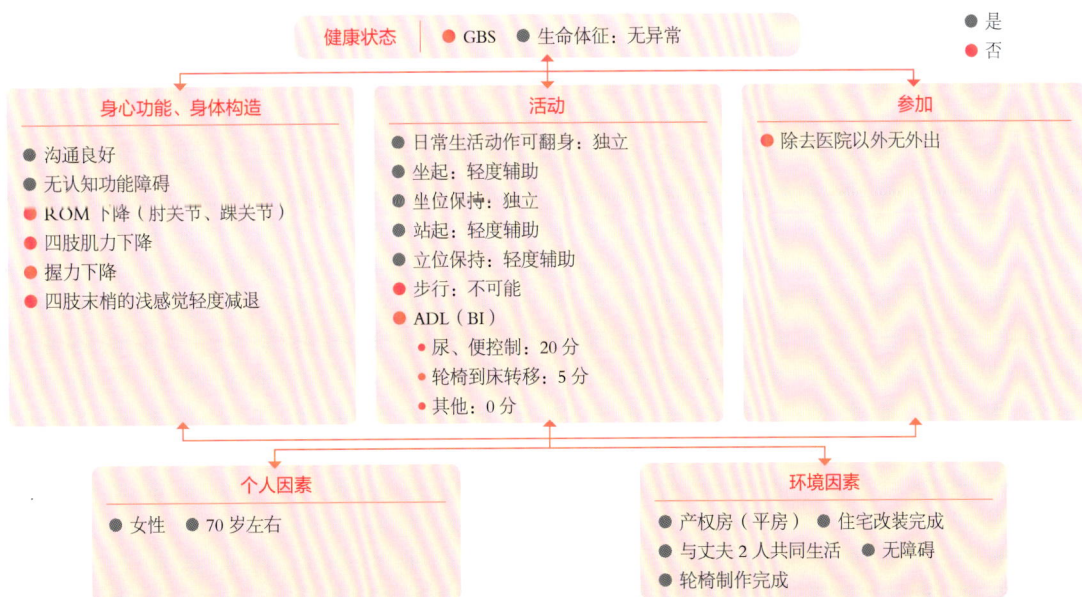

健康状态 ● GBS ● 生命体征：无异常

● 是
● 否

身心功能、身体构造
- 沟通良好
- 无认知功能障碍
- ROM 下降（肘关节、踝关节）
- 四肢肌力下降
- 握力下降
- 四肢末梢的浅感觉轻度减退

活动
- 日常生活动作可翻身：独立
- 坐起：轻度辅助
- 坐位保持：独立
- 站起：轻度辅助
- 立位保持：轻度辅助
- 步行：不可能
- ADL（BI）
  - 尿、便控制：20 分
  - 轮椅到床转移：5 分
  - 其他：0 分

参加
- 除去医院以外无外出

个人因素
- 女性　● 70 岁左右

环境因素
- 产权房（平房）　● 住宅改装完成
- 与丈夫 2 人共同生活　● 无障碍
- 轮椅制作完成

图 3.9.1　ICF

周围神经障碍

■ 臂丛神经损伤患者，希望复职。

患者男性，60 岁左右，与妻子、儿子 3 人共同生活。患者是回收垃圾的临时工。租住在 12 层公寓（市营住宅）里的 2 层。骑自行车时，左上肢卷到卡车的后轮上，致左臂丛神经撕脱伤、左肩胛骨骨折、左肱骨远端粉碎性骨折、左肋骨多发骨折（第 4、5 肋骨）、左上臂皮肤缺损伤。2 个月后，以康复治疗为目的转入我院。

首诊时的康复科医生处方

- 神经传导速度检查结果为桡神经完全麻痹，尺神经、正中神经不完全麻痹。
- 等待周围神经再生 3 个月左右，讨论治疗的方案（手术治疗）。

主诉、需要

- 主诉："想要工作""左手想要动起来""想要自己也能完成身边的事情"
- 需要：独立完成入浴动作（右上肢和后背的梳洗）

物理治疗初期评估

■ 动作观察

- 入浴时，仅使用右上肢完成，左上肢处于下垂状态，右上肢和后背的梳洗困难。可稍进行左肩关节自主屈曲、外旋运动，可见躯干的后倾、右侧屈、左肩胛带上抬的代偿动作。未见左肘关节自主屈曲运动，屈肘需要右手帮助左手。仅可见左手拇指和示指稍有自主屈曲运动，中指、环指、小指未见随意运动。

检查测定

- ROM 测定（被动）：左肩关节屈曲 65°、外旋 50°、内旋 50°，左肘关节屈曲 60°，手指屈曲 60°。
- MMT：左肩关节屈曲 2 级，外旋 2 级，伸展 2 级；左肘关节屈曲 0 级；左腕关节背伸 0 级（垂腕）；左手指屈曲 1 级。

- 感觉：左腕关节的浅感觉减退（2/10）。
- 握力：左手 0 kgf。
- FIM：110 分（沐浴、更衣中度辅助）。

整体与说明

- 患者的主诉为希望重新工作，首先要考虑到提高 ADL 动作的实用性，着眼于入浴动作。患者的左肩关节屈曲 ROM 受限、肌力下降，左上肢滞空。而且，左肘关节屈曲 ROM 受限、肌力下降，左上肢与右上肢接近困难，左腕关节伸肌肌力下降，左手指屈曲肌力下降、屈曲 ROM 受限以及左手指浅感觉减退，握毛巾困难。
- 将毛巾按照右上到左下的走向置于后背用双手握住两端进行梳洗后背的动作时，需要左肩关节外展、内旋、伸展。由于左肩关节外展、内旋 ROM 受限和左肩关节外展、内旋肌力下降，以及左手指的功能障碍使得患者无法抓握住左下方的毛巾，考虑为后背梳洗动作困难的原因（图 3.10.1）。

生活功能分类（ICF）

- 见图 3.10.2。

物理治疗方案

- ROM 训练：左肩关节屈曲、外展、内旋，左肘关节屈曲，左手指屈曲。
- 肌力强化练习：左肩关节屈曲、外旋、伸展，左肘关节屈曲，左手指屈曲（被动运动→辅助主动运动→主动运动）。

- 感觉输入：左手指的抓握动作练习。

物理治疗末期评估（出院时）

注：仅记录了改善的项目。

- ROM（被动）：左肩关节屈曲 90°、外旋 90°、内旋 70°，左肘关节屈曲 90°，手指屈曲 90°。
- MMT：左肩关节屈曲 4 级、外旋 3 级、伸展 3 级，左肘关节屈曲 4 级，左手指屈曲 3 级。
- 感觉：左手指关节的浅感觉（7/10）。

- 握力：5 kgf 未满，左手可抓握轻的物体。
- FIM：118 分，入浴轻度辅助。使用交叉型毛巾几乎可独立。

今后的治疗

- 在之前医院给出的治疗方针（手术治疗）的基础上，再次讨论重新工作。
- 以提高左上肢上举、背部进行复合的左上肢操作能力为目的，实现入浴动作的独立和恢复之前的工作或从事新的工作，持续进行门诊康复治疗。

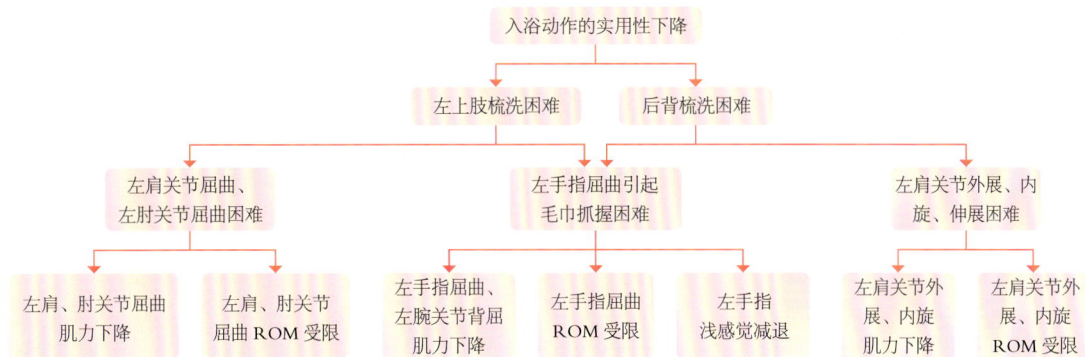

图 3.10.1　入浴动作的整体说明

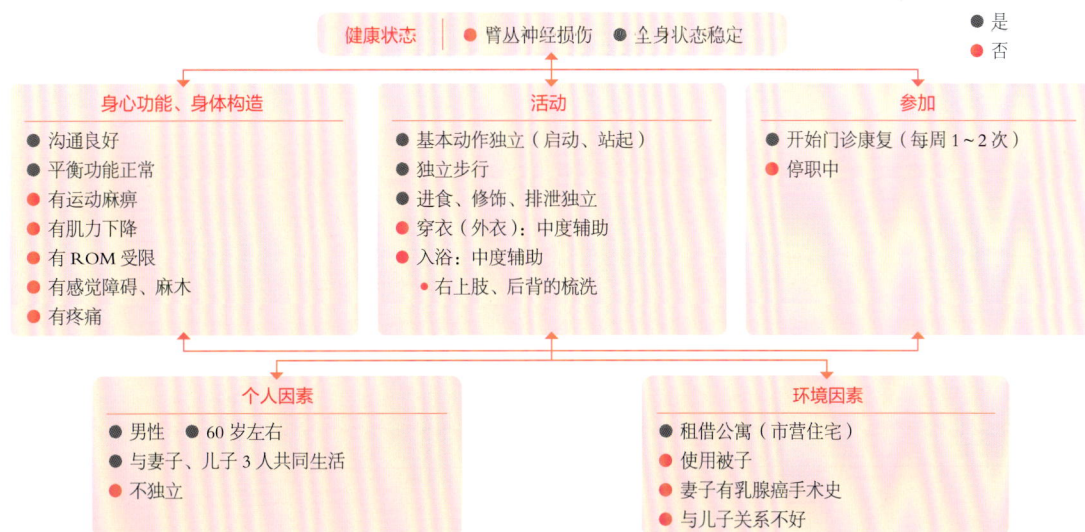

图 3.10.2　ICF

脑瘫

■ 脑瘫患儿，男性，1岁8个月。

于孕28周出生，出生时体重1400 g。在新生儿重症监护病房住院3个月后出院。出院后，母乳喂养状况不良进行持续观察。观察期间无明显发作等症状。1岁6个月时体检，指出发育迟缓，开始门诊康复。生命体征稳定，可开始进行物理治疗。

首诊医师的处方

- 月龄更正：1岁5个月。
- 极低出生体重儿。
- 怀疑脑室周围白质软化症。
- 脑瘫。
- 痉挛型双侧脑瘫。
- 运动发育迟缓。
- 以促进运动发育为目的进行物理治疗。

物理治疗评估

【初期评估】

■ 整体：双肘爬行移动，握住玩具玩

■ ROM：活动度无受限，但膝关节伸展位下踝关节背屈有抵抗感。髋关节外旋有抵抗感

■ 深反射：左右膝跳反射、腱反射均亢进

■ 姿势反射

- 非对称性紧张性颈反射：阳性。
- 对称性紧张性颈反射：阳性。
- 旋转翻正反应：阳性。
- 空间上的立直反应：阳性。
- 前方保护性伸展反射：阴性。
- 侧方、后方保护性伸展反射：阴性。
- 立位平衡反应：阴性。

■ 姿势分析

- 坐位：固定坐姿可保持坐位，但易向侧方、后方倾倒。此时圆背，骨盆后倾、头部向前方努力保持平衡。除此之外的其他姿势均无法完成。

- 椅子坐位：骨盆后倾、圆背、姿势不稳定，向前方倾倒。
- 立位：完全无法独立保持姿势。

■ 运动功能（基本动作）

- 可翻身，同时观察非对称性紧张性颈反射。
- 双肘爬行可在床上完成移动，此时无法观察上下肢交替动作。可见颈部强烈伸展。
- 起坐位可完成。俯卧位到髋关节外旋位时，呈下肢屈曲姿势坐位。
- 站起、步行无法完成。

生活功能分类（ICF）

- 见图3.11.1。

初期物理治疗方案

- 踝关节、膝关节、髋关节牵伸。
- 抑制非对称性紧张性颈反射，练习翻身。
- 伴随着交替动作练习四点爬行。
- 坐位下，针对侧方平衡反应进行练习。
- 接球练习。

5年后评估

■ 步行：可不稳定地独立步行数米

■ ADL评估

- 进食动作：因想要握住汤匙摄取食物时，上肢操作不稳定及姿势保持不稳定等，使得无法完成全部动作，需要部分辅助。
- 穿衣动作：坐位以及卧位下进行时，需要部分辅助。
- 修饰动作：需要部分辅助。

- 排泄动作：可清楚指出尿意和便意。排泄动作进行时，无辅助下穿脱衣物完全无法完成。
- 入浴：需要部分辅助。

5年后 ICF

- 见图 3.11.2。

目前的物理治疗方案

■踝关节、膝关节、髋关节牵伸。

■步行练习：使用短下肢支具、双肘拐进行步行练习。以能够在学校内移动为目标进行练习。

■轮椅移乘及驱动练习：包括在室外，练习实际能够应用的移动手段，进行轮椅移乘及驱动练习。

■ADL 指导

- 进食动作：以可独立使用汤匙完成进食动作为目标。
- 修饰动作：与 OT 协作，包括制作简易服装的方法，以独立穿衣为目标。
- 排泄动作：以独立完成为目标。
- 入浴：家庭改装方面，可在浴室安装扶手。使用洗浴轮椅，以独立完成为目标。

今后可开展

- 以独立完成身边的事情为目标进行。在此基础上，提高移动能力，积极促进社会参与。
- 需充分关注 ROM 受限的恶化及疼痛的问题。

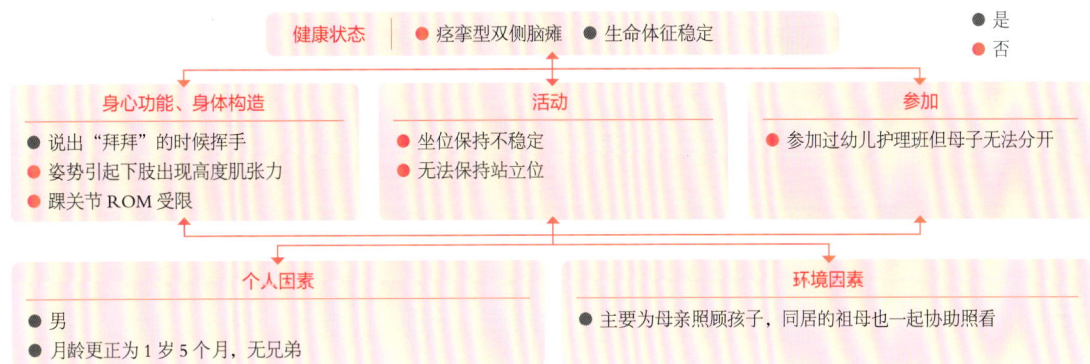

图 3.11.1　首诊时 ICF

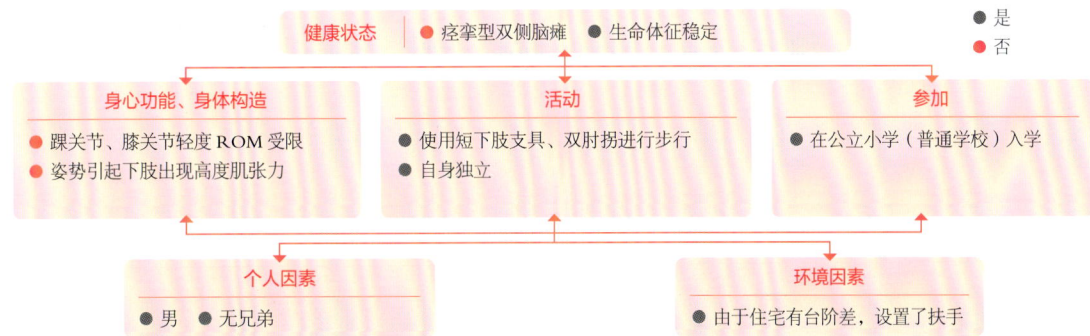

图 3.11.2　5 年后 ICF